약없이 당뇨병 이겨내기

Dr. Neal Barnard's Program to Reverse Diabetes Now
by Neal D. Barnard, MD

Dr. Neal Barnard's Program for Reversing Diabetes Now

닐 버나드 박사의 약 없이 당뇨병을 극복하는
과학적으로 입증된 체계적인 방법

약없이 당뇨병 이겨내기

닐 D. 버나드 M.D. | 이미영 옮김

조윤커뮤니케이션

독자에게 드리는 글

식이요법을 시작하기 전에 알아 두어야 할 중요한 내용을 소개한다.

의사와 상담하라. 아직 당뇨병에 관한 지식을 가진 의사와 긴밀한 관계를 맺고 있지 않다면, 꼭 담당자를 찾아 식이요법, 약물 투여, 의료 관리에 관한 기타 사항들에 대한 조언을 받아야 한다. 이 책을 의사에게 보일 것을 권한다. 특히 14장은 임상 전문가를 위한 부분이다. 식이요법이나 운동과 관련된 변경 사항을 실행하기 전에 담당 의사의 승낙을 받도록 한다.

혈당을 확인하라. 당뇨병이 있다면, 혈당계로 혈당을 확인하는 것이 중요하다. 혈당이 지나치게 높지 않은지 알기 위해서 이것이 중요하다는 것은 이미 알고 있을 것이다. 그러나 혈당이 지나치게 낮지 않은지 확인하기 위해서도 이 과정이 필요하다는 것에 놀랄 것이다. '그럴리가…' 라고 할지도 모른다. '내 혈당은 이제까지 정상인 적이 없었는데, 이렇게 낮아지다니…' 그러나 혈당을 낮추는 약물을 투여하고 있는데, 이제 강력한 식이요법 변화를 시작한다면 이 결합은 매우 강한 효과를 낼 수 있다. 운동은 이 효과를 더욱 강하게 한다. 식이요법과 운동만으로는 혈당이 지나치게 낮아지지 않지만, 인슐린이나 인슐린을 방출시키는 약물 등의 특정 약물과 결합하면 혈당 수치가 매우 낮은 수준으로 떨어질 수 있다. 의사가 약물 용량을 줄이거나 중단시킬 수도 있다. 좋은 소식은 이것이 인슐린에 대한 감수성이 향상되고 있다는 신호라는 것이다. 그러나 안전을 생각할 필요가 있다. 그러므로 기준을 확실히 하기 위해 검사에 관해 의사에게 조언을 구하고, 의사가 계속 수치를 살피도록 하라. 식이요법 변화를 시작하기 전에 7장을 더 자세히 읽어 본다.

완전한 영양을 섭취하라. 식이요법을 변경하기 전에, 필요한 영양을 모두 섭취하고 있는지 늘 확인한다. 이 책에 제시한 식이요법은 전체적으로 다른 식이요법보다 더 많은 영양을 공급하도록 한다. 그렇다고는 해도, 무언가 놓치고 있는 것은 없는지 확인해야 한다. 매일 복합 비타민을 복용하여, 건강식품 중에는 많이 포함되어 있지 않은 비타민 B_{12}를 공급하고, 다른 비타민도 쉽게 보충하도록 한다.

서론

당뇨병에 대처하는 새로운 시도

이 책은 최근에 발견한 중요한 연구 결과를 기초로 하여 당뇨병을 예방하고 조절하며 이기는 아주 새로운 방법을 소개한다.

미국 정부 기관인 국립보건연구소(NIH)와 당뇨병 활동 연구 및 교육 재단의 지원을 받은 우리 팀의 연구결과, 당뇨병을 위한 식이요법을 완전히 재구성하였다. 당뇨병을 앓으면서 서서히 약물 투여량이 증가하고, 체중은 계속 늘면서 합병증 위험에 대한 걱정만 늘고 있었다면, 이런 경향을 어떻게 이기는지 배울 수 있다.

이 책에서는 약물이 아니라 식단 변화에 중점을 둔다. 약물 치료에 의해 효과를 보는 경우가 있어, 이들의 작용에 대해 자세히 설명함으로써 독자나 사랑하는 이들이 현재 사용하고 있는 약물에 대한 이해를 돕도록 하겠다. 그러나 선택은 약물을 줄이거나 아주 중단시키도록 돕는 편을 택하겠다. 이는 섭취하는 식품에 대해 다시 생각하는 것을 의미한다.

열량을 줄이고 탄수화물 섭취를 제한하거나 양을 줄이는 것에 구애 받을 필요가 없음을 강조하겠다. 실제로, 배부를 때까지 먹어도 된다. 매끼 사이에 배가 고파진다면, 더 먹어도 된다. 여기에서 없애려는 것은 섭취하는 음식의 유형이다. 앞으로 읽을 내용에서, 이것을 중요한 요인으로 다루었다.

새로운 아이디어

저자의 아버지인 도날드 M 버나드 박사는 전 생애를 당뇨병 치료에 바쳤다. 아버지는 농촌에서 자랐지만 농사가 맞지 않는다는 것을 곧 깨달았다. 아버지는 의대에 가기로 결심했고 보스턴의 유명한 조슬린 클리닉에서 수련을 받은 후 바쁜 지역 병원에서 근무를 시작했다. 아버지는 그 근방에서 당뇨병 전문가로 유명해졌다. 그러나 아버지와 다른 의사들, 그리고 환자들은 당뇨병에 대해 당황하고 혼란스러워 했다. 그는 클리닉 설립자인 엘리어트 P 조슬린 박사의 당뇨병에 대한 언급을 떠올렸다: '여러분, 우리에게 필요한 것은 막대한 연구 지원금이 아닙니다. 바로 새로운 아이디어입니다.'

조슬린 박사는 1950년대에 이미 이러한 판단을 하였고, 그 필요성은 질병 발생이 폭발적으로 증가하면서 더 시급해질 뿐이었다. 세계적으로, 2억 명 정도의 사람들이 당뇨병으로 고생하고 있다.[1] 현재까지 대부분의 사람들은 고된 나날에 익숙해지는 것이 고작이었다. 매일 혈액 검사를 하고 투약을 해도 질병에서 피할 수 없는 손상을 느리게 할 뿐이고 환자의 삶은 기다림의 연속으로, 합병증이 신경계에서 시력 변화로, 그리고는 심장과 신장 문제로 하나 둘 나타난다.

이제 드디어, 실제로 변화를 맞을 정점에 와 있다. 이제 새롭기만 한 아이디어가 아니라, 시험을 통해 증명된 당뇨병에 대한 참으로 새로운 시도에 대해 이야기하려 한다.

워싱턴 D.C.의 조지타운 대학과 조지 워싱턴 대학에서 수행한 일련의 연구에서 우리 연구팀은 많은 당뇨병 환자가 피치 못할 감퇴를 지연시키는 단계를 넘어, 건강을 극적으로 향상시키기까지 생각할 수 있음을 증명하였다. 환자들의 혈당이 감소하고 인슐린 민감도를 증가시키거나 약물 투여를 중단할 수 있으며, 이는 간단한 식이요법 변화로 가능하다. 약물 치료와는 달리, 식단 변화의 '부작용'은 체중 감소, 콜레스테롤 수치 저하, 혈압 저하와 에너지 증가 등과 같은 좋은 부작용이다.

우리 연구는 처음부터 목표를 높게 설정하여 과거 의사들보다 당뇨병에 더욱 공격적으로 대처하였다. 첫 번째 연구는 규모가 작아 13명의 환자를 대상으로 하였고 전적으로 식이요법 변화에만 의존한 프로그램을 시험하였다. 새로운 약물도 없었고, 마법의 보조 요법도 없었으며 운동 프로그램조차 없었다. 그러나 결과는 놀라왔다.

환자의 3분의 2가 너무나 큰 진전을 보여 12주 이내에 약물 투여를 줄이거나 중단하기까지 하였다. 연구 결과는 1999년에 예방 의학지에 실렸다.[2]

다음으로, 두 번째 연구에서는 건강하거나, 당뇨병 전증 또는 당뇨병 등 다양한 혈당 상태의 환자 59명에 대해 식이요법 변화가 어째서 효과가 있는지 연구하였다. 식이요법 변화는 실제로 신체 자체에 근본적인 변화를 일으킴이 분명하였다. 식이요법으로 인해 14주 이내에, 신체가 당분을 저장하는 호르몬인 인슐린에 반응하는 능력인 인슐린 민감도가 24퍼센트까지 증가하였다. 혈당이 비정상 범위에 있던 참가자들은 수치가 마땅히 있어야 할 범위로 곧 회복함을 목격했다. 운동을 하면 혜택이 더욱 증가하지만, 인슐린 민감도를 급상승시키고 혈당을 더욱 잘 조절하는 점에 있어서는 식이요법 변화만으로도 충분히 강력했다. 2004년 미국 당뇨병 학회 학술회의에서 이 결과를 발표하였고 2005년에는 미국 의학회지에 게재하였다.[3]

이 연구들은 이 새로운 시도가 당뇨병을 위해 이제까지 고안한 영양학적 계획 중 가장 강력한 방법임을 나타낸다. 우리는 의사들이 수 세기 동안 다양한 약물로 수행해 온 인슐린 기능 장애 보상 이상의 일을 할 수 있다. 게다가 생체 자체에서 생성된 인슐린에 대한 세포의 민감도를 직접 부여하고 향상시킴으로써 인슐린이 다시 적절하게 작용하도록 도와 2형 당뇨병의 주요 문제에 대처할 수 있다. 질병이 심각한 합병증까지 진전한 경우라도, 늦지 않게 현저한 개선을 볼 수 있다.

2003년부터 시작해서 국립 보건연구소의 지원으로 우리의 식이요법과 미국 당뇨병 학회(ADA)의 표준 식이요법을 비교하는 새로운 연구를 추진하였다. 이 식이요법은 합리적이고 체계적이다. 미국 내에서 수백만 명의 사람들이 질병을 관리하기 위해 이를 따르고, 지침으로부터 개발한 요리책과 식단 교체 목록을 사용한다. 그러나 모든 이들이 아무리 최선을 다해도, 시간이 지남에 따라 질병이 악화한다는 이야기를 지나치게 자주 듣는다. 우리의 목표는 사태를 향상시키는 것이다. 조지 워싱턴 대학과 토론토 대학에서 2형 당뇨병 환자 99 명에 대하여 연구를 수행하였다. 참가자들은 미국당뇨병협회(ADA) 지침에 근거한 표준 식이요법이나 곧 배우게 될 좀 더 공격적인 식이요법 중 하나를 따르도록 무작위 선정되었다.

운동과 약물 사용을 동일하게 유지한 주의 깊은 분석 결과, '새로운' 식이요법이 이전의 '최적' 식이요법보다 혈당을 3배 더 효율적으로 조절함을 발견했다. 이는 체중 감소도 촉진시켰으며 콜레스테롤도 기존의 표준 식이요법보다 잘 조절하였다. 기타 연구자들은 이러한 종류의 식이요법이 심장에도 상당한 혜택을 주며 혈압도 건강 상태로 떨어뜨림을 보였다. 이는 많은 사람들에게 삶을 다시 찾고 건강과 생기를 다시 회복하게 한다.

이 책은 이러한 과학적인 성공을, 간단한 식이요법 지침, 식단과 요리법 등과 함께 따르기 쉬운 계획을 포함한 사용 가능한 도구로 변환해 준다.

1형 당뇨병의 새로운 이해

1형 당뇨병은 2형 당뇨병보다 훨씬 빈도가 낮다. 이 경우 대개 유년기에 당뇨병 진단을 받고 일정하게 인슐린 처치를 하여, 이전에는 이를 유년기 발현 당뇨병 및 인슐린 의존성 당뇨병이라고 하였다.

1형 당뇨병의 경우는 2형 당뇨병 환자와는 달리 인슐린을 투여해야 한다. 그러나 이들은 식이요법과 생활 습관 변화를 통해 약물 용량을 최소한으로 유지하고 합병증의 위험을 줄일 수 있다. 새롭고 놀라운 1형 당뇨병의 근본적인 원인에 대한 이해도 제공한다. 1형 당뇨병으로 이르는 과정이 신체의 면역 체계가 췌장의 인슐린 생성 세포를 공격함으로써 시작하는 것을 알면 놀랄 것이다. 앞으로 보게 되겠지만, 새로운 연구는 이러한 공격을 유발하는 원인과 이를 예방하기 위해 도움이 되는 내용을 밝혔다.

개인 성공 사례

이 책에 서술한 프로그램을 실제로 따른 사람들의 경험을 살펴보자.

낸시

낸시는 신문 광고에서 우리 연구에 대해 알았다. 그녀는 8년 전 2형 당뇨병으로 진단받았다. 그녀의 사촌은 이 질병으로 시력을 다소 상실했고 신장 장애로 투석을 받아야 했다. 낸시는 이러한 미래를 원하지 않았다. 그녀는 질병에 맞서 싸울 작정이었다.

그녀가 우리 연구에 참가하기 전, 사태는 잘못된 방향으로 흐르고 있었다. 당뇨병을 위해 고안한 식이요법을 따르고 있었음에도 불구하고, 혈당치가 서서히 오르고 있었으며, 이 식이요법은 체중이 상승해 가는 것을 막을 수 없었다.

진단 2년 후, 의사는 그녀에게 첫 당뇨병 약물을 처방하였다. 결국, 그는 그녀가 약물을 두 가지 복용할 필요가 있음을 느꼈다. 여전히 그녀의 혈당은 계속 증가했다. 그녀가 연구에 참가했을 때, 혈당 조절의 주요 지표로 7.0퍼센트가 되어야 하는 HbA1c 수치는 건강하지 않은 상태에 있었으며, 8.3퍼센트였다.

낸시는 약물보다는 음식에 중점을 두는 것이 마음에 들어 연구에 참가했다. 당뇨병 환자가 폭발적으로 증가하면서, 그녀는 문제가 섭취하는 음식의 종류에 있으며 해답도 거기에 있음을 직관적으로 깨달았다.

우리는 그녀에게 식이요법을 변화시키는 방법을 제시하였다. 먹는 양이나 탄수화물 섭취량 또는 열량의 크기에는 제한이 없었다. 그러나 선택하는 음식의 유형에는 중요한 변화를 줄 것을 요구하였다.

처음에는 식이요법에 의한 효과만을 보기 위해 그녀에게 운동을 하지 말 것을, 즉 운동 습관을 바꾸지 말 것을 요구하였다. 이는 그녀에게 딱 맞았는데, 그녀는 직장에서 매우 바빴고 매일 장시간 일했으며 딱히 운동을 좋아하는 것도 아니었기 때문이다. 적어도 아직까지는 말이다.

그녀가 우리 권고를 따르기 시작하면서 그녀의 체중은 혈당과 함께 줄기 시작하였고, 혈당은 놀랄만한 속도로 감소하였다. 수년간의 계속된 상승 끝에, 흐름이 바뀌기 시작하였다. 11주 후, 그녀가 저울 위에 올라섰다. 6.4kg이 줄었다. 그녀가 팔을 걷어 올리고 HbA1c를 검사했을 때, 수치가 8.3퍼센트였던 것이 6.9퍼센트로 떨어졌음을 발견했다. 모두 3주 동안에 일어난 일이다. 그녀의 인슐린 민감도는 회복되고 있었다.

낸시의 혈당은 떨어지기 시작했다. 사실 너무 많이 떨어져서 이제 약물이 너무 강하다는 것이 분명해졌다. 복용하던 약물과 새로운 강력한 식이요법 변화의 결합은 실제로 그녀의 혈당을 너무 낮게 하였다. 그러나 그녀의 약물 용량을 줄여도 지나친 혈당 저하를 막기에 충분하지 않았다. 몇 달이 더 지난 후, 약물 하나는 완전히 투여를 중단해야 했다.

연구에 참가한 지 1년이 조금 지난 후, 그녀는 18kg이 가벼워졌다. 그녀는 당뇨병 약물을 두 가지가 아니라 한 가지를 복용하였다(두 번째 약물도 중단할 수 있는지 보는 것이 남았다). 그녀의 약물 용량이 줄었는데도 HbA1c는 이전보다 더 좋은 상태로, 마지막 검사에서 6.8퍼센트가 나왔다.

'결과가 너무나 멋졌어요,' 그녀는 말했다. '체중 감소뿐이 아니죠. 다른 수치들도 상당히 좋아졌거든요.'

기대하지 못했던 혜택은 아직도 더 있었다. 수년간, 그녀는 관절염으로 인한 통증을 너무 심하게 겪어 병뚜껑도 열지 못할 정도였다. 그녀는 새로운 식이요법을 시작한 지 몇 개월 만에 관절염 증상이 완전히 사라졌음을 별안간 깨달았다(실제로 식이요법과 관절염에 대한 멋진 과학 문헌들을 이전에 쓴 〈고통과 싸우는 음식〉이라는 책에 요약하였다). 중요한 것은 식이요법을 변화시킨 사람들에게는 낸시의 경험이 특별한 것이 아니라는 점이다.

밴스

밴스는 당뇨병으로 진단받았을 때 31세에 불과했다. 그는 새로운 의사를 만났고, 혈당 검사 결과 당뇨병 진단이 나왔다. 그의 외가 조부모가 질병을 앓았지만, 그로서는 현재까지 그럭저럭 건강 상태가 좋았다. 그는 12년간 경찰로 재직했고 현재는 은행에서 근무하며, 병가를 내는 습관은 없었다.

당뇨병이 이 모두를 변화시켰다. 그는 말했다. '다리를 잃거나 실명하지 않으면 신장 투석으로 끝날지도 몰랐습니다.' 사실, 그는 완전한 상태는 아니었다. 수년에 걸쳐 점점 몸무게가 늘어, 키가 1.8m미만인데도, 체중이 124kg이었다. '식단이나 건강을 그리 중요하게 여기지 않았습니다.' 그는 말했다. '저는 스테이크 샌드위치, 폭찹과 닭고기를 먹으며 자랐습니다. 야채도 좀 먹었지만, 신선한 음식을 많이 먹지는 않았습니다. 운동도 하지 않았고요. 이런 것들을 심각하게 생각한 적이 없었습니다.'

체중 문제와 함께 성 기능에도 어려움이 왔다. 당뇨병을 앓는 많은 남성 환자에게 발기 불능이 오며, 과 체중인 남성들에게 이런 경우가 흔하게 나타난다. 의사는 혈당 저하용으로 흔히 처방하는 메트포민으로 그의 치료를 시작했다.

밴스는 우리 연구에 대해 알고는, 식이요법을 변화를 예상하고 조금 불안하게 여겼지만 자원하기로 결정했다. '이전에는 식단 제한이나 규칙을 따라본 적이 없었어요.' 그는 말했다. '전에는 식단을 조절하려고 해 본 적이 결코 없었습니다. 원하는 것만을 먹었거든요.' 그러나 그의 아내는 한동안 채식을 해 왔고, 그녀는 밴스도 변화를 받아들일 준비가 되었다는 것에 대해 들떠 있었다.

보답은 아주 신속히 찾아왔다. 그의 체중이 감소하기 시작하였고, 1년 사이에 그는 놀랍게도 27kg가량 체중이 줄었다. 그의 HbA1c는 연구 초기에 9.5퍼센트였으나, 2개월 후 7.1퍼센트로 떨어졌다. 연구 14개월 후, 이 수치는 5.3퍼센트로 떨어졌다. 그의 의사는 흥분했고 메트포민을 중단할 때가 되었다고 하였다.

하나 더 놀랄 일이 있다. 그의 성 기능 문제가 3개월 만에 사실상 사라졌다. '경찰 학교 시절 이래로 이렇게 몸 상태가 좋은 적이 없었어요. 몸무게가 나를 떠난 것 같습니다.' 그는 말했다. '어머니에게 식이요법을 바꾸었다고 지금 상태에 대해 말씀 드렸더니, 너무나 기뻐하시면서, 거의 우실 뻔 했습니다. 제 부친이 30세에 돌아가셨거든요. 조부가 돌아가셨을 때, 제가 직계에서 제일 나이가 많은 남자였습니다. 집안 남자들이 빨리 타계하는 경향이 있었지요. 하지만 어머니는 제가 다른 길을 걷기 시작한 것을 보셨습니다. 자신을 돌보기 시작한 거죠.'

조절 시작하기

낸시와 밴스가 선택한, 그리고 앞으로 독자가 시작하기를 바라는 식이요법은 다른 식이요법처럼 단순히 당뇨병을 완화시키는 것 이상을 목적으로 하여 고안되었다. 이 방법은 질병의 기본적인 원인에 대처하기 위해 고안되었다.

우리 연구에 참가한 사람들이 알게 되었듯이, 상승을 계속하던 혈당 수치도 떨어질 수 있다. 사실 당뇨병으로 가는 길은 양 갈래 길이다.

2형 당뇨병이라서 건강을 조절하기를 원하든 1형 당뇨병이라서 질병이 생활에 방해를 주는 것을 줄이기를 원하든, 이 프로그램은 모든 필요를 염두에 두고 고안되었다.

한편 우리 연구와 이 책은 더욱 광범위한 목적을 목표로 한다. 놀라운 수의 어린이 환자들을 포함해서 더욱 많은 사람들이 매일 당뇨병으로 진단받고 있다. 그들과 가족들은 상황에 대처하는데 큰 대가를 치른다. 그리고 보건 서비스 역시 대가를 치르느라 분투하고 있다. 위험에 처한 많은 이들에게는 진단이 내려지는 것이 시간문제일 뿐이다. 식이요법과 영양에 관한 새로운 방향을 충분히 널리 적용한다면 이러한 문제 해결에 장기적으로 대처할 수 있다.

이 프로그램은 질병을 생각하는 방법에 있어 진정한 혁명을 가져다 준다. 당뇨병은 이제 더 이상 그대로 안고 살아가야 하는 상황이 아니다. 더디게 그리고 필연적으로 나빠질 필요도 없다. 전혀 그 반대이다. 이미 당뇨병을 앓고 있다면, 지금이야말로 삶을 다시 찾을 때이다.

당뇨병이 필요로 하는 요구에는 응하지 않을 것이다. 오히려, 이 프로그램은 당뇨병의 원인을 이해하고 식이요법과 생활 습관 변화에 의해 가능한 데까지 충분히 이를 교정하도록 고안되었다. 질병은 없으나 위험 요인은 있다면, 질병 예방을 위한 강력한 프로그램이 된다.

'이 프로그램이 나를 위한 걸까?' 라고 자문할지도 모르겠다. 대답은 강한 긍정이다. 그 이유가 여기에 있다.

요리하는 것을 좋아하든 않든, 필요한 식이요법으로 쉽게 변화시킬 수 있다.

이 점을 강조하는 이유는 어떤 이들은 식이요법 변화란 부엌에서 몇 시간이고 일하는 것을 뜻한다고 상상하기 때문이다. 내심 이런 생각에 투덜댄다면, 더욱 이 부분을 강조하고 싶다. 저자는 오래 전에 요리가 본인의 취향이 아니라고 깨달았다. 아마도 저자는 '룸 서비스 유전자' 를 가지고 태어난 것 같고, 독자도 같은 경우일지 모르겠다. 그래서 건강한 식단 계획법과 함께, 요리를 좋아하든 않든 이를 실행하는 방법을 선보이겠다. 우리 연구 참가자 중 많은 사람들이 여행을 하고, 외식을 하거나 직원 식당에서 식사를 한다. 이 프로그램은 이들에게 효과가 있으며, 독자에게도 효과가 있을 것이다.

운동을 좋아하거나 운동을 할 계획이 없는가는 중요하지 않다.

앞에서 서술한 개선 효과는 운동 없이도 이루어졌다. 사실, 우리 연구는 모두 시험 수행에서 식이요법 변화만의 효과를 볼 필요가 있기 때문에 운동을 생략한다. 운동은 당뇨병 치료 방침의 중요한 부분이고, 이 책에서 합리적이고 안전하며 효율적인 방법으로 이를 삶에 도입하는 방법을 보이겠다. 그러나 관절 문제, 심장 상태 또는 심각한 비만으로 인해 운동을 계획할 수 없거나 운동 프로그램을 지속할 수 없다면, 우리 식이요법 변화의 혜택이 활동 수준 변화에 의존하지 않음을 알게 되어 반가울 것이다.

식이요법을 계속할 수 없어도, 전적으로 이해한다.

그래서 얼마나 많이 섭취하는지가 아니라 어떤 것을 먹을 지에만 중점을 두겠다. 배부를 때까지 먹을 수 있고 원할 때에는 간식도 먹을 수 있다. 그러나 에너지를 투자해야 할 것이다. 식품에 대해 새로운 방법으로 생각하는 방법을 배운다. 그리고 구식의 낡은 개념은 버린다. 과 체중이라면, 새 옷을 사야 할 때가 아주 가까워졌다!

당뇨병을 이기는 것은 무엇을 의미하는가?

당뇨병을 앓는 대부분의 사람들이 서서히 증가하는 체중, 올라가는 혈당, 약물 용량 증가, 그리고 악화되는 합병증으로 가는 길에 있는 것을 발견한다. 당뇨병을 이기는 것은 이 경향을 역전시키는 것을 의미한다. 체중이 문제라면, 서서히, 그러나 확실히 낮아질 수 있다. 상승했던 혈당도 내려갈 수 있다. 계속 증가했던 약물 용량도 감소할 수 있다. 발과 다리의 신경통 등과 같은 신경 장애 증상이 개선되며, 사라질 수도 있다. 심장 질환을 이긴다.

질병이 완전히 사라질까? 어떤 이들은 한번 당뇨병에 걸리면, 혈당 검사 결과가 아주 큰 개선을 보여 현재 상태가 당뇨병으로 진단되지 않는다고 해도 당뇨병에 걸려 있는 상태임에는 변함이 없다고 주장한다. 이들의 주장은 2형 당뇨병을 초래하는 유전자 특성은 사라지는 것이 아니며, 1형 당뇨병의 경우는 식이요법에 얼마나 잘 적응하는가에 관계없이 인슐린 처치를 계속 받아야 한다는 것이었다.

어디까지 효과를 볼 수 있을지는 미리 단언할 수 없다. 약물 용량을 줄이고 약물 투여 일부 또는 전부를 중단하거나, 혈당이 뚝 떨어져 이전에 당뇨병을 앓았다는 것을 아무도 모를 수 있을까? 자신의 경험만이 이 질문에 대한 해답을 줄 것이지만, 이 책이 효과 있는 강력한 음식 처방을 도입함에 있어 알아야 할 내용을 알려 줄 것임을 약속할 수 있다.

독자가 실행하고 있는 내용에 대해 다른 이들에게 알려 주고, 당뇨병을 앓는 친구나 가족에게 이 책을 빌려 준다면 감사하겠다. 개인이 앓고 있는 질병을 다룰 수 있음을 알고 있지만, 국제적으로 만연하는 질병을 정복하는 것은 최고의 사명이며 팀으로 함께 노력할 것을 필요로 한다. 건강 전문가, 연구 참가자와 가족이 함께 이 중요한 운동에 참가할 것을 희망한다.

끝으로 이 책을 읽는 모든 독자들이 이 프로그램으로 당뇨병을 극복하길 기원한다.

CONTENTS

PART 3 완전한 건강

Dr. Neal Barnard's Program
for Reversing Diabetes Now

PART 1
문제해결

01 기초가 바뀌었다

지난 수년간, 우리가 당뇨병에 대해 알고 있다고 생각했던 많은 것들이 송두리째 바뀌었다. 현재 관심이 집중되고 있는 것은 근본적인 원인으로, 이것이야말로 이전에는 가지고 있지 못하던 힘을 발휘한다.

우리가 같은 시점에서 시작함을 확인하기 위해, 당뇨병의 증상, 유형, 현재 적용하고 있는 보편적인 치료법 등 기초적인 것부터 먼저 이야기하고, 새로운 내용은 그 다음에 소개하겠다.

당뇨병이라는 것을 어떻게 알까?

우선, 증상에 관해 분명히 해 두자. 당뇨병은 아무런 증상 없이도 걸릴 수 있지만, 어떤 경우는 피곤함부터 느끼기 시작한다. 뚜렷한 이유 없이, 당신의 총기가 사라진다. 당신은 전보다 더 수분을 빨리 잃고 있는 듯 느낄지도 모른다. 즉, 평소보다 화장실에 더 자주 드나든다. 그리고 갈증을 느낀다. 놀랄 만큼 많은 물을 마시고 있는 자신을 발견한다.

실제로는, 당분이 혈액으로부터 몸 속의 세포로 전달될 수 없다는 것이 근본적인 문제이다. 이 한 가지의 문제가 수많은 다른 문제를 일으켜, 한 개의 도미노 말이 다음 말들을 차례로 쓰러뜨리는 것과 같게 된다.

우리가 말하는 당분은 포도당이다. 이것은 가장 작고도 단순한 당 분자이다. 이 경우에는, 당분이 저질 음식이나 과잉의 칼로리를 의미하지는 않는다. 사실 몸 세포는 이 포도당을 에너지원으로 사용한다. 자동차의 휘발유나 비행기 연료같이, 포도당은 몸의 연료이다. 포도당은 당신이 움직이고 생각을 하도록 하며, 당신이 하는 거의 모든 일에 힘을 준다.

그리고 바로 이것이 문제가 된다. 만일 포도당이 세포로 들어갈 수 없다면, 세포는 기본적인 연료가 부족하게 되고, 에너지를 잃는다. 그래서 피곤해진다. 근육이 힘을 내는데 필요한 포도당을 공급받지 못하면, 쉽게 피곤해진다.

한편, 근육 세포 안으로 들어가지 못한 포도당은 혈관 안에 쌓인다. 포도당은 피 속에서 점점 농축되고, 결국 신장을 통과하기 시작해서 소변으로 나온다.*

이제 포도당은 신장을 통과하면서 물을 끌고 간다. 그 양이 상당히 많다. 그래서 화장실에 자주 가게 된다. 그 다음에는 당연히 갈증이 온다. 체액을 그만큼 잃고 있기 때문이다. 이렇게 피로, 잦은 소변과 갈증은 모두 하나의 문제로부터 일어난 증상이다. 포도당이 세포 안으로 들어가는 데 지장이 생겼다는 것이 바로 그 문제이다.

체중 감소가 일어날 수도 있다. 자, 그런데, 이것은 이 상황에서는 그리 환영할 만한 일은 아니다. 체중이 감소하는 것은 바로 세포가 기아 상태에 있기 때문이다. 영양분이 세포에 들어가지 못하여, 신체가 영양 부족 상태에 놓이게 된다. 그래서 음식을 많이 먹는다 해도, 영양분과 연료가 필요한 곳에 도달할 수 없다.

의사를 찾는 사람들은 매일 피로, 잦은 소변, 갈증 그리고 때로는 원인 불명의 체중 감소를 호소한다. 의사는 채혈을 하여, 혈액에서 비정상적으로 높은 수준의 포도당을 발견하고 당뇨병으로 진단한다. 다음으로 의사는 환자에게 혈당을 조절하는 것이 중요하다고 상담을 한다. 매일 혈류를 흐르는 포도당의 양이 지나치게 많아지면 동맥을 손상시킬 수 있다. 주의를 하지 않고 방치하면 이것이 심장, 눈의 섬세한 혈관, 신장과 사지를 손상시킬 수 있다.

그러나 우리 연구에서 나타낸 바와 같이, 고혈당으로 가는 길은

---

* 혈류로부터 소변으로 이동하는 포도당의 경로는 의사들이 당뇨병으로 사용하는 기술적인 명칭으로 diabetes mellitus의 근원이 되었다. Diabetes는 '통과'를 뜻하는 그리스어에서, mellitus는 '꿀'이나 '단 것'에서 유래하였다.

양 갈래이다. 식습관과 다른 건강 개선에 의해 상승하던 혈당치가 떨어질 수 있다. 때로는 그 변화가 너무 급격해서 이후에 진단을 하는 의사는 당신이 이전에 당뇨병으로 진단받았다는 것을 상상도 못할 수 있다.

의사는 어떻게 당뇨병을 진단하는가

의사는 이런 경우를 당뇨병으로 진단한다:

- 당뇨병 증상(잦은 배뇨, 비정상정인 갈증, 원인 불명의 체중 감소)을 경험하고 있으며 혈당치가 200mg/dl* 이상일 때

- 혈당치가 공복 8시간 이후 126mg/dl 이상일 때

이 때 의사는 다른 날 비슷한 시험을 통해 확인이 될 때까지는 잠정적으로 당뇨병이라고 진단한다. 어떤 경우는 의사가 75그램의 포도당이 들어 있는 시럽을 마시게 하고 당뇨병 내성 시험을 수행한다. 2시간 후 혈당이 200mg/dl 이상이라면 의사가 당뇨병이라고 진단한다.

공복 시 정상 혈당은 100mg/dl 미만이다. 2시간 포도당 내성 시험 후, 이 값은 140mg/dl 미만이어야 한다. 수치가 정상 한계보다는 높지만 당뇨병으로 진단할 정도로 높지는 않다면 의사는 당뇨병 전증(포도당 내성 장애)으로 진단할 것이며, 이는 결국 당뇨병으로 진단받기 전에 종종 선행되는 과정이다.

* 대부분의 국가에서, 포도당은 리터 당 밀리몰(mmol/l)로 측정하지만, 한국과 미국에서는 데시리터 당 밀리그램(mg/dl)단위를 사용한다.

당뇨병의 유형

당뇨병이나 당뇨병 전증의 진단은 체내의 인슐린이 기능을 적절히 발휘하지 못하고 있음을 뜻한다. 인슐린은 여러 작용을 하며, 당분을 혈류로부터 세포 내로 이동시키는 호르몬이다. 말하자면 인슐린은 세포로 가는 문을 여는 열쇠와 같이 작용하여, 영양분을 내부로 들어가게 해 준다. 인슐린이 세포 표면에 도달하여 문을 열면, 포도당이 세포로 들어가 힘을 내는데 사용된다.

만일 어떤 이유로 인해 몸이 인슐린을 만들지 못하면, 그 결과로 혈당치가 증가한다. 마찬가지로, 세포가 인슐린의 작용을 거부해도 혈당치가 올라간다. 열쇠가 자물쇠 안으로 들어가기는 하나, 문이 열리지 않는 상태이다. 장기간에 걸쳐, 높은 혈당치가 신경, 눈, 신장과 다른 신체 부분을 손상시킬 수 있다.

당뇨병은 1형, 2형과 임신성 당뇨병의 세 가지 주요 유형으로 분류된다. 각각에 대해 알아보자.

1형 당뇨병은 대개 소아나 소년기에 나타난다. 이 경우를 소아 당뇨병이나 인슐린성 당뇨병이라고 부른다. 1형 당뇨병에서는, 무엇인가가 인슐린을 만드는 췌장의 능력을 손상시켰으므로, 외부에서, 대개는 주사로 인슐린을 공급받을 필요가 있다. 그러나 최근 연구에 따르면, 식습관 변화가 심각한 부작용 없이도 급격하게 위험을 줄일 수 있으며, 이에 대해서는 3장에서 다루고 있다.

다시 말해, 우리는 예전보다 당뇨병의 원인에 대해 잘 알고 있어, 그 예방을 위해 더 잘 대비할 수 있는 힘을 갖추게 되었다. 인슐린 생성 세포의 손상은 '친밀한 불'에 대한 생물학적 동등성에 의해 일어난다. 이는 신체의 면역 기전, 즉 세균과 바이러스와 싸우게 되어 있는 백혈구에 의한다. 이 세포는 당신을 보호해야 하나, 대신 췌장 세포를 공격하여 인슐린을 만드는 능력을 파괴한다. 3장에서 이 과정을 일으키는 원인에 대해 다루겠다. 음식, 특히 유아가 생애 첫 1개월에 섭취하는 음식이 주요 원인으로 예상된다는 점을 알게되면 놀랄 것이다.

2형 당뇨병은 성인 당뇨병, 때로는 비 인슐린성 당뇨병이라고 부른다. 당뇨병 환자 10명 중 9명은 2형이다. 이 유형의 당뇨병 환자들은 아직 인슐린을 생산한다. 문제는 세포가 이를 거부한다는 것이다. 인슐린은 포도당을 세포 안으로 가져가려고 하지만, 세포는 작동이 안 되는 자물쇠로 잠긴 문처럼 반응한다. 이러한 기능 부진의 세포에 대응하기 위해 몸에서는 더 많은 인슐린을 생산하여 저항을 극복하고자 한다. 만일 신체의 인슐린 공급이 저항을 이겨내지 못하면, 포도당은 피 속에 쌓여만 간다.

당뇨병 약은 이러한 문제에 대응하여 작용한다: 어떤 약은 세포가 인슐린에 더 잘 반응하도록 한다. 또 어떤 약은 췌장이 혈류로 더 많은 양의 인슐린을 방출하도록 하거나 간장이 과잉의 포도당을 혈액으로 보내는 것을 막는다.

지금까지 대부분의 당뇨병 식사 역시 인슐린 작용에 대한 세포의 저항을 보상하려는 시도를 하였다. 식사에서 당분의 양을 제한하는 것이다. 이때 전분(복합 탄수화물)도 제한하는데, 사실 전분은 많은 포도당 분자가 연결되어 만들어지기 때문이다. 소화 도중, 전분은 분해되고 천연 당분이 혈류 안으로 방출된다. 한번에 많은 양의 탄수화물을 섭취하지 않는다면 세포가 지나치게 많은 포도당에 노출되지 않을 것이라는 점에 착안한 것이다. 약물을 복용하는 사람들을 위한 전형적인 식이요법은, 포도당이나 전분의 양을 매일 끼니마다 아주 일정하게 유지시켜 몸이 포도당을 처리하는 것을 돕는데 필요한 약물의 양(1일 복용량) 역시 같은 양을 유지하는 것을 목표로 한다. 다시 말해, 이 요법은 무엇을 언제 얼마나 먹을 것인지를 지도한다.

그러나 새로운 연구는 모든 것을 변화시켰다. 이제 우리는 인슐린 민감도에 직접 영향을 주도록 식단을 변화시킬 수 있다. 따라서 곧 알게 되겠지만, 새로 이해한 이러한 내용을 이용하여 완전히 새로운 영양 처방이 가능하게 되었다.

임신 당뇨병은 임신 중에 일어난다는 점을 제외하면 2형 당뇨병과 유사하다. 이 경우는 대개 출산 이후 없어지지만, 인슐린 저항성의 징후를 나타내므로, 2형 당뇨병이 곧 나타날지도 모른다는 것을 뜻한다. 2형 당뇨병을 저지하는 경우와 같은 과정을 거치면, 임신성 당뇨병이 나중에 2형 당뇨병으로 변환되는 것을 막을 수도 있다.

유전자는 운명이 아니다

당뇨병이 가족 간에 나타날 수 있지만, 그렇다고 해서 부모가 당뇨병을 앓으면 유사한 진단이 운명적으로 당신에게도 내려질 것이

인슐린은 췌장에서 만든다

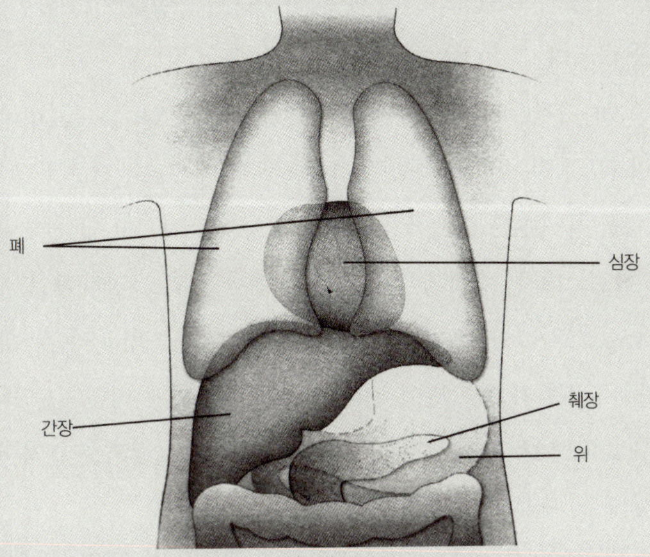

인슐린은 췌장에서 만든다. 췌장은 위 바로 뒤에 위치한 기관으로 TV 무선 조정기만한 크기이다. 사실, 췌장은 무선 조정기와 같다. 췌장은 인슐린을 혈류로 보내어 체세포가 포도당을 혈류로부터 취하도록 돕는다. 1형 당뇨병에서는, 췌장이 인슐린을 만들지 못한다. 2형과 임신성 당뇨병에서는, 췌장이 인슐린을 만들 수 있지만, 체세포가 활동을 거부한다.

라고 여기지는 말자. 당신은 사태를 변화시킬 수 있다.

먼저 1형 당뇨병부터 보기로 하자. 많은 어린이들이 1형 당뇨병으로 발전할 수 있는 유전자를 가지고 태어나지만, 대부분의 경우 실제로 발현이 되지는 않는다. 사실, 일란성 쌍둥이 중에서도, 한 쌍둥이에게 1형 당뇨병 유전자가 있을 때, 다른 쪽도 그럴 경우는 40퍼센트 미만이다. 차이를 만드는 것은 분명히 환경이며, 특히 어린이가 생애 초기에 노출되는 음식물, 바이러스 감염과 기타 요인들이 영향을 미친다.

유전자는 2형 바이러스에서도 비슷한 역할을 한다. 당뇨병이 나타나기 몇 년 전이라도, 특별한 시험을 하면 부모로부터 2형 당뇨병의 경향을 물려받은 젊은이가 인슐린 저항성을 가지고 있는지 알 수 있다. 만일 그들이 부모와 같은 종류의 음식을 먹고 있다면, 당뇨병 진단을 받을 가능성으로 다가가고 있는 것이다. 그러나 식습관과 생활 습관의 변화가 당뇨병이 나타날 가능성을 없애 버릴 수 있다는 증거가 많다. 당뇨병이 나타났다면, 식이요법으로 경과를 급격히 변화시킬 수 있다.

요점은, 어떤 유전자는 지배적이며, 또 어떤 유전자들은 그렇지 않다는 것이다. 한 예로, 머리카락의 색깔이나 눈 색깔은 매우 지배적이다. 사람들이 당신이 갈색 머리카락이나 파란 눈을 가지고 있다고 한다면, 반론의 여지가 없다. 그러나 당뇨병 유전자는 위원회와 같다. 명령을 내리는 것이 아니라 제안을 하는 것이다.

유전자가 당뇨병을 요구한다고 해서 그 말을 들을 필요는 없다. 우리에게는 당신이 상상하는 것보다 더 큰 통제력이 있다.

헤모글로빈 A1c

이미 말한 바와 같이, 의사들은 혈당치를 근거로 당뇨병을 진단하며, 혈당을 추적하는 것은 식사와 약물 용량의 효과를 추적하는 중요한 방법이다. 포도당 검사가 도움이 되기는 하지만, 이것은 단지 검사를 받는 시점의 상태를 알려줄 뿐이다. 장기간에 걸쳐 당신의 상태가 어떤지를 아는 가장 좋은 방법은 헤모글로빈 A1c, 혹은 HbA1c라는 검사이다. 이것은 당뇨병 조절의 경과를 추적하는 주된 방법이다.

헤모글로빈은 적혈구의 색깔을 결정하는 색소이며 산소를 운반하는 역할을 한다. HbA1c 검사에서 측정하는 것은 포도당이 적혈구에 들어가서 헤모글로빈에 붙어 있는 양이다. 피 속에 많은 포도당이 있다면, 많은 양이 세포 안으로 들어가 헤모글로빈에 달라붙는다. 피 속에 포도당이 많지 않다면, 헤모글로빈에 붙어 있는 포도당이 더 적어진다.

적혈구는 수명이 매우 짧으므로(4개월 가량), 검사 결과는 지난 약 3개월 동안에 걸쳐 혈당이 얼마나 잘 조절되었는지를 알려 준다. 영국 당뇨병 학회는 당뇨병 환자들이 HbA1c 6.5 이하를 목표로 해야 한다고 발표하였다. 이는 이 경우 합병증의 위험이 낮아진다는 연구 결과에 따른 것이다.

당뇨병 식이요법

당신이 당뇨병을 앓고 있다면, 먹을 것과 피해야 할 것에 대해 안내한 인쇄물을 받았을 것이다. 아마 당신은 식이요법 전문가와 만나고 당뇨병 유형에 대해 들었을 것이다. 불행하게도, 대부분의 사람들은 식사 변화에 필요한 지원을 지속적으로 받지 못하고, 결국 이 좋은 의도의 노력은 큰 효과를 거두지 못한다. 당신이 대다수의 사람들과 같다면, 식이요법을 계속하기가 어렵다고 할 지도 모른다.

여러 해 동안, 영국 당뇨병 학회는 대부분의 서구 국가의 당국들과 동일한 선상에서, 앞에서 언급한 바와 같이 매일 하루 종일 열량 섭취와 음식 선택을 안정하게 유지하는 동시에 기본적인 영양을 공급하는 식습관을 권장해 왔다. 요점은 아침 식사로 탄수화물을 섭취하지 않다가 나중에 낮 동안 탄수화물이 풍부한 식사를 한다면 혈당이 급변한다는 것이다. 마찬가지로, 만일 월요일에는 많은 전분 음식을 먹고 남은 주일 동안 계속 낮은 탄수화물의 식사를 한다면 혈당은 계속 증가 상태로 남아, 약물 요법이 듣지 않게 될 수 있다.

영국에서는, 일반 전문의가 당뇨병 전문 간호사와 상담하도록 한다. 전문 간호사는 단독 또는 식이요법 전문가와 함께 체중이나 콜레스테롤 감소와 약물 요법 필요를 고려하여 식사와 간식용으로 특정한 횟수만큼 제공하는 다양한 음식을 서술한 개인별 계획을 세운다. 다른 나라에서는, 전문 당뇨병 센터에서 식단 계획을 제공한다. 계획 내용 중, '교체 목록' 을 사용하여 음식을 선택할 수 있다. 즉, 식이요법 전문가가 몇 가지의 전분 식단을 아침 식사로 처방했다면, 예를 들어 전분 교체 목록에서 롤빵 1/4, 건포도 빵 한 쪽, 시리얼 1/2 컵이나 다른 선택 식단을 취할 수 있다. 마찬가지로, 식사 계획이 과일 한쪽을 요구한다면, 비슷한 영양 보충이 가능한 범위에서 선택을 할 수 있다.

이 상담 내용을 따르면 대부분의 사람들의 식습관이 개선된다(만일 당뇨병에 특별히 관심이 있는 등록된 식이요법 전문가의 손에 맡기고 싶다면 의사가 약속을 잡아 줄 수 있다). 그러나 이러한 시도의 결과는 사람에 따라 매우 다양하게 나타난다. 어떤 이는 체중이 감소하고 포도당 수치가 떨어진 것을 발견한다. 어떤 이는 큰 효과를 얻지 못한다. 연구 결과, 앞에서 설명한 혈당 조절 지표 HbA1c의 전형적인 저하는 대충 0.5 퍼센트(즉 8.0이었던 값이 7.5 퍼센트로 변화)이며, 어떤 연구에서는 약간 더 좋은 결과를 보이고, 어떤 연구에서는 더 악화되기도 한다(HbA1c와 기타 시험에 관해서는 7장에서 더 자세히 다루겠다).[2-4]

연구자와 의사들은 이러한 애매한 결과에 대해 오랫동안 고민해 왔다. 1993년, '미국 당뇨병학회지(Journal of the American Diabetic Association)'의 논문에서 이러한 점에 관해 조사한 연구를 요약한 바에 따르면, 당뇨병 식이요법이 어려워서 대부분의 사람들이 지키지 않는다는 결론이 나왔다.[5] 다른 나라 의사들의 경험도 비슷하다. 안내서는 이해하기 쉽고, 어느 정도까지는 합리적이나, 지원이 잘 이루어진다 해도 많은 이들이 실생활에서 식이요법을 실시하기가 어렵다는 것을 발견한다.

이 책에서 당신이 읽을 식이요법은 완전히 다르다. 많은 사람들에게는 이쪽이 훨씬 쉽고 효과적이며 새로운 방법이다. 등록된 식이요법 전문가와 상담하는 것은 여전히 좋은 생각이다. 그가 다음 장들에서 소개될 시도에 대해 지도를 해 줄 수 있기 때문이다. 이 책을 가지고 가도록 하라. 당신의 식이요법 전문가가 시작을 도와 줄 수 있다.

약과 비용

이 책에서 읽게 될 식이요법은 강력하다. 불행히도, 많은 약물 치료에서 영양을 고려하지 않고 있으며, 그 과정에서 당뇨병 치료가 일련의 처방으로 좁혀지고 있다.

그렇다고 오해하지 말기를 바란다. 당뇨병 약은 생명을 구할 수 있다. 약은 혈당을 감소시켜, 오랜 기간에 걸쳐 합병증의 위험을 없애 준다. 그리고 만일 식이요법과 생활 습관 변화가 효과가 없다면, 약물 복용을 선행하는 것은 심각한 잘못이다. 그러나 어떤 의사나 환자들은 약물 복용이 유일한 방법이라고 본다. 식이요법과 운동이 크게 효과적일 수도 있으나, 의약품의 마케팅이 너무나 성공적이라서 많은 의사들은 이에 대해서는 겉핥기로만 다루고 있다.

아무 당뇨병 잡지를 들춰도 비싼 이런 저런 약 광고를 볼 수 있다.

의사의 책상 위에 넘쳐나는 우편물을 들춰본다면, 상품 홍보에 열심인 제약회사들이 후원하는 의학 강좌, 심포지엄, 온라인 교육 프로그램에 관한 정보를 발견하게 된다. 이 회사들은 의사들을 이런 저런 자사 약품 적용 설명회에 끌어들이기 위해 많은 노력을 기울인다. 많은 미국 의사들이 이를 혐오하지만, 많은 경우 대학이나 병원의 협력 관계를 유지하기 위해 의학 강좌 참가가 요구되며, 의학 교육 시장에는 제약 회사들이 관여해 왔다. 영국에서는 사정이 조금 다르다. 과거에는 제약회사로부터의 압력으로 당뇨병 치료의 주된 시도로서 의사들로 하여금 식이요법이나 생활 습관보다는 약을 더 강조하도록 유도하였다. 그러나 오늘날에는 영국 의사 수련을 계속하고 있는 주최 측에서 회의 후원과 약품 홍보 간에 차이를 둘 필요성을 이해하고 있어, 결과적으로 영국의 의학 회의는 상업적인 흥미의 영향을 덜 받게 되었다.

저자의 희망은 영양으로 인한 변화의 힘이 더 잘 인식되고, 의사들이 더 식이요법에 집중하기 시작하여 부모들이 유년기에 1형 당뇨병 예방을 돕는 영양학적 시도를 하도록 교육하는 것이다. 그리고 학교와 함께 건강한 식단을 제공하여 현재와 같이 많은 어린이들이 체중 과다와 당뇨병을 가지고 거리로 나오지 않도록 하는 것이다. 이 방법은 현재 의사들에게 가능한 방법보다 훨씬 더 효과적으로 질병을 제어하면서, 무엇보다도, 약물 치료의 필요성을 현저하게 감소시킬 수 있다.

당뇨병 환자들은 각자 질병을 치유하고 건강을 회복하는 독특한 능력을 지니고 있다. 이러한 능력은 사람마다 다르지만, 우리의 연구를 진행하는데 있어서 나이, 체중, 기타 요인이 당뇨병 증상 개선에 장애가 되지 않는 것으로 관찰되었다.

이제부터 당뇨병 치료에 가장 강력한 식이요법이라고 저자가 믿는 내용에 대해 서술하도록 하겠다.

02 2형 당뇨병을 이기다

저자의 연구는 혈당, 약물 용량과 합병증의 위험을 낮춤으로써 당뇨병을 이기는 것이 가능하다는 것을 뚜렷이 보여 왔으며, 이 장에서는 매우 간단한 식사 변화 방법을 제시하겠다. 저자는 또한 2형 당뇨병의 원인에 관한 새로운 발견, 즉 당뇨병이 발병하기 수년전에 알 수 있는 몸속의 세포 변화에 대한 내용도 공유하겠다. 앞으로 알게 되겠지만, 건강한 식단으로의 전환은 세포 작용에 강력한 영향을 미친다는 것을 제시하는 증거가 있다.

모든 의사와 식이요법 전문가는 당뇨병을 앓게 되면 몸이 당분을 잘 처리하지 못하여, 혈류 중의 당분 양이 지나치게 높아짐을 인식해 왔다. 오래 전부터 연구자들은 당분이 높은 상태를 유지하면, 많은 건강 문제를 일으킨다는 것을 알고 있다.

혈당 저하를 위해, 대부분의 의료 전문가들은 당을 거의 포함하지 않는 식단을 처방하기 쉽다. 이들은 또한 빵, 감자, 밥과 파스타 등 소화관에서 분해되어 당분, 즉 포도당을 방출하는 전분 음식을 제한하라고 요구한다. 만일 몸이 당분을 처리하지 못하면, 지나치게 많은 당분을 섭취하고 당으로 변하는 것을 섭취할 때 주의해야 한다는 것은 일리가 있는 것처럼 보인다. 의료팀은 당분이 종일, 그리고 매 시간 경과 시에도 상당히 일정하게 전분과 당분 섭취를 절제하도록 권장한다. 당뇨병 식이요법은 일반적으로 열량을 줄여 체중을 줄이고 지방을 제한하여 심장병과 다른 합병증의 위험을 줄이도록 돕는다. 이것이 전형적인 '전통적' 당뇨병 식이요법이다.

이 방법은 확실히 논리적으로, 어떤 이들은 이를 따름으로써 큰 이익을 얻을 것이다. 문제는, 대부분의 사람들에게는, 이런 종류의 식단 변화가 매우 제한적인 효과밖에 내지 않는다는 것이다. 체중 감소는 대개 약하게 일어나며, 보통 식이요법만으로는 혈당 조절을 하기에 충분하지 않다.

조만간, 당신은 의사와 '당뇨병 식이요법'이 큰 도움이 되지 않는다고 결정할 것이고, 의사는 다양한 약을 추가할 것이다. 하나, 둘 또는 세 가지까지도 다른 약물을 복용할 필요가 생길 것이다. 결국 의사는 인슐린 주사를 추가하기로 고려할지도 모른다. 많은 당뇨병 환자들이 혈압이나 콜레스테롤 수치도 높기 때문에, 의사는 이러한 문제를 해결할 수 있는 약물을 추가할 수도 있다. 약물을 줄이거나 복용하지 않도록 돕는 대신, 식이요법은 늘어만 가는 약물 목록으로의 길에 걸림돌이 되고 있는 듯하다.

더 좋은 방법이 있을 것이라는 첫 번째 희망은 세계 각국의 당뇨병 발병 현황으로부터 나왔다. 다수 인구 집단 연구에서 일본, 중국, 태국과 기타 아시아 국가에서 당뇨병은 드물게 발견되었다. 아프리카 일부에서도 비슷하게 발병이 드물었다.

이 연구는 그 외에도 당뇨병이 보편적으로 일어나지 않는 나라 사람들은 '당뇨병 식단' 같은 것은 따르지 않고 있다는 것을 보고하였다. 그들은 탄수화물을 피하지 않았으며 매일 전분 음식을 먹었다. 아시아와 아프리카에서는, 쌀과 기타 곡물, 전분 채소, 콩 음식과 국수가 주식이다. 실제로, 연구자들은 이 나라 사람들이 유럽이나 북미 사람들보다 더 많은 탄수화물을 섭취하면서도, 당뇨병이 비교적 드물다는 것을 발견하였다. 체중 문제도 마찬가지였다. 영국 성인의 20 퍼센트 이상과 미국 성인의 30퍼센트 이상에서 비만이 발견된 반면, 전통적인 식사를 하는 일본 성인에서는 비만이 1퍼센트도 안되었다. 심장병과 몇 가지 유형의 암도 드물었다. 일본 성인의 수명은 유럽이나 북미보다 길었다.

단, 이들이 미국으로 이주하기 전에는 그렇다는 말이다. 일본인 성인이 북미로 이주하면 당뇨병 위험이 급격히 늘어났다. 심장병, 비만과 다른 문제도 훨씬 흔하게 나타났다.

저자가 당신에게 일본 전통식을 따르라고 요구할 것을 걱정하고 있다면, 안심하라. 그것도 나쁜 생각은 아니지만, 이 책에서는 그런 것을 이야기하려는 것이 아니다. 이러한 국제적인 비교를 하는 것은 단지 중요한 점을 지적하기 위한 것이다. 탄수화물이 당뇨병을 일으키는 것이 아니라는 점이다. 그리고 탄수화물을 식단에서 몰아내는 데 초점을 맞춘 식이요법은 병을 이기기는 고사하고 질병 관리에 큰 힘이 되는 방법이 아니다. 건강한 복합 탄수화물이 예방을 돕는다.

아시아의 남녀가 서구 생활 방식으로 변화할 때 어떤 일이 일어나는가 생각해 보자. 햄버거, 감자튀김, 치즈와 기타 서구의 음식이 식단에 포함되고, 쌀과 국수는 서서히 잊혀진다. 식단은 더 기름지고 단백질이 풍부해지며, 탄수화물이 풍부한 쌀과 국수 그리고 다른 전분 음식은 소외된다.

비극적이지만 이것이 정확히 현재 벌어지는 현상이다. 더구나, 아시아 남녀는 이런 변화를 위해 나라를 떠날 필요가 없다. 맥도날드가 들어왔다. 버거킹, KFC와 다른 서구의 식습관들도 아시아를 침공했다. 고기, 치즈와 다른 기름진 음식이 쌀과 야채의 자리를 차지해가고 있다.

일본에서 식단이 서구화되어 갈수록, 당뇨병의 발병률이 폭발적으로 늘었다. 40세 이상 일본인 성인을 대상으로 한 연구에서, 1980년 이전에는 당뇨병 발병률이 1~5 퍼센트였다. 1990년까지 수치는 11~12 퍼센트로 증가하였다.[1] 통계 그래프는 이 수치가 더욱 크게 증가할 것임을 시사하고 있다. 당뇨병을 일으키는 유전자가 일본인에게 놀랍도록 흔하게 존재하는 것으로 밝혀졌으나, 이들이 쌀을 주식으로 하는 전통적인 식사를 고수하는 한, 질병은 대부분 발현되지 않은 채로 있다. 당뇨병 유전자는 건조한 흙속의 씨앗처럼 동면 상태를 유지한다. 일단 쌀의 비중이 줄고 서구의 식습관이 자리를 차지하면, 유전자의 형질이 나타나기 시작한다.

따라서 다량의 탄수화물을 섭취하는 아시아나 아프리카 사람들에게서 당뇨병이 거의 나타나지 않고, 탄수화물이 식단에서 제외될수록 질병이 더욱 흔해지는 것에서, 연구자들은 고 탄수화물 식단이 질병의 원인이 아니라는 결론을 내렸다. 사실, 주범은 서구의 식단에 숨어있는 듯하다.

피할 수 없는 사실은, 문제는 탄수화물(즉, 당분과 전분)이 아니라는 점이다. 문제는 몸이 얼마나 이들을 처리하는가이다. 몸이 탄수화물을 흡수하고 사용하는 능력을 고칠 수 있다면, 건강한 탄수화물이 풍부한 음식을 걱정 없이 즐길 수 있을 뿐 아니라 당뇨병 자체가 개선되거나 없어질 수 있다.

몸속을 관찰함으로써 이것이 무엇을 의미하는지 알 수 있다.

몸속 관찰

췌장은 복강 내 기관으로, 인슐린을 생성한다. 이제는 알고 있겠지만, 인슐린은 호르몬이며, 췌장은 인슐린을 혈류로 보내어 체내의 다양한 세포로 이동시킨다. 자물쇠 안으로 들어가는 열쇠처럼, 인슐린은 세포 표면의 수용체에 결합하여 세포막이 포도당을 내부로 보내도록 허용한다. 인슐린은 차례차례 그 다음 세포들에 대해서 같은 작용을 한다. 세포 표면에 결합해서 문을 열고 포도당을 맞아들인다.

2형 당뇨병에서는, 이러한 체계가 적절히 작용하지 못한다. 췌장이 인슐린을 만들고, 인슐린이 세포까지 이동을 하지만, 도착해서 문을 여는데 문제가 생긴다. 자물쇠가 어딘가 걸려서 열쇠가 말을 듣지 않는 것과 같다. 이것이 인슐린 저항성이다. 인슐린 '열쇠'는 있지만, 작동에 문제가 있다. 포도당이 세포로 들어가지 못하고 혈류에 쌓여 간다.

보통 문의 자물쇠를 상상해 보라. 누군가 자물쇠 안에 껌을 붙여 놓았다면 어떨까? 열쇠에는 문제가 없고 자물쇠에는 문제가 없지만 이제 껌으로 차 있다. 다시 작동시키려면, 청소를 할 필요가 있다.

당뇨병에 대한 새로운 시도는 생물학적 자물쇠를 깨끗이 하는데 있다. 우리의 목표는 인슐린 '열쇠'가 본래의 기능을 찾도록 돕는 것이다.

새로운 당뇨병 식이요법

1900년대로 돌아가면, 당시 연구자들은 인슐린 민감도를 개선하기 위해 사람들의 식단을 조절하고 있었다. 시간이 흐름에 따라, 저자처럼 많은 연구자들이 아시아나 아프리카에서 당뇨병 예방을 돕는 음식이 흔하게 섭취되고 있다는 사실에 고취되었다.

1979년, 켄터키 대학의 연구자들은 1일 평균 26단위의 인슐린을 투여 받는 2형 당뇨병 남자 20명을 연구하였다. 실험 식단은 풍부한 야채, 과일, 곡물과 콩을 포함하는, 섬유질과 탄수화물이 풍부한 식단이었다. 식단은 거의 채식이었고 동물성 지방은 거의 없었으며 사실 어떤 종류의 지방도 거의 없었다.

프로그램 16일 후, 환자 중 절반 이상이 거의 인슐린 투여를 중단할 수 있었고, 혈당은 전보다 낮아졌다.[4] 나머지 사람들에 대해서는, 인슐린 투여량을 현저히 줄였다. 이는 놀랍고도 신속한 결과였다. 그러나, 연구 기간이 짧았고, 참가자들은 연구 기간 동안 연구 병동에서 거주하였다. 자택에서 음식을 직접 준비하는 사람들에게서 유사한 결과가 나왔을지, 그리고 장기간 지속되었을지는 분명하지 않다.

로스앤젤레스 캘리포니아 대학에서 수행한 연구에서, 197명의 남자들이 3주간 식단 변화 및 운동 프로그램에 등록하여 거의 같은 결과를 보였다. 이 집단 중, 140명이 약물 치료를 중단하였다.[5] 이는 대단한 결과로 매우 신속히 일어났다. 우리의 관점에서 이 연구의 한계는 식이요법과 운동의 효과를 구분할 수 없었다는 점이다. 물론 둘 다 중요하지만, 당뇨병을 위한 최적의 식이요법을 추적하고자 한다면 식이요법을 시험하는 동안 다른 모든 것을 일정하게 유지하는 것이 중요하다.

몇 년 전, 저자의 연구진은 식이요법만으로 어떤 결과가 나올지에 대해 일련의 연구를 시작하였다. 탄수화물을 제한하는 식단이 아니라 가능한 한 지방을 음식에서 뺀 식단에 초점을 맞추었다. 이것이 가능하다면, 세포의 문을 여는 자물쇠를 청소할 수 있다고 생각했다.

연구는 서론에서 잠깐 소개한 대로 소규모의 예비 연구로 시작되었다. 대부분의 참가자들은 메뉴에서 밥, 파스타, 고구마, 콩 등을 보고 놀랐으며 식단이 탄수화물을 전혀 제한하지 않음에 더욱 놀랐다. 얼마나 오랜 기간 당뇨병을 앓았고 음식에 탄수화물이 얼마만큼 들어 있는가에 대해 신경을 쓰지 않았으며, 탄수화물에는 전혀 제한을 두지 않았다.

양에도 제한을 두지 않았다. 대부분의 참가자들은 과체중이었으나, 양이나 칼로리 제한 등에 대한 제한을 요구하지 않았다.

연구진이 없앤 것은 지방이었다. 참가자들의 식단에서 모든 기름기를 제외하는 것을 목표로 하였다. 그래서 아침식사로는 베이컨과 달걀 대신에, 옛날 식 귀리, 멜론 반쪽이나 토스트 식사 중에서 선택을 하였다. 점심식사로 칠리를 선택했다면, 야채 칠리였다. 미트 소스를 얹은 파스타 대신, 고기가 없는 마리나라를 먹었다. 연구 기간 동안, 참가자들에게는 동물성 식품을 완전히 배제하고 채식만 고집하도록 요구하였다.

말할 필요도 없이, 식단에 동물성 식품이 없다면, 동물성 지방은 한 방울도 없게 된다. 식물성 기름의 사용도 최소한으로 제한하였다. 식이요법의 영향만을 분리해내기 위해, 참가자들에게는 평소 활동 패턴을 변화시키지 말 것을 요구하였다. 운동을 더 해서도 안 되었다. 현재, 운동은 건강한 생활 방식의 중요한 부분으로, 보통은 강력히 이를 권장한다. 그러나 이번 경우는 식이요법만을 시험하는 것으로, 과학적인 이유로 인해 운동은 이 시험에 포함되지 않았다.

연구 기간 종료 시점에 모든 사람의 체중을 측정했다. 단 12주 만에 참가자들은 평균 7.2kg이 줄었다. 공복 시 혈당치는 28퍼센트 떨어졌다. 이 짧은 기간 내에 당뇨병 약을 복용하는 참가자의 2/3가 용량을 줄이거나 복용을 중단할 수 있었다.[6] 이 모든 것은 열량, 양이나 탄수화물에 아무 제한도 두지 않은 상황에서 일어났다. 이 효과는 미국 당뇨병 학회(ADA)의 식이요법 지침을 주의 깊게 따른 대조군보다 유의하게 높았다.

이것은 인상적이었다. 그러나 왜 이런 일이 일어났을까? 파스타, 쌀과 기타 음식이 통용되는 식단이 어떻게 혈당을 급격히 낮추고 체중을 쉽게 줄이도록 하였을까?

이 질문에 답하기 위해, 다른 연구를 계획하였다. 이 연구는 약간 과체중이나 당뇨병은 없는 여성 집단을 포함하였다. 다시 한 번, 동물성 지방과 식물성 기름을 배제하였다. 참가자들은 동물성 식품을 피하고 섭취하는 기름은 최소한으로 유지하였다. 그리고 집에서 먹든지, 외식을 하든지 상관없이 식이요법 지침을 자신의 방법대로 자유롭게 수립하도록 하여, 식이요법이 실생활에서 어떻게 작용하는지를 시험하는 좋은 기회로 삼았다. 어떤 사람은 외식으로 삶은 야채와 버섯 스트로가노프를 먹었다. 어떤 사람은 야채 초밥과 된장국에 샐러드를 먹었다. 동물성 식품을 피하고 기름을 최소한으로 유지하면서, 취향에 따라 자유롭게 식단을 만들게 하였다.

비교를 위해, 대조군 구성원들에게는 전형적인 콜레스테롤 저하 식단이라고 생각하는 식이요법을 따르도록 하였다. 이 경우는 붉은 고기를 배제하고 많은 양의 야채, 과일, 곡물을 곁들인 가금류와 생선을 강조하였다.

결과는 신속하고 인상적이었다. 채식 집단 참가자들은 1주일에 0.5kg(1파운드) 가량 체중이 줄었다. 14주 후, 거의 평균 6kg(13파운드)이 줄었고, 이에 비해 대조군은 그 반 정도의 효과를 나타내었다.[7]

지금쯤은 이 식단이 체중 조절을 일으켰다는 것은 놀랄 일이 아니지만, 여기에서 한 단계 더 연구를 진행하였다. 참가자들을 실험실로 보내 포도당 내성 시험을 받게 하여, 몸이 당분에 어떻게 반응하고 몸속의 인슐린이 얼마나 잘 작용하는지 측정하였다. 각 참가자들이 설탕 시럽을 삼킨 후, 30분마다 혈액을 채취하여 혈당과 인슐린의 상승을 측정하였다. 이 실험실 결과에서, 각 여성의 인슐린 민감도를 산출하고 연구가 진행되는 동안 그 변화를 추적할 수 있었다.

결과는 놀랄만하였다. 시험에서 참가자들은 신체의 변화를 나타내었다. 실험실 측정에서, 몸 세포가 인슐린에 더욱 더 민감해짐이 뚜렷이 나타났다. 14주까지, 이들의 인슐린 민감도는 24퍼센트 향상되었다. 다시 말해, 식단 중의 무엇인가가 인슐린의 자연적인 능력을 재 활성화시켜 포도당에게 세포 문을 열어준 것이다. 물론, 이것이 뜻하는 것은 식이요법이 2형 당뇨병의 근본적인 문제점을 다룬다는 점이다. 즉 포도당이 원래 있어야 할 곳으로 가는 것을 돕는다.[*]

이 연구와 기타 연구에 근거하여, 미국 정부 소속인 국립 보건연구소는 새로운 연구를 지원하기로 결정했다. 저자와 함께 이 과제를 수행한 연구자들은 조지 워싱턴 의대와 토론토 대학 소속이었고, 1985년에 설립된 비영리 기관인 '책임있는 의약을 위한 의사회' 에서 일하고 있는 식이요법 전문가와 의사들이었다.

연구는 2형 당뇨병 환자 99명을 포함하였다. 22주 동안, 이들 중 49명은 우리가 이전에 시험한 것과 유사한 식이요법을 따랐다. 식단은 철저한 채식으로 전혀 동물성 지방을 포함하지 않았으며, 지방도 낮았다. 또한, 참가자들이 취할 수 있는 탄수화물의 양에 제한을 두지 않고, 모두가 탄수화물 종류를 선택적으로 섭취하도록 권장했다. 흰 빵 대신에 귀리나 호밀 빵을 선택하도록 권장하였으며, 우리는 고구마를 선호하였다. 남은 50 퍼센트는 ADA 지침에 근거한 식이요법을 따랐다. 다시 한번, 운동을 제한하였다.

그 후 몇 주 동안, 많은 참가자들은 혈당이 떨어진 것을 발견하여 당뇨병 약물 요법을 중단해야 했다. 이는 즐거운 결과이지만, 이것이 우리의 목표는 아니었다. 사실, 우리는 식이요법 만에 의한 효과를 분리할 수 있도록 약물 투여를 가능한 한 변화시키지 않고 유지하려고 하였다. 그러나, 식이요법과 혈당 저하 약의 결합은 너무 강

---

* 이 연구에서 또 하나의 특히 놀라운 발견을 하였다. 조지 워싱턴 대학 실험실에서, 참가자들이 얼마나 빨리 열량을 소모하는지 대사를 측정하였다. 시험용 식사(표준 액체 조제액 2컵) 후 매 분마다 얼마나 산소를 많이 소모하는가와 얼마나 많은 이산화탄소를 생성하는가를 측정하였다.

시험용 식이요법 14주 후에 참가자들의 식후 열량 연소가 크게 증가했음이 명확하게 나타났다: 그들의 식후 열량 소모 속도는 16 퍼센트 증가하였다.[8]

무슨일이 일어났는가 하면, 식이요법이 세포를 인슐린 작용에 더욱 민감하게 하여 영양소를 더욱 빨리 흡수할 수 있었다. 말하자면, 포도당이 혈액으로부터 세포로 들어가 대부분이 연소된 것이다. 이 열량은 체지방으로 축적되는 대신에 체열로 방출된다. 과학자들은 이를 음식의 열 효과라고 하며, 이는 체중 감소에 또다른 여지를 남겨준다.

력해서, 많은 참가자들이 용량을 줄이거나 약물 투여를 중단하여 혈당이 너무 많이 떨어지는 것을 막아야 했다.

식이요법이 낼 수 있는 효과를 실제로 측정하기 위해, 약물 투여량이 일정하게 유지된 환자들을 관찰하여 식이요법이 혈당 조절의 주요 측정치인 HbAlc에 얼마나 영향을 미쳤는지 조사하였다. ADA 식이요법은 HbA1c를 0.4점 감소시켰으며, 이는 양호한 변화였다. 그러나 철저한 채식 요법은 3배 더 효과가 컸다. 이 방법은 HbA1c를 1.2만큼 감소시켰다(22주 연구 기간 동안 평균 참가자 값이 8.0에서 6.8로 떨어짐). 이것은 전형적인 당뇨병 식단에서 나타난 효과보다 강력한 효과이다. 예를 들면, 많이 복용하는 당뇨병 약 메트포민(글루코파지)은 대규모 연구 조사에서 HbA1c를 0.6만큼 감소시켰다. 철저한 채식 요법은 체중과 콜레스테롤을 감소시키는데도 매우 효과적인 것으로 증명되었다.

이 모든 것을 고려할 때, 영국의 전향적 당뇨병 연구에서 2형 당뇨병 환자의 HbA1c 1 감소는 눈이나 신장 합병증을 37퍼센트 감소시키는 것으로 나타났다. 이는 단지 HbA1c 저하의 효과만을 본 것이며, 식이요법이 콜레스테롤과 혈압을 감소시키는 능력도 있다는 것은 고려하지 않았다.[11]

다음 장에서, 저자는 어떻게 이 식이요법을 시험하고 당신에게 무엇을 할 수 있는지 나타낼 것이다. 그러나 먼저 이 접근 방식 배후의 과학에 대해 더 자세히 알아보도록 하겠다.

완전한 식이요법을 향하여

동물성 식품을 제외하고 기름이 들어간 음식을 최소한으로 유지한다는 것은 어려운 것으로 들릴 수 있지만, 참가자들은 대개 반대로 보고하였다. 월터라는 한 남자는 '이 식단에 적응하는 것이 너무 쉬워서 놀라왔다. 그리고 기분이 대단히 좋다. 2개월 안에, 9kg이 줄었다. 그리고 가장 놀라운 일은 내 평균 포도당이 30에서 40까지 떨어진 것이다' 라고 하였다.

마크에게 이 도전은 모험이었다고 말한다. '나는 새로운 식당, 이전에는 결코 먹을 수 없었던 새로운 메뉴와 다른 음식들을 시험하였다. 나의 주된 목표는 체중을 줄이는 것이었고, 나는 지금까지 13.6kg이나 체중이 줄었다. 시작할 때 나의 혈당치는 260에서 360mg/dl 사이였다. 이제는 뚝 떨어져서 나는 130에서 135mg/dl 사이에 있다. 그리고 예전처럼 오후에 피곤하지 않다.'

낸시도 동의하였다. 30일 이내에 완전히 식이요법에 적응된 것을 느꼈다. 그녀는 말하였다. '내 혈당은 너무 많이 떨어져서 약을 하나 줄여야 했다. 훨씬 기운이 많이 나고 멋진 기분이다.'

천천히 당신을 식이요법으로 이끌겠다. 이것이 건강한 식이요법으로 들린다면, 확실히 그렇다. 그리고 혈당을 조절하는 것만이 다가 아니다.

1990년, 하버드 대학을 졸업한 젊은 의사인 딘 올니쉬 박사는 저지방의 채식에 대해 놀라운 점을 발견했다. 그는 심장병 환자에게 이 식이요법을 시험하였고, 규칙적인 운동, 스트레스 조절과 금연 등 건강한 생활 습관을 추가하였다. 식단은 동물성 지방을 포함하지 않았기 때문에, 콜레스테롤이 전혀 없었고 지방이 거의 없었다. 1년의 시간이 경과한 후, 각 환자는 혈관 조영술이라는 특별한 X-선 촬영을 하였고, 올니쉬 박사 팀은 이를 연구 개시 전의 같은 환자의 혈관 조영 결과와 비교하였다. 결과는 의학에 있어 역사적인 것이었다. 환자의 관상 동맥은 부실한 식단으로 인해 막혀 있었으나, 실제로 다시 열리기 시작했다. 1년 후 환자의 82퍼센트에서 이러한 차이가 명확하게 나타났다. 이는 수술이나 약 없이, 심지어 콜레스테롤 저하 약물 없이도 일어났다.[12,13]

다른 연구자들은 이와 같은 종류의 식단 변화가 혈압을 낮춤을 밝혔다. 분명히, 동물성 지방을 배제하면 피의 점성(끈적임)이 줄어든다. 즉, 피가 기름보다 물에 더 가까워져서 동맥을 쉽게 흐르고, 혈압이 떨어지게 된다. 혈압은 채소와 과일의 칼륨에 의해서도 저하되며, 다른 식물성 음식의 특성이 이러한 혜택을 증가시킨다.[14]

채식주의자들은 더 날씬하기도 하다. 평균적으로 채식을 하는 사람은 약 10퍼센트 가량 체중이 줄어든다.

이러한 변화는 우리 모두가 환영하는 바이나, 당뇨병 환자에게는 이것이 생명을 구하는 것이다. 그 이유는, 1장에서 보았듯이, 고혈당은 심장, 눈, 신장과 다리의 혈관을 공격할 수 있다. 당뇨병 환자의 대부분을 사망으로 이끄는 것은(즉, 당신이 읽고 있는 식이요법 변화를 하지 않은 사람들) 심장 손상이다. 이 과정을 역전시키는, 심장 질환의 시간을 반대로 돌리며 혈압을 내리고 체중을 줄이는 식이요법은, 1, 2형 당뇨병 환자 모두에게 강력한 약이다.

질병으로 눈이 손상되었다고 상상해 보라. 안과 의사는 레이저를 들고, 연약한 망막을 조심스럽게 치료할 것이다. 하지만 애초부터 음식이 이러한 손상을 피하도록 할 수 있다면 어떨까? 식이요법 변화는 혈당을 조절하고, 혈압을 내리며, 혈관이 젊음을 다시 찾도록 도와 눈의 미세한 혈관이 쉴 방법을 부여한다. 이것은 신장의 여과 단위를 구성하는 미세한 혈관에도 마찬가지로 작용하여, 투석이 필요하지 않도록 해 줄지도 모른다. 그리고 물론, 심장 내부에서 더 강력하게 작용한다.

자, 오해하지는 말라. 저자는 필요한 약물 치료에 앞서 식이요법에만 의존하라는 것은 아니다. 그러나 식이요법 변화는, 만일 충분히 오래 실행하고 충분히 조기에 시작한다면, 건강을 혁신하여, 합병증의 위험을 파격적으로 줄이고 이러한 합병증을 이겨낼 수 있도록 도와준다.

세포 내부

2형 당뇨병에 관해 논의하면서, 몸의 각 세포를 껌으로 찬 자물쇠로 표현한 바 있다. 연구에 따르면 이 비유는 놀랄 정도로 적절하다. 정말로, 인슐린의 작용 능력은 세포 내의 무언가에 의해 막혀 있다. 껌이 아니고 지방에 의해서이다.

2004년 2월 12일, 뉴잉글랜드 의학저널(New England Journal of Medicine)에서, 예일대 연구자들은 놀라운 발견에 대해 보고하였다.[15] 그들은 부모나 조부모가 2형 당뇨병을 앓은 젊은 성인을 시험 대상으로 하였다. 모두 이 시점에서 마르고 건강하였으며, 당뇨병이 없었다. 그러나 일부는 인슐린 저항성을 보여, 일정량의 포도당을 취하면, 존재해야 할 양 이상이 혈류에 쌓였다. 연구자들은 그 이유를 밝혔다: 그들의 근육 세포 안에 적은 양의 지방이 있었고, 이 지방이 인슐린의 작용 능력을 방해했다.

그들의 몸에서는 인슐린을 정상적으로 만들었고, 인슐린은 아무 문제없이 근육 세포에 도달했다. 그러나 일단 도착했어도, 적절하게 작용하지 않았다. 근육 세포 속에 포함된 지방이 자물쇠 속의 껌처럼 열쇠를 소용없게 만들었기 때문에, 근육 세포가 인슐린에 충분히 반응할 수 없었다.

이 지방은 어떻게 존재하게 된 것일까? 자, 근육세포는 정상적으로는 적은 양의 지방을 저장하고 있어, 이것이 신체 활동의 에너지원을 제공한다. 그 양은 보통 매우 적으며, 지방은 단순히 평상시보다 당신이 훨씬 더 활동적이어서 약간 더 에너지를 필요로 할 날을 기다리고 있을 뿐이다. 어떤 이유에선지, 이 젊은이들 중, 있어야 할 양보다 더 많은, 다른 젊은이들에 비해 80% 더 높은 수준의 지방이 쌓였다. 지방 축적은 자물쇠를 굳힐 시점까지 도달했다. 즉, 지방은 인슐린에 반응하는 세포의 능력을 방해하였고, 이는 무엇인가 크게 변화하지 않으면 장래에 당뇨병이 나타나기 쉽다는 것을 뜻하였다.

세포 내의 지방은 허리 둘레의 지방과는 다르다는 것을 강조해야겠다. 아주 날씬하더라도, 근육 세포 안에 지방이 쌓이고 있는 중일 수 있다. 예일대학의 참가자들은 평균 체중이 64kg밖에 되지 않을 정도로 날씬했다. 이들은 젊고 건강했다. 흡연을 하는 젊은이들이 나중에 암에 걸리는 단계를 밟듯이, 근육세포 안에 지방이 쌓이는 젊은이들은 당뇨병으로 가는 길을 포장하고 있는 것이다.

지금까지, 당뇨병 식단은 세포 안에서 벌어지는 상황을 변화시키기 위해 고안되지 않았다. 그 대신에, 소위 문제점을 보상하기 위한

세포 안의 지방이 인슐린 작용을 방해한다

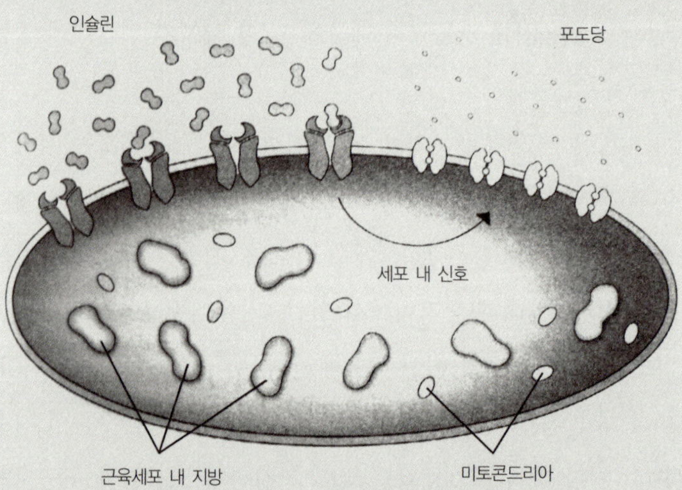

보통, 인슐린은 세포 표면의 수용체에 결합하여 세포막이 포도당을 통과시키도록 신호를 보낸다. 그러나, 만일 지방이 세포 내에 쌓이면, 인슐린이 세포 내에서 신호를 전달하는 과정을 방해한다. 미토콘드리아로 불리는 작은 유기체는 지방을 연소하도록 되어 있으며, 축적되는 지방을 처리해내지 못하는 것이 2형 당뇨병의 원인이 될 수 있다. 다행히도, 식이요법 변화가 세포 내 지방의 양을 감소시킬 수 있다는 증거가 있다.

고안이 이루어졌다. 세포가 포도당을 처리할 수 없으므로, 즉, 인슐린이 세포 안으로 포도당을 전달하는데 장애가 생겨, 식이요법에서 당과 탄수화물을 포함하는 음식을 제한하였다. 탄수화물이 소화되어 당을 방출하기 때문이다. 그러나 식단의 변화가 세포 안의 지방 축적을 실제로 변화시키고 인슐린 저항성을 점점 악화시키는 경향을 역전시킨다면 어떻게 될까?

나는 이것이 정확히 우리가 할 수 있는 일이라고, 이 책에서 설명하는 대로 당신이 식이요법을 변화시키면서 이룰 수 있는 바로 그것이라고 믿는다. 그러나 먼저, 세포 안에 대해 몇 가지 더 자세한 내용을 알아보자.

지방을 태우는 용광로

근육세포 안에 쌓이는 작은 지방 조각을 뜻하는 용어가 있다. 과학자들은 이를 근육세포 내 지방(근육세포 안에 있는 지방)이라고 부른다. 이제까지 설명한 대로, 이 미량의 지방은 당뇨병이 발현하기 수년 전부터 쌓이기 시작한다.[16]

한 단계 더 나아가서 지방이 어떻게 쌓이나 살펴보자. 세포는 현미경적인 '용광로' 혹은 '연소장치'를 가지고 있으며 이들은 지방 조각을 에너지로 변환하도록 되어 있다. 모든 것이 정상적으로 작용한다면, 지방은 세포 안으로 들어가고 이 작은 연소장치가 그것을 전부 사용한다. 이 연소장치는 미토콘드리아라고 하며, 이들은 지방이나 다른 연료원을 에너지로 바꾸어 근육세포가 힘을 내도록 한다.

만일 지방이 꾸준히 축적되고 있다면, 연소장치, 즉 미토콘드리아가 역할을 제대로 하지 못한다는 신호이다.

2형 당뇨병에서는, 너무 적은 미토콘드리아가 문제인 것으로 보인다. 즉, 2형 당뇨병 환자들은 축적되는 지방을 연소시키기 위한 미토콘드리아가 필요한 양보다 부족하다. 만일 이 작은 '용광로'를 더 많이 가질 수 있다면, 사정은 매우 달라질 것이다.

놀랍게도, 미토콘드리아의 수는 무엇을 섭취하는가에 달려 있다. 잠시 두 번째 연구에 대해 설명해 보겠다.

루이지아나 바톤 루즈의 페닝턴 생물의학 연구센터에서 연구자들은 10명의 젊은이들을 대상으로 연구를 수행하였다. 이들은 겨우 평균 23세였다; 평균 78.3kg으로 충분히 늘씬하였다; 그리고 건강했다. 연구자들은 이들에게 열량의 절반을 지방에서 취하는 고지방 식이요법을 적용하였다.[17] 이는 당신의 식단에서 원하는 양보다는 훨씬 많은 양의 지방이나, 실제로 많은 사람들이 먹는 정도와는 크게 다르지 않았다. 고지방 식이요법 겨우 3일 만에 이들에게 현저하게 많은 근육세포 내 지방이 축적되었고, 이 연구의 첫 번째 교훈은 지방은 빨리 쌓인다는 것이었다. 섭취하는 음식에 따라서, 놀랄 정도로 빨리 세포 내에 지방을 쌓게 된다.

연구자들은 다시 미토콘드리아를 생산하는 유전자를 시험하였다. 뼈, 호르몬, 피부, 머리카락과 신체의 다른 모든 구조를 만들게 하는 유전자가 세포 안에 있듯이, 미토콘드리아에 해당하는 청사진으로 작용하는 유전자도 존재한다. 이 자원 참가자들이 먹은 지방성 음식은 세포 내에 지방을 쌓는 것보다 더 많은 일을 한 것으로 밝혀졌다; 이들은 지방을 태우는 것을 돕는 유전자를 실제로 꺼 버렸다. 미토콘드리아를 생산하는 유전자가 실제로 부분적으로 기능을 상실했다. 나중에 필요한 때를 위해 세포 안에 저장할 수 있도록 신체가 섭취한 지방 연소를 피하려는 시도를 하고 있는 것 같았다.

이것이 무엇을 뜻하는지 상상해 보자: 지방성 음식을 먹었다면, 그 결과, 작은 지방 조각들이 근육 세포 안에 쌓인다. 이 지방은 정상적으로 움직이는 세포를 방해하며, 인슐린에 반응하는 능력도 이에 포함된다. 인슐린이 작용하지 못하면, 포도당이 세포 안으로 들어갈 수 없어 혈류 안에 쌓인다. 다음으로, 이 지방성 음식은 축적되는 이러한 지방을 연소시키는데 필요한 미토콘드리아를 생성하는 유전자의 기능을 실제로 저해한다. 지방성 음식을 먹을 때는 세포 내 지방을 제거하는 능력이 저하되는 것으로 보인다.

왜 이 모든 일이 일어나는지 설명해 보겠다.

패스트푸드 식당과 편의점이 처음 치즈와 식용유를 공급하기 수천 년 전에 신체의 화학은 그 형태를 갖추기 시작하였다. 인류의 조상은 나무에서 지방성 음식이 자라는 것을 발견하지 못했거나, 적어도 많은 이들이 그러하지 못했다. 고기, 달걀, 견과류나 아보카도 등의 지방성 음식을 먹는 희귀한 기회가 생기면, 그들의 신체는 근육이 힘을 내기 위해 필요한 경우나 식량이 부족할 경우에 대비하여 이 음식들로부터 얼마간의 지방을 저장하려고 애썼다. 따라서 근육 세포 안에 갑자기 지방이 유입되는 것이 지방을 연소하는 미토콘드리아를 차단하는 신호가 되어 나중에 필요할 경우에 대비하여 지방을 저장해 두는 것은 놀랄 만한 일이 아니다. 물론, 요즘은 이것이 가장 피하고 싶은 일이다. 우리는 미토콘드리아의 능력을 증강시키고, 지방을 제거하기 위해 이 작은 용광로를 켜 두기를 원한다.

자, 이 지방을 제거할 수 있는가? 지방성 음식을 그만 먹기로 했다고 치자. 근육세포 내 지방이 사라지기 시작할까?

놀라운 경험의 결과를 같이 나누어 보자. 이태리 로마의 가톨릭 대학에서 8명의 환자들이 위장 우회 수술을 받았다.[18] 수술은 보통 과다 비만에 대한 최후의 치료법으로서, 좋은 이유에서 수행한다. 이것이 여기에서 벌어지는 일이다: 위장을 박음질해서 달걀 크기의 작은 주머니만이 음식을 받아들이도록 한다. 그리고 소화관은 둘로 자른다. 소화관의 처음 부분은 단순히 사용을 하지 않게 놓아두며, 소장의 하단을 직접 작은 위장 주머니에 연결시킨다. 이 방법으로, 환자는 많은 음식을 먹을 수 없으며, 어떤 음식을 먹든 영양분을 흡수할 수 있는 소화관이 훨씬 더 줄어든다.

시술 후, 환자는 주로 굶는다. 이들은 어떤 식사라도 매우 적은 양을 먹을 수 있으며, 지방이 흡수되는 소장의 첫 부분이 더 이상 위장에 연결되어 있지 않기 때문에 섭취한 어떤 지방도 흡수가 잘 되지 않는다.

상상하는 바와 같이, 이들의 체중은 줄었으며, 첫 6개월 동안 평균 137kg 이상이던 체중이 104kg까지 줄었다. 이러한 극단적인 수술 후에는 이는 놀라운 일이 아니다. 충격적인 것은 세포에 대한 효과이다. 근육 세포 안의 지방 - 근육세포 내 지방 - 은 87 퍼센트까지 떨어졌다. 아직 과 체중 상태라 하더라도, 인슐린 저항성은 거의 사라졌다.

이 시술을 권하지는 않겠다. 이 결과를 제시하는 것은 극히 중요한 점을 제시하기 위해서이다: 세포 안의 지방은 영구적인 구조는 아니다. 지방 유입이 중단된다면, 세포 내의 지방은 흩어지기 시작하며, 이 때 세포는 정상적인 기능을 회복하기 시작한다.

수술은 극단적인 해결책이나, 이태리 연구자들은 수술 없이 저열량 식이요법이 근육세포 내 지방을 고갈시킬 수 있는지 시험하였고, 이것은 가능하였다. 6개월간 1,200칼로리의 식이요법을 수행한 결과, 환자들은 평균 13.6kg 체중이 감소하였고 세포 내 지방은 8퍼센트 제거되었다. 이제, 특정 형태의 음식을 먹는 것보다 열량을 줄이는데 초점을 맞춘 식이요법으로부터 양호한 결과가 나와, 본 프로그램을 이에 집중할 것이다. 다음 단계는 식이요법을 더욱 강력하게 하여, 수술과 더 비슷하게 작용하도록 하여 수술에 따르는 분명한 위험을 제거할 차례이다.

한 단계 더 나아가자. 런던의 왕립 의과대학에서, 연구자들은 채식 요법을 따르는 개인 집단을 연구하였다. 그들은 참가자들과 연령과 체중은 비슷하나 채식 요법을 따르지 않은 사람들을 비교하였다.[19] 연구자들이 각 참가자의 종아리 근육에서 근육세포 내 지방을 측정했을 때, 채식 집단은 잡식 집단보다 그 수치가 31퍼센트 낮았다. 식단에 세포 안의 지방 축적 예방을 돕는 그 무엇이 있는 것 같다.

이 연구들은 눈에 띄게 그리고 분명하게, 세포 안의 지방 축적과 이로 인한 모든 문제가 단순히 유전자에만 관련된 것은 아님을 보여준다. 유전자의 역할이 있기는 하지만, 이 효과는 식단에 의해서도 크게 좌우되며, 획기적으로 변화될 수 있다.

2부에서는, 가장 강력한 방법으로 이 문제를 다루기 위해 어떻게 음식을 선택할지 소개할 것이다.

03 1형 당뇨병의 혁명

당신이 1형 당뇨병 환자라면, 곧 배울 식이요법 변화가 생명을 구할 수 있다. 1형 당뇨병이 심장 문제와 다른 합병증을 일으킨다고 들었을 것이다. 그러나 실제로 조절을 잘한다면, 이 모든 것이 발생할 위험은 급격히 줄어든다.

연구에서 당뇨병의 합병증에 저항하는데 있어서 당신이 무력하지 않음이 증명되었다. 자신을 보호하기 위해 할 수 있는 것은 많다.

당뇨병 조절 및 합병증 시험에는 약물 요법을 사용하였다. 연구는 미국 정부의 후원으로 1형 당뇨병 환자 1,441명을 포함하였다. 참가자 중 일부는 보통 사용하는 치료법으로서 하루 1회에서 2회 인슐린을 투여하였다. 나머지 참가자들에게는 더 강도 높은 프로그램을 따르도록 요청하였다. 그들은 주사나 인슐린 펌프로 인슐린을 1일 3회 혹은 4회 투여하였다. 그들은 1일 수 차례 혈당을 재고 그에 맞추어 인슐린 용량을 조절하였다. 17년의 추적 조사에서 이 개인들에 대한 추가 관리는 극적인 보상을 받았다. 주의 깊은 혈당 추적과 약물 조정은 심장 문제의 위험을 50퍼센트 낮추었다.[1]

또한, 당뇨병 환자들에게 안과 문제의 위험이 있지만, 주의 깊은 혈당 조절은 기존 약물 요법 환자와 비교하여 위험을 76퍼센트 감소시켰다. 신장 문제는 39퍼센트 그리고 신경병리의 위험은 60퍼센트 만큼 낮추었다.[2]

연구 치료법은 식이요법보다는 약물 치료법에 관련된 것이었지만, 극히 중요한 점을 증명하였다. 많은 사람들이 당뇨병의 합병증을 피할 수 없다고 간단히 상상해 왔다: 이 연구는 그렇지 않음을 나타내었다. 혈당 조절이 가능하다는 것은 큰 차이를 의미한다. 이제, 1형 당뇨병이 있는 당신은 이러한 목표를 달성하기 위해 인슐린을 사용할 필요가 있다. 식이요법과 운동은 추가로 사용할 수 있는 방법이지만 너무나 적은 사람들만이 이를 이용하고 있다. 이 책의 초점의 대상은 식이요법이다.

또한, 혈당 조절은 매우 중요하기는 해도 공식의 단지 일부에 해당한다. 심장, 신장, 눈과 다른 극한 상황에 관한 문제로 발전할 위험성은 혈압, 콜레스테롤 수치와 기타 요인에 좌우된다. 이제 목표는 의사의 처방에 따라 필요한 약물 투여를 하면서, 식단을 조절해서 이 모든 요인을 가능한 한 제어하는 것이다.

최적의 식이요법을 향하여

1형 당뇨병에서, 가장 큰 위험은 심장과 혈관에 온다. 아무 조치도 취하지 않으면, 심혈관 질환이 기다리고 있을 뿐이다. 사실, 이것은 대부분의 1형 당뇨병 환자에게 들어맞는다. 이제 우리는 당뇨병 환자뿐 아니라 어떤 사람의 경우라도, 식이요법과 생활습관을 어떻게 변화시켜 심장을 보호할지 이전보다 더 잘 이해하고 있다. 4장과 5장에서는 어떻게 무엇을 먹을지 자세하게 다룰 것이며, 12장과 13장에서는 합병증 진행에 대해서 논하겠다. 현 시점에서 제시하는 요점은 다음과 같다.

건강한 식단 | 다음 장에 소개할 식이요법 과정을 따르도록 한다.

이 방법은 콜레스테롤과 동물성 지방을 배제하고, 지방은 일반적으로 매우 적게 유지하며, 설탕과 정제된 탄수화물을 멀리 하고 건강한 복합 탄수화물을 가까이 하도록 지도한다.

채식 요법, 혹은 동물성 식품을 전혀 사용하지 않는 채식에는 특별한 장점이 있음을 알게 될 것이다. 식품의 콜레스테롤은 동물성 식품에서만 발견된다.*

---

* 식단에서 콜레스테롤을 완전히 배제하는 것이 좋다. 식품에는 '좋은' 콜레스테롤이란 없다. 오히려, 식품의 콜레스테롤은 늘 혈중 콜레스테롤 수치를 높이는 경향이 있다. 이것은 혈액 검사에서 측정하는 콜레스테롤과는 대비가 되는데, 의사들은 콜레스테롤을 '좋은' (고급) 콜레스테롤과 '나쁜' (저급) 콜레스테롤로 나눈다. 고급 콜레스테롤은 몸에서 배출되기 때문에 '좋다'.

또한 동물성 식품은 신체에서 콜레스테롤을 추가로 만들게 하는 경향이 있는 포화(나쁜) 지방이 높게 나타나는 경향이 있다. 채식 요법은 이러한 문제를 없앤다. 이것에는 다른 이점도 있다: 모든 단백질이 동물성 식품이 아닌 식물에 기인한다. 연구 결과는 어느 정도건 신장 손상이 있는 사람들에 대해, 동물성 단백질은 신장 악화의 위험을 더 증가시킴을 밝혔다.[3] 반면, 신장이 주문하는 것은 바로 건강한 콩, 곡물과 채소이다.

다음 내용을 주의해서 읽어주기 바란다. 시작을 어떻게 할지 알려줄 것이다.

금연 | 흡연자라면, 지금이 금연할 때이다. 50번 시도했다면, 51번째를 시도할 때이다. 당신은 할 수 있고 성공할 것이다. 의사에게 도움을 청하라.

규칙적인 운동 | 매일 산책을 하는 것과 같이 힘들지 않은 운동이라도, 큰 차이를 낸다. 의사를 찾아가서 심장, 관절과 전체적인 건강검진을 받고 나서, 운동할 준비가 되었음을 확인하자. 시작 방법은 11장을 참조한다.

스트레스 관리 | 스트레스는 호르몬이 혈류에 넘쳐 나도록 함으로써 건강에 직접 영향을 미친다. 다음으로, 이 호르몬들은 대개 혈당을 높인다. 또한 스트레스는 일상의 식사에 지장을 주며, 수면을 방해한다.

스트레스를 다룬다는 것이 인생의 도전을 회피하는 것을 의미하지는 않는다. 그것은 스트레스를 제어하여 인생을 충분히 즐기는 방법을 찾음을 의미한다. 명상, 요가, 간단한 호흡 운동 등 마음을 가라앉히는 방법은 많다.

앞장에서 보았듯이, 딘 올니쉬 박사는 건강한 채식 요법, 금연, 규칙적인 운동과 스트레스 관리, 이렇게 네 가지 과정을 통해 콜레스테롤 강하 약물을 사용하지 않고도 실제로 심장 질환을 이겨낼 수 있음을 보였다. 이것은 상당한 혜택이다. 의사는 더 나은 보호를 위해 약물 투여를 추가할 수 있다.

이러한 생활 습관 변화는 1형 당뇨병에 대한 인슐린의 필요성을 제외시킬 수는 없지만 당뇨병이 생활에 미치는 영향을 최소화하면서 건강을 유지하도록 도울 수 있다.

1형 당뇨병의 원인에 대한 새로운 이해

잠시 1형 당뇨병 환자들의 건강을 개선 차원 이상에서 생각해보자. 애초에 실제로 이를 예방할 수 있다면 어떨까? 지난 20년간의 연구는 이미 1형 당뇨병의 많은 사례를 예방할 수 있는 능력이 있음을 시사한다.

만일 이 질병이 단순히 유전적이며 이를 막기 위한 방법이 없다고 생각한다면, 계속 읽어보라. 일란성 쌍둥이의 결과가 이에 대한 이의를 제기한다. 물론, 일란성 쌍둥이는 정확히 같은 유전자를 가지고 있어, 같은 머리카락과 눈의 색깔, 생김새를 가진다. 따라서 이 질병이 단순히 유전적이라면, 쌍둥이 둘 다 질병을 앓아야 한다. 그러나 1형 당뇨병은 그런 식으로는 나타나지 않는다. 1장에서 언급한 것처럼, 한 쌍둥이가 당뇨병이 있는 경우, 다른 쌍둥이가 당뇨병으로 발전할 확률은 40퍼센트 미만이다.

그러므로, 유전자 탓도 있기는 하지만, 1형 당뇨병이 단순히 유전에 의한 것이 아니라는 것은 명백하다. 다른 뭔가, 즉 유년기 초기 환경의 무엇인가가 이를 유발한다.

수년간, 연구자들은 1형 당뇨병은 면역 시스템이 췌장 안의 인슐린 생성 세포를 공격하고 파괴하여 일어난다고 알고 있었다. 물론, 면역 시스템은 바이러스, 세균과 암세포에 대한 방어 방법이다. 이는 건강한 생체 조직을 파괴하도록 만들어지지 않았지만, 바로 이것이 1형 당뇨병에서 일어난다.

왜 이런 일이 일어나는지 이해하기 위해, 몇 가지 기본 사항을 알아보자. 면역체계의 복잡한 방어망은 특화된 백혈구로 이루어진다. 이 세포 중 일부는 침입하는 세균을 삼키고 분해한다. 어떤 세포는 침입하는 유기체에 낚시바늘같이 붙어서 다른 면역 세포가 공격하도록 인식시켜 주는 분자항체를 만든다. 당신이 1형 당뇨병 환자라면, 당신의 면역 시스템은 중요한 오류를 범했다: 면역 시스템이 인슐린 생성 세포를 공격하고 파괴하며, 과학자들은 이를 소위 자가면역 질환이라고 부른다.

그런데, 이것은 왜 일어날까? 1992년으로 돌아가서, 캐나다와 핀란드의 연구자들은 뉴잉글랜드 의학저널에서 중요한 발견을 보고하였다. 새로 1형 당뇨병 진단을 받은 142명의 어린이들을 검사한 결과, 그들은 각 아동이 우유 단백질을 공격하도록 초기화된 항체를 보유하였음을 발견하였다. 이 항체는 유아용 분유의 소 단백질에 반응하여 만들어진 것이 분명하나, 이 항체는 체내의 인슐린 생성 세포를 공격할 수도 있다.[4] 우유 단백질의 일부분은 생화학적으로 인간의 인슐린 생성 세포와 정확히 일치하는 것으로 나타났다. 우유 단백질을 공격하도록 생성된 항체가 아동의 인슐린 생성 세포까지 공격한다. 췌장 세포는 '친밀한 불'에 의해 파괴되었다.

이 연구를 비롯한 다른 연구들은 1형 당뇨병의 시나리오를 제시하였다: 매우 어린 유아에게 조제분유를 주면, 우유 단백질의 일부가 소화관을 통과하여 혈류 속으로 들어간다.[5,6] 유아의 면역 시스템은 이 우유 단백질을 이물질로 인식하여 이를 공격하기 위한 항체를 만든다. 불행한 일은, 이 항체가 우유 단백질뿐 아니라 췌장의 인슐린 생성 세포도 공격한다는 점이다. 이 파괴적인 과정은 점진적으로 일어난다; 인슐린 생성 세포가 거의 모두 없어졌을 때, 1형 당뇨병이 나타난다. 연구자들은 성인의 소화관은 이러한 우유 단백질이 소장 벽을 통과하여 혈류로 유입되는 것을 허용하지 않지만, 유아의 경우는, 분자들이 더 쉽게 통과한다고 믿었다.

이 연구는 적어도 많은 어린이에게는, 생애 초기에 우유를 먹이는 것을 피하는 것이 1형 당뇨병을 예방하는 한 방법일 수 있음을 시사하였다. 1990년대 초기에는 부모나 소아과 의사들에게 이런 개념이 없었다는 것은 말할 필요도 없다. 우유로 만든 분유를 유아들에게 일상적으로 먹였고, 여전히 그런 실정이다. 어린이들에게 모유를 먹이지 않는다면, 다른 조제 분유를 사용해야 한다. 그리고 두유

분유를 먹이는 어린이들에게 당뇨병의 위험이 없는 반면, 많은 어린이들은 다양한 유제품을 섭취하고 있다.

1992년, 뉴잉글랜드 의학저널의 보고서가 나왔을 때, 저명한 소아과 의사인 벤자민 스포크 박사와 저자는 기자회견을 열었다. 존스 홉킨스 대학의 소아과 원장인 프랭크 오스키 박사와 다른 영양학 전문가들이 같이 참여하였다. 우리는 우유를 조기에 섭취하는 것이 잠재적으로 위험하다는 것을 부모들에게 알려야 한다고 권고하였다. 부모들은 아이들에게 우유를 주어야 한다고 강하게 압력을 받지만, 우유가 가지고 있는 잠재적인 위험성에 대해서는 거의 듣지 못한다. 우리는 어린이들에게 우유 소비를 강권하는 것을 그만두라고 요청했으며, 부모들은 아이들에게 무엇을 먹일 것인가를 정하기 위해 충분한 정보를 얻어야 한다고 말했다.

이 행사는 논란의 대상이 되었다. 대부분의 주요 신문과 방송 채널에서 이 이야기를 다루었다. 미국의학회(AMA)는 유제품의 건강성에 대한 의구심을 일으킨 것에 대해 스포크 박사와 저자를 날카롭게 비평하였다. 이 결과를 재현하고자 한 연구진들은 엇갈린 결과들을 내어, 어떤 연구진은 별다른 결과를 얻지 못하였다. 한편 어떤 연구진은 항체를 발견하는 것이 특별한 기술을 요하며, 이 기술 없이는 항체를 조사하는 것이 어렵다는 점을 지적하였다.[7] 결국, 미국 소아과 학회는 이 문제를 조사하기 위한 연구진을 소집하였다. 2년 후인 1994년에, 보고서를 발표하였다. 90여건이 넘는 연구를 근거로 하여, 연구진은 실제로 유아들에게 생애 초기에 우유 단백질을 주지 않으면 당뇨병의 위험이 감소될 수 있는 가능성이 있음에 동의하였다.[8] 최종적으로, 미국의학회는 이의 제기를 철회하였다.

스포크 박사와 저자가 생애 초기에 유제품을 섭취하는 것에 대해 이미 상당한 증거와 충분한 이유가 있다고 느꼈음에도 불구하고, 논란은 끊이지 않았다. 우유 단백질이 실제로 1형 당뇨병을 유도하는 일련의 현상을 일으키는지를 아는 방법은 단 한가지였다: 이론을 실험해보는 것이다. 유럽의 연구진이 이 과정을 시작하였다.

유제품–당뇨병 학설을 시험하다

예비시험 연구에서, 핀란드, 스웨덴, 에스토니아의 연구자들은 242명의 신생아들이 1형 당뇨병으로 발전할 가능성이 있음을 확인하였다. 조건에 대해 각자가 우선순위에 있었다. 이어서 연구자들은 엄마들에게 모유 수유를 권장하였다. 엄마들이 유아의 젖을 뗄 준비가 되었을 때, 연구자들은 절반의 엄마들에게 우유 단백질을 분해하여 단백질 구성 성분이지만 면역 반응을 일으키기에는 너무 작은 물질인 아미노산으로 변화시켜 특별히 조제한 이유식을 먹일 것을 요청하였다. 다른 가정에는 일반적인 우유 제품을 사용하도록 허용하였다. 연구의 목적은 원형 그대로의 우유 단백질 섭취를 피하는 것이 당뇨병 발병의 가능성을 줄일 수 있는지 조사하는 것이었다.[9]

수년이 경과하면서, 연구자들은 특별 조제분유를 먹인 어린이들이 위험한 항체를 만들 가능성이 훨씬 줄어든다는 것을 발견하였다. 실제로, 인슐린 생성 세포에 대한 항체를 만들 위험성은 62퍼센트

만큼 감소하였다.

연구는 작은 규모로, 예비 시험에 불과했지만, 대부분의 어린이들의 6년에서 8년간의 인생 초기를 줄곧 추적하였다. 그 동안 몇 어린이들은 당뇨병에 걸렸다. 무 조정 분유를 먹은 어린이들 중 8명이 질병에 걸렸으며, 조정 분유를 먹은 어린이들 중에서는 5명이 질병에 걸렸다. 이들 5명 중 2명은 시작하자마자 바로 연구에서 탈퇴하였으며 실제로는 조정 분유를 먹지 않았음이 밝혀졌다. 이는 정상 조제분유군의 8명에 비해, 단 3명의 어린이만 당뇨병에 걸렸음을 의미한다. 이 연구는 우유 학설이 퍼즐의 한 조각이 될 수도 있음을 시사하지만, 확정하기에는 너무 적은 수였기에, 연구진은 2002년에 15 개국의 가족을 대상으로 더 큰 규모의 시험을 시작하였다.

이 예비 시험에는 몇 가지 제한이 있었다. 먼저, 이 시험은 유제품 소비를 출생 후 첫 수개월 이후 동안만으로 제한하였다. 더 나중에, 즉 8개월이나 9개월에 노출이 되었을 때도 일부 어린이들이 위험할 것인가는 명확하지 않다. 때로는 어른들의 경우도 소화관에서 혈류로 매우 큰 우유 단백질 분자가 통과할 수 있다는 것은 오래 전부터 알려져 왔다. 이 연구는 우유 단백질에 노출되는 것이 유아기 초기를 벗어난 어린이들에게 1형 당뇨병을 일으킬 수 있는지를 명시하지는 않았다.

두 번째는, 이 연구에서는 수유모들 자신의 식사에 우유를 피할 것을 요구하지는 않았다. 많은 모유 수유 여성들은 그들(엄마들)이 먹는 것이 때때로 자녀들에게 영향을 주고 있음을 알고 있다. 특이하게, 만일 엄마가 특정 음식을 섭취하면, 아기에게 복통이 와서, 심한 복통으로 고통 받는 것처럼 서럽게 운다. 주로 의심이 가는 음식 중 하나가 유제품이다. 모유 수유를 하는 여성들이 유제품 소비를 피하면, 아기들의 증상이 개선되는 경우가 종종 생긴다. 어떤 여성들과 아기들에게는 그 차이가 대단히 크게 나타난다.

1991년, 연구자들은 수유하는 엄마가 섭취한 어떤 우유단백질이 모유로 나오는 것을 발견했다.[10] 이 단백질은 엄마의 소화관으로부터 혈류로 흡수되어, 모유로 길을 든다. 따라서 아기가 우유단백질에 노출되는 것을 피하려면, 유아의 식단뿐 아니라 수유하는 엄마의 식단에서도 이를 배제하는 것이 중요하다.

이 연구의 마지막 주의점이다: 이 실험은 어린이의 식단에서 유제품을 실제로 배제시키지는 않았다. 오히려, 유단백질을 분해하여 처리하는데 유제품을 사용하였다. 이 단백질 이외에 우유속의 어떤 다른 성분이 문제를 일으키는데 관여한다면, 이 연구로는 이를 알아낼 수 없었을 것이다. 그렇다 하더라도, 이는 유아의 식이요법 부분들이 어떻게 당뇨병을 일으키는지를 이해하는 중요한 단계였다.

이 연구는 당뇨병에 대한 다른 기여 인자에도 주목하였다. 이전의 증거들은 바이러스 감염이 관련이 있을 것임을 시사하였는데, 우유 연구에서 정말로 어떤 어린이에게 감염이 있는 것으로 나타난다. 바이러스는 면역세포를 특이적으로 자극하는 것으로 보이는데, 아마도 이로 인해 우유 단백질에 대해 보통 나타내는 활성보다 더 큰 활성을 나타낼 수 있다. 또는, 우유 단백질이 어떤 경로에 의해 바이러스 감염 경로에 영향을 미치는 것일 수 있다.[11] 우유 조제 분유와 바이러스 사이의 상호 활동이 아기들의 위험을 증가시킬 수 있다는 것이 문제이다.

아무도 우유와 1형 당뇨병에 관한 연구가 최종적으로 무엇을 보여줄지 모른다. 만일 이론이 맞는다고 밝혀진다면, 이는 적어도 출생 후 처음 몇 달 동안 우유 제품을 피하는 것이 이 질병의 발현 가능성을 크게 줄일 수 있다는 것을 시사한다.

조제분유를 먹이는 것보다 모유 수유가 어린이들에게 아무런 해도 끼치지 않는다는 것은 말할 필요도 없다. 오히려 그 반대이다: 모유 수유 아기에게는 전반적인 건강 증진을 포함하여 더 높은 IQ 점수가 나오는 등 조제분유를 먹인 어린이에 비해 많은 이점이 있다. 그리고 엄마가 아기에게 해를 주지 않는 음식의 식단을 따름으로써 가장 건강한 모유 수유를 할 수 있다.

연구를 통해 당뇨병의 다른 위험 요인이 아직도 더 나올 수 있다. 그리고 연구자들은 이미 항체 공격이 진행된 어린이들을 위해서, 인슐린 생성 세포 파괴를 멈추도록 하기 위한 간섭 방법을 연구하고 있다.

건강 유지

만일 우리가 당뇨병을 예방할 수 있다면, 아주 강력한 수단을 수중에 넣는 것이다. 이미 1형 당뇨병을 앓고 있는 사람들을 위해서는, 건강 유지를 돕기 위해 취할 수 있는 효과적인 과정들이 있다.

혈당을 정상 수치 아래로 유지하는 것이 중요하며, 콜레스테롤 수치와 혈압이 안정되면 신장과 혈관이 보호를 받는다. 2형 당뇨병을 위해 설명한 식단과 같은 종류의 식단이 1형 당뇨병을 앓는 사람들에게도 커다란 혜택을 줄 것이다.

Dr. Neal Barnard's Program
for Reversing Diabetes Now

PART 2

프로그램

04 강력한 새 메뉴

이제 식사에 대한 새로운 시도에 대해 설명할 것이다. 이 식사를 통해서만, 이전의 식단이 줄 수 있었던 것보다 현저하게 좋은 결과를 얻는 것이 가능하다. 2형 당뇨병 환자는 인슐린 저항성에 수동적으로 반응하지 않고, 그에 맞선다. 1형 당뇨병 환자라면, 혈당을 잘 조절하고, 약물 투여를 줄여 좋은 건강 상태를 유지하고 싶어 할 것이다. 이 장에서는 메뉴를 개혁하는 원리를 보이겠다. 그리고 다음 장에서는, 식사를 계획대로 실행하는 방법을 보일 것이다.

2형 당뇨병에 대한 목표는 '자물쇠에서 껌 제거하기' 이다. 이미 언급한 바와 같이, 2형 당뇨병의 근본적인 문제는 근육 세포 내에 적은 양의 지방이 축적된다는 것이다. 이들은 인슐린 신호라고 부르는 과정을 차단하여 인슐린이 활동하는 것을 어렵게 한다. 다시 말해, 이들은 인슐린이 세포막을 열어 포도당이 들어오도록 하는 과정을 방해한다. 이 과정을 역전시키는 음식을 선택해야 한다.

식단을 바꾸는 것은 질병 진행으로부터 몸을 보호하도록 도울 수 있다. 이것은 1형과 2형 당뇨병에 모두 중요하다.

당신은 이러한 식단의 변화가 광범위하며 강력하다는 것을 알게 될 것이다. 또한, 우리 연구 참가자들이 그랬던 것처럼, 계획 지침을 배우는 것이 간단한 과정임을 발견할 것이다. 양이나, 열량, 탄수화물에는 아무 제한도 없다. 무엇을 먹을지에 대해 중점을 둘 것이며, 얼마나 많이 먹을지는 일반적으로 저절로 조절이 된다. 하지만 지금은 이 이야기는 아직 이르다.

먼저 식단을 그토록 효과적으로 만드는 메뉴 변화에 대해 살펴보자. 그리고 다음 장에서, 이 식단을 각자에 맞게 적용시키는 다양한 방법을 소개하겠다.

당뇨병의 진행 과정을 역전시키고, '자물쇠에서 껌을 제거하기' 위해서, 심장과 혈관을 현재의 장애로부터 역전시킬수 있는 세 가지 지침이 있다.

1. 동물성 식품 피하기

2. 식물성 기름은 최소량으로 하기

3. 당지수가 낮은 음식을 우선적으로 섭취하기

자, 지금부터 당황할 필요는 없다. 이 사항들이 힘든 지시로 들린다는 것은 알고 있다. 이유와 방법을 보여 주기 위해 각 단계로 당신을 이끌고 가겠다. 일단 지금은, 원리를 이해하기를 바란다.

1. 동물성 식품 피하기

음식에는 두 가지의 지방 공급원이 있다: 동물성 식품과 식물성 기름이다. 이 지침은 이 중 첫 번째 항목을 다룬다.

쇠고기를 먹지 않으면 당연히 소의 지방을 섭취하지 않게 된다. 닭고기를 먹지 않으면, 닭의 지방을 섭취하지 않을 것이다. 이 지침을 따른다는 것은 식단에서 동물성 지방을 몰아내는 것을 뜻한다. 당신이 시작하려는 프로그램은 육류, 유제품과 달걀을 제외한다.

2장에서 본 것처럼, 고지방 식단을 따른 사람들의 근육 세포 내 지방을 측정한 연구자들은, 섭취한 지방이 세포 내 지방의 양을 빠르게 증가시킬 수 있음을 보였다. 동물성 식품을 피한 사람들에게는 정확히 그 반대의 현상이 일어난다. 이미 언급한 바와 같이, 채식 식단을 따른 사람들은 보통 식단을 따른 사람들에 비해 세포내 지방이 31퍼센트 적었다.[1] 이는 인슐린 반응성이 증가했음을 뜻한다. 이는 대단한 시발점이며, 당신이 더 앞으로 나아가도록 그 다음 지침을 고안하였다.

이로 인해 또 다른 혜택을 얻게 된다. 동물성 식품을 멀리 하면, 동물성 지방에서 멀어지는 것보다도 더 많은 효과가 있다; 동물성 지방은 식단에서 콜레스테롤의 유일한 공급원이므로, 이들을 식탁에서 제외시키는 것은 식단에서 모든 콜레스테롤을 제거하는 것이기도 하다. 세포가 건강을 되찾음에 따라, 나머지 몸 전체 또한 건강해진다.

변화에 대한 준비

가장 최근 연구에서, 자원 참가자 절반에게는 저지방 채식 요법을, 그리고 다른 절반은 미국 당뇨병 학회(ADA) 지침을 근거로 한 식이 요법을 따르도록 지시하였다. 식이 요법 지정은 컴퓨터로 하여 선입관이 배제되도록 하였다. 과정은 무작위적이었고 자원 참가자들이나 연구자는 누가 어떤 식이 요법을 지정 받는지에 대해 아무 영향도 받지 않았다. 그럼에도 불구하고, 자원 참가자들이 두 가지의 식이 요법에 대해 어떻게 느끼는지 호기심이 들어, 그들에게 질문을 하였다. 식이 요법 중 하나를 선택할 기회가 있다면 어떤 것을 선택할지에 대해서였다. 대부분이 당뇨병 진단을 받은 사람들에게 친숙한 ADA 식이 요법을 선택할 것으로 예상했고, 자원 참가자들이 고기와 유제품을 포기하는 것에 대해 다소 주저할 것이라고 생각했다.

선호도는 정반대로 나타났다. 자원 참가자들은 2대 1로 채식 요법을 선호했다. 그들 중 다수가 이미 ADA 식이 요법을 경험했는데 그것이 지겨웠고 효과적이지 않았다는 것이 그 이유였다. 그들 중 다수는 채식 요법의 장점에 대해 들어 왔다. 다른 이들은 채식주의자이거나 채식 요법을 따르는 친척들이 있어 시도해보고 싶어 했다.

두 집단은 지시사항을 받아들였으며, 이미 읽은 바와 같이, 어떤 이들은 ADA 식이 요법에 잘 반응했고, 어떤 이들은 그렇지 못했다. 그러나, 채식 요법의 결과는 강력하고 지속적이었다.

아침 식사로 달걀과 베이컨 대신, 계피와 블루베리를 넣은 옛날식 죽 큰 사발, 멜론 반 쪽과 호밀 토스트 등을 먹을 수 있다. 식물성 소시지나 식물성 베이컨을 곁들일 수도 있을 것이다.

점심으로, 고기 칠리 대신, 야채 칠리나 푸짐한 렌즈콩 수프를 먹을 수 있다. 보통 버거를 먹는다면, 식물성 버거를 먹을 수 있다. 저녁을 이탈리아 음식점에서 먹는다면, 토마토 소스와 신선한 바질을 넣은 스파게티를 먹을 수 있다. 멕시코 음식점에서는 고기 타코를 생략하고 콩 뷰리토(치즈 없이)를 먹는다. 중국 음식점에서는, 쌀밥을 기본으로 한 많은 채소 요리를 선택할 수 있다.

이 시점에서, 당신은 생각할 것이다. '스파게티? 쌀밥? 이렇게 탄수화물이 풍부한 음식을 먹어도 되는 걸까?' 답은 '그렇다' 이다. 당뇨병 환자들이 계속 쌀밥, 파스타, 그리고 다른 전분 음식을 제한해야 한다고 들어 온 것을 안다. 그러나 당뇨병(그리고 과체중)은 이러한 음식을 주식으로 해 온 나라에서는 드물었다는 것에 주의하라. 이 계획은 탄수화물에 대한 규칙은 없으나, 주로 어떤 것을 택할지에 관여하며, 얼마나 많이 먹는가는 관여하지 않는다. 우리는 연구에서, 식단에 건강한 탄수화물을 많이 포함시키는 사람들이 더 좋아지며, 더 나빠지지 않음을 발견했다.

당신이 '쇠고기를 빼는 건 이해할 수 있어' 라고 말할지 모른다. '하지만 왜 닭고기와 생선도 안 되는 거지?' 이제, 이런 음식을 구성하는 영양소에 놀랄 것이다. 이들은 상당량의 지방과 콜레스테롤을 포함하며, 당신이 필요로 하는 섬유질과 건강한 탄수화물은 결여

되어 있다.

물론, 닭고기는 닭의 지방의 공급원이다. 닭껍질을 버리고 흰 살코기만 먹는다 해도, 열량의 23퍼센트는 지방에서 온다. 많은 지방이 '나쁜' 형태(포화 지방)로, 이는 콜레스테롤을 증가시키고 인슐린 저항성을 악화시킨다.

생선의 경우는 다양하다. 어떤 종류는 닭고기보다 지방이 적은 반면, 연어 등 다른 종류는 지방 함량이 높다. 그러나 모든 생선에는 지방이 있고 많은 부분이 포화 지방이다(15~30퍼센트). 모든 생선에도 콜레스테롤이 있다. 새우나 바다가재 등은 스테이크보다도 1온스 당 콜레스테롤 함량이 높다.

물론 어떤 이들은 생선에 지방이 있다는 바로 그 이유 때문에 생선을 먹는다. 즉, 생선 지방의 일부는 오메가-3 형태로 있다. 오메가-3 지방은 염증을 감소시키고 심장 마비를 일으키는 혈전 형성을 막는 것으로 유명하다. 그러나 오메가-3가 만병통치약이 아니라는 증거가 늘어나고 있다. 최근 영국 의학 저널 기사에 의하면, 영국 연구팀은 중간 분석 결과를 발표했는데, 이는 오메가-3와 건강에 관한 모든 이전의 연구를 결합한 대규모 연구이다. 89건의 연구를 검토한 결과, 연구자들은 오메가-3 기름을 생선에서 섭취하든, 보조식품으로 섭취하든, 이것이 심혈관계 질환, 암이나 사망 위험에 대한 보호 효과를 의미 있게 나타내지 않음을 발견하였다.[3]

그렇다면 오메가-3에서 기대된 혜택이 단지 생선만의 이야기일까? 모든 지방이 그렇듯이, 생선 지방은 혼합물임을 기억하는 것이 중요하다. 생선 기름이 오메가-3 지방을 실제로 어느 정도 포함하기는 하지만, 여기에는 포화 지방도 다량 포함되어 있다. 위에서 언급했듯이, 생선 지방의 15~30퍼센트는 포화 지방이다. 이는 쇠고기(약 50퍼센트)나 닭고기(약 30퍼센트)보다는 적지만, 필요량보다는 상당히 많다. 당신의 식단에는 특정 포화지방이 전혀 필요 없다.

마지막으로, 체중 감소를 희망한다면, '나쁜 지방'의 열량만큼 '좋은 지방'도 열량을 축적시킴을 아는 것이 중요하다. 다시 말해, 오메가-3도 다른 지방이나 기름처럼 모두 지방성이다.

연구에서, 닭고기-생선 식이요법은 전반적으로 실망스럽다. 연구자들이 적절한 양의 닭고기와 생선을 사용하여 콜레스테롤에 관한 효과를 시험하니, 이러한 음식은 무제한 식이요법에 비해 '나쁜' 저밀도 지방단백질(LDL) 콜레스테롤을 단지 5퍼센트 감소시켰을 뿐이다.[3] LDL 콜레스테롤은 심장 문제 위험을 증가시키는 종류이다.

훨씬 효과적인 것은 동물성 식품을 모두 제거한 식이요법이다. 이러한 종류의 식이요법을 사용한 최근 연구 대부분에서 LDL 콜레스테롤이 20퍼센트 이상 낮아졌다. 이는 닭고기-생선 방식보다 4배는 우수한 결과이다.

이제, 여기에서 권장하는 식이요법은 단지 동물성 지방만을 배제하자는 것이 아님을 알아챘을 것이다; 여기서는 동물성 단백질도 제외시킨다. 이것이 중요한 이유는 동물성 단백질이 신장에 해를 줄 수 있기 때문이며, 이를 보호하는 것이 주요 목표이다. 식물성 단백질이 갈 길이다.

닭고기나 치즈 없는 인생이 힘들게 여겨진다면, 우리 연구에 참가한 사람들의 경험을 명심하라. 그들은 식단을 매끄럽게 변화시켰으며, 몇 주일 안에 식단뿐 아니라 건강까지도 매우 잘 관리하고 있었다. 그들은 과도한 체중 역시 해결되기 시작함을 발견하였으며, 혈당을 조절하였고, 콜레스테롤 수치가 떨어지기 시작하였으며, 매우 빨리 많은 이들이 약물 복용량을 줄이거나 심지어 중단하기 시작했다.

낸시와 밴스의 사례

서론에서 만난 낸시와 밴스가 식이요법 변화에 어떻게 대처했을까?

낸시에게 변화는 환영할 만한 것이었다. 그녀는 미국 당뇨병 학회 식이요법이 이렇다 할 만한 결과를 내지 못하는 것에 싫증이 나 있었으며 채식 요법은 좋은 시도라고 생각했다. 그녀는 체중을 줄이고 싶어했고 에너지가 부족하다고 느끼는 상태도 좋아하지 않았다. 그녀는 이것이 해답이기를 희망했다.

낸시의 엄마가 특별히 요리를 잘 하는 편은 아니었지만, 그녀의 북유럽 가족들은 음식을 좋아했다. 그녀의 엄마와 자매 모두 체중 문제로 씨름하고 있었다.

대부분의 연구 자원 참가자들처럼, 낸시는 이미 건강한 변화를 몇 년간 식이요법으로 실행해 왔다. 그녀는 쇠고기를 더 이상 먹지 않고, 많은 양의 야채를 먹었으며 기름진 드레싱을 멀리 하고 있었으므로, 식단 교체는 적절히 쉽게 이루어졌다.

그녀는 계피를 뿌린 귀리와 무지방 바닐라 두유로 하루를 시작했다. 오전 중에는 간식을 즐겨해서, 보통 사과, 바나나, 라스베리, 블루베리, 포도나 오렌지 등의 과일을 먹었다.

점심으로는, 미네스트로니(마카로니와 야채 수프), 야채 수프, 감자 수프나 칠리 등의 채식 수프를 양껏 먹었고, 시금치, 토마토, 적, 황, 주황색 고추, 강낭콩과 이집트콩과 기타 재료로 만든 샐러드를 곁들였다. 그녀의 오후 간식은 종종 과일, 호밀 과자, 구운 또띠아 칩과 살사, 혹은 후머스(이집트콩요리)와 피타 빵 등이었다.

업무를 마치고 긴 하루가 끝나면, 거창한 저녁 식사를 준비할 마음이 없어져, 그녀의 저녁 식사는 빠르고 간편했다: 냉동 혼합 야채를 곁들인 식물성 버거를 전자렌지에 돌린 것으로 해결했다. 때로는

현격한 차이 : 동물성 대 식물성 음식

동물성 음식*			식물성 음식		
	지방(열량 %)	콜레스테롤(mg)		지방(열량 %)	콜레스테롤(mg)
쇠고기 살코기	37	86	강낭콩	4	0
껍질 없는 닭 가슴살	23	85	브로콜리	11	0
돼지고기 살코기	41	81	렌즈콩	3	0
대서양 연어	40	71	사과	3	0
무지개 송어	35	69	오렌지	4	0
참치 흰 살	21	42	현미	7	0

* 육류는 100 그램(3.5 온스)임
출처 : 미국농무성(USDA), 농업 연구 서비스 영양 자료 실험실, www.nal.usda.gov/fnic/foodcomp/search/index.html, 2006.4.7. 평가

브랜 시리얼 한 그릇만을 먹기도 했다. 저녁 늦게는 과일 간식으로 때웠다.

우리는 그녀의 팀에 수퍼마켓 일주를 시키고 요리 시범을 보여 다소 새로울 수도 있는 건강 식품을 소개하였다.

낸시는 단순한 것을 선호해서 일주일 동안 먹을 수프를 한 솥 끓이기 시작했다. '나는 요리사가 아닌걸요.' 그녀는 말했다. '그리고 이 프로그램을 계속하는 것이 아주 편해요.'

밴스는 보통 하루를 사과와 계피를 곁들인, 혹은 그냥 귀리만으로 시작했다. 그는 토스트와 신선한 과일도 먹었다. 점심이나 저녁은 파스타나 뷰리토를 신선한 야채나 과일과 같이 하였다. 때때로 샐러드를 먹고 싶은 경우는, 콩, 자몽이나 다른 재료를 드레싱했다.

'성분 표시 읽는 법을 배워야 했어요.' 그가 말했다. '통조림 음식 속의 지방이나 당분의 양을 과소평가하기가 쉽거든요. 성분 표시에서 지방 6그램이라고 하면 그것이 한 통 속에 있는 양이라고 생각할 거예요. 하지만 실제로는 한 번 먹는 양을 의미하는 거죠.'

밴스에게는, 채식 요법이 선택해야 할 길이었다. '저는 닭고기 한 점이나 쇠고기 한 점만 알아서 먹을 수 있는 성격이 아닙니다.' 그는 설명했다. '전부 통째로 그만두어야 합니다. 저에게, 이 요법은 생활 습관을 바꾸는 것입니다.'

건강한 유제품 대용식

지방 공급원 중 가장 많은 양을 차지하는 것이 유제품 속에 숨어

수프의 천국

월터는 연구 회의에 와서 그가 완벽한 점심 식사를 찾아냈다고 알렸다. 그의 지역 수퍼마켓이 혼합 콩과 말린 완두 수프 등 다양한 저지방 채식 수프 상품을 판매하고 있다는 것이었다.

수프는 폭넓고 다양한 맛으로 제공되어 채식주의자들에게 빠르고 간편한 식사를 제공하는 좋은 공급원이다. 한번 먹는 양 속에 지방이 1~2그램 정도만 포함된 상품을 찾도록 한다.

있다는 것을 알면 놀랄 것이다. 한 때 우유, 치즈와 아이스크림이 건강한 식품이라는 평판을 아무도 의심하지 않았지만, 사정이 달라졌다. 이러한 음식이 지방뿐 아니라 콜레스테롤, 동물성 단백질, 그리고 다양한 무지방 식품의 경우, 유당을 상당량 제공하는데 기여하고 있다.

변화가 얼마나 쉬운가 하는 좋은 소식과 함께 유제품을 줄이는 방법은 다음과 같다.

유지방 | 믿거나 말거나, 우유 열량의 약 49퍼센트가 지방으로부터 온다. 어떤 기준으로 보아도 많은 양이다. 지방 제거 우유는 지방이 훨씬 적을 것이라고 상상할 것이다. 그렇지 않다. 지방 함량은 약 1.7퍼센트로, 이는 중량 비를 나타내는 수치인데, 우유의 수분 함량에 의해 결정되므로 기만적이다. 우유 한 컵을 마실 때, 몸은 그 물을 흡수한다. 건강에서 중요한 것은 얼마만큼의 지방이 남겨지는지이다. 수분 함량에 의해 영향을 받지 않기 때문에 영양학자들은 지

영양 지침

이번 장에서 제시한 지침을 간단히 요약하였다. 작은 변화도 결과에 영향을 미칠 수 있으므로, 이를 정확히 지켜야 한다.

전체 원리

식물성 식품만을 선택하라. 모든 동물성 식품을 피하고 식물성 기름은 극히 최소한으로 유지하라. 당지수(GI)가 낮은 음식을 우선하라.

새로운 네 가지 음식물군 중심

통곡물류 통밀 파스타, 현미, 브랜 시리얼, 귀리, 거친 호밀빵이나 보통 호밀빵, 쿠스쿠스, 밀, 수수 등. 권장 섭취량 : 1일 8회. 1회 섭취량은 요리한 곡류(귀리나 파스타 등) 75g(2 1/2온스), 건조 시리얼 30g(1온스) 혹은 식빵 한 조각에 해당한다.

콩류 콩(흑색 혹은 보통 강낭콩, 이집트콩, 구운 콩, 대두 등), 완두콩, 말린 완두, 렌즈콩, 저지방 콩 가공 식품(무가당 두유, 저지방 식물성 버거, 식물성 단백질 조직, 저지방 두부) 등이다. 권장 섭취량: 1일 3회. 1회 섭취량은 콩 요리 75g(2 1/2온스), 두부 115g(4온스)나 두유 240 ml(8 온스)이다.

야채 고구마, 브로콜리, 컬리플라워, 시금치, 케일, 호박, 깍지콩, 청경채, 솜엉겅퀴 등이다. 낮은 GI 값을 가진 음식을 선택하라. 권장 섭취량 : 1일 4회 이상. 1회 섭취량은 생 야채 125g(4 1/2온스)나 조리한 야채 75g(2 1/2온스)이다.

과일 사과, 바나나, 포도, 배, 복숭아, 오렌지, 키위, 딸기 등이다. 낮은 GI 값을 가진 것을 선택하라. 권장 섭취량 : 1일 3회 이상. 1회 섭취량은 생과일 1쪽, 자르거나 조리한 과일 75g(2 1/2온스)나 주스 120mL(4 온스)이다.

기타 허용 식품

- 무지방 샐러드 드레싱과 기타 무지방 조미료
- 커피, 차(원하는 경우 무지방 프림)
- 경우에 따라, 알콜성 음료
- 드물게는 당, 견과류, 씨앗, 다크 초콜릿(우유를 포함하지 않는 식품), 두부, 콩으로 만든 치즈, 템페 등의 전지 콩 가공 식품

피해야 할 식품

- 육류, 가금류, 생선, 달걀(흰자와 노른자)과 우유, 요구르트, 아이스크림, 크림, 사워크림, 버터 등 모든 유제품(보통 및 지방 제거)
- 마가린, 샐러드 드레싱, 마요네즈, 요리 기름 등 첨가된 기름
- 감자 칩, 감자 튀김, 양파링, 도넛 등 튀긴 음식
- 아보카도, 올리브와 땅콩 버터
- 흰 빵과 감자 등 정제 음식 및/또는 당지수가 높은 음식

매일 복합비타민 복용

간편한 비타민 B_{12}(영양 강화 아침식사용 시리얼 또는 영양 강화 두유 등 비타민 B_{12} 강화 식품을 선택하지 않는다면)와 자연광에 노출될 기회가 거의 없다면 필요해지는 비타민D의 공급원으로 매일 복합 비타민을 복용하라.

방으로부터 오는 열량 백분율을 따진다. 지방 제거 우유의 약 31퍼센트의 열량이 바로 지방에서 나온다.

하지만, 우유에서 특히 우려되는 것은, 포함된 지방의 유형이다. 그 대부분이 포화지방으로, 이것이 바로 인슐린 저항성과 연결되어

콜레스테롤 수치를 높이는 종류이다.

보통 요구르트, 아이스크림과 사워 크림 제품도 고지방이다. 치즈는 지방으로 덮여 있다. 많은 식품이 열량의 70퍼센트를 지방으로부터 얻는다.

유당 | 지방 제거 유제품은 지방을 제거한 것이지만, 아직 남아 있는 성분은 놀랍다. 지방을 제거하면 실제로 남아 있는 우유 중의 주요 영양소는 당인 락토즈, 즉 유당이다.

락토즈 분자는 더 작은 포도당과 갈락토즈 두 당이 결합된 것이다. 무지방 우유 열량의 약 55퍼센트가 락토즈로부터 나온다. 당분 함량 때문에 탄산 음료를 분명히 피하는 사람들은 유제품도 주요 당 공급원임을 알아야 한다.

몰론, 락토즈는 많은 사람들에게 소화 불량을 일으키는 당이다. 락토즈 과민증은 아기들이 모유를 소화시키도록 하는 효소가 자연적으로 사라지기 시작할 때 일어나는 정상적인 상황이다. 이 효소가 사라지면, 락토즈는 소화되지 않은 상태로 장관을 통과한다. 장관 하부에서, 세균이 당을 발효시켜, 가스, 복통, 설사를 일으킨다. 락토즈 과민증은 한때는 비정상으로 생각되었으나 이제는 생물학적으로 정상인 것으로 알려져 있다. 증상은 점차 나타나기 시작하여, 대로는 유년기 초기에 나타나는데, 이는 단순히 수유기를 성공적으로 벗어났다는 신호이다.

우유 단백질 | 3장에서 서술한 바와 같이, 1형 당뇨병에 대한 막대한 기여도로 인해 이 단백질을 자세히 검토한 결과, 많은 다른 건강

측면에서도 우려를 낳고 있다. 동물성 단백질은 당뇨병에서 일어날 수 있는 신장의 기능 상실을 점차로 촉진시키는 것으로 나타난다.[4] 단백질의 식물성 공급원인 콩, 곡물, 야채와 콩 가공 식품은 이러한 문제를 일으키지 않는 것으로 보인다.

편두통을 앓는 사람들은 특정 음식을 피했을 때 종종 개선을 보이며, 우유와 기타 유제품이 종종 그 목록의 우위를 차지한다. 같은 내용이 류마티스성 관절염에 대해서도 몇 건 보고된 바 있다. 적어도 이 경우들에 있어서는, 지방이나 락토즈가 문제가 아닌 듯 하다. 발단은 우유 단백질에서 비롯된 것으로 보인다.

유제품은 여드름부터 전립선 및 자궁암까지 다른 건강 문제에도 연관되어 있다. 의학계의 관심을 모은 것은 후자인 암이다. 하버드대에서 수행한 두 건의 대규모 연구와 다른 나라에서 수행한 연구들은 우유를 마시는 남성이 우유를 보통 마시지 않는 남성들에 비해 유의하게 높은 전립선암의 위험이 있음을 보였다.[5,6] 우유가 일으키는 호르몬 효과를 그 원인에 대한 설명으로 본다. 자궁암에 있어서는 증거가 혼재되어, 어떤 연구에서는 우유를 마시는 사람들의 위험이 컸고, 다른 경우는 위험성이 증가하지 않았음을 보였다.[7,8]

우유의 우월성은 칼슘이었다. 그러나 이보다 나은 칼슘 공급원이 있고, 뼈를 강하게 유지하는 더 효과적인 방법이 있다. 나중에 이 장에서 이에 대해 더 자세히 소개하겠다.

더 나은 선택 | 유제품을 피하는 사람들은 크게 성분 부족을 느끼지 않는다. 건강식품 상점과 수퍼마켓은 두유, 쌀 우유 및 다른 많은

식품을 갖추고 있다. 이 식품들은 무 첨가물, 칼슘 강화, 그리고 저 지방 식품으로, 바닐라, 초콜릿, 딸기 맛이 나온다. 이 중 지방과 당이 가장 적은 것을 선택할 수 있다. 칼슘 강화 음료수도 시장에 나와 있다. 수유기가 지나면, 생물학적으로 실제로 필요한 단 하나의 음료수는 물이다. 주스, 우유가 아니라 순수한 물만이 필요하다.

두유나 쌀 우유로 만든 맛있는 비유제품 아이스크림이 많다. 그러나 많은 경우, 이들이 맛있는 것은 이들이 당을 많이 포함하고 있기 때문이다. 혀의 미두는 이러한 군것질에 쉽게 유혹을 받지만, 몸은 딸기 한 접시로 훨씬 더 건강해질 것이다.

달걀 대용품

달걀의 문제는 단 두가지 뿐이다. 흰자와 노른자이다. 노른자에는 개당 213mg의 콜레스테롤이 숨어 있다. 이것은 8온스의 스테이크보다 많은 양이다.

노른자는 지방도 포함하여, 개당 5g 들어 있다. 달걀흰자는 나름대로의 문제점을 안고 있는데, 그것이 순수한 동물성 단백질이라는 점이다. 이미 알고 있는 것과 같이, 동물성 단백질은 신장에 문제를 일으킬 수 있으며, 식물성 단백질이 훨씬 낫다.

달걀 한 개에 그런 모든 지방, 콜레스테롤과 동물성 단백질이 들어 있을 수 있을까? 분명히 그렇다. 달걀이 부화할 때, 병아리가 태어남을 명심하라. 달걀을 낳았을 때 그 안에 들어 있던 것으로 병아리의 몸이 이루어졌다. 모든 동물성 식품과 같이, 달걀에는 섬유질이 전혀 없으며 복합 탄수화물도 없다.

당신이 에그 스크램블 아침 식사나 달걀을 포함하는 구운 요리에 낚였다 해도 달걀을 대체하는 방법은 수많이 있다. 다음 대용품을 시도해 보라.

- 요리법에 달걀 1개나 2개가 들어간다면, 빼 버려라. 수분을 가하기 위해서는 몇 큰 술의 물을 가하라.
- 건강식품 상점에서 달걀 대체 분말을 구할 수 있다.
- 굽는 요리에서 달걀을 대체하려면 콩가루나 옥수수 가루 1큰 술을 봉긋하게 덜어 사용하고 물 2큰 술을 사용하라.
- 달걀 하나라면 달걀 크기의 젖은 두부를 사용하라.
- 나름의 향이 나긴 하지만, 으깬 바나나 반 개를 머핀이나 쿠키 재료로 사용할 수 있다.
- 비 육류성 단백질 덩어리나 식물성 버거의 경우, 내용물을 뭉치기 위해 다음 성분을 사용한다: 토마토 퓨레, 으깬 감자, 젖은 빵조각이나 납작 귀리 등.

아침식사인 에그 스크램블 대용으로, 두부 스크램블이 인기 있다. 메뉴와 요리법 부분에서, 그 이유를 알 수 있다. 두부는 달걀흰자와 재질이 유사하고, 요리했을 때의 풍미를 간직한다. 비 콜레스테롤 달걀 대용품은 조심하라: 많은 제품이 다양한 첨가물을 넣은 달걀흰자이다.

2. 식물성 기름은 최소량 사용하기

기름은 어디에고 숨어 있는 것 같다: 굽기 요리나 간식에 사용되는 요리용 기름, 샐러드 기름, 식물성 기름 등. 식물성 기름은 동물성 지방보다는 더 평판이 좋고, 실제로도 콜레스테롤 수치를 높이는 포화 지방을 덜 포함하고 있다. 그렇지만 여전히 모든 기름은 최소한으로 유지하기를 원한다. 그 이유는 다음과 같다.

우선, 이미 알고 있듯이, 모든 지방과 기름은 열량을 포함한다. 이들은 그램 당 9칼로리의 열량을 가지며, 이는 탄수화물과 단백질의(그램당 4칼로리) 두 배에 해당한다. 따라서, 칼로리 함량을 따지면, 식물성 기름은 돼지기름만큼이나 살찌는 음식이다. 모든 지방과 기름은 사실상 동등하게 살을 찌운다.

둘째로, 가능한 한 많은 인슐린 민감도를 유지하는 것이 목표라면, 동물성 지방뿐 아니라 식물성 기름의 첨가도 제외해야 한다. 세포의 '자물쇠'에서 동물성 지방을 청소해도 이를 식물성 기름기로 막으면 아무 소용이 없다. 이러한 기름의 공급원은 다음과 같다.

튀긴 음식 | 감자 튀김, 감자 칩, 양파 링과 기타 튀긴 간식은 튀김기에서 몸의 지방 창고로 기름기를 운반하는 스폰지이다.

첨가된 기름 | 보통 샐러드 드레싱과 마가린은 지방이 많다.

첨가물로 사용된 기름 | 많은 포장 음식과 소스는 상당량의 기름을 포함한다.

살짝 볶는데 사용한 기름 | 많은 조리법이 양파, 마늘이나 자른 재료를 기름에 살짝 볶으라는 지시로 시작한다. 어떤 식당은 기름을

거의 정해 놓고 사용한다.

모든 기름을 피할 수 있는 쉬운 방법이 있다.

- 감자 칩이나 감자튀김 같은 유탕 스낵을 멀리 하라.
- 레몬 쥬스나 발삼 식초 같은 무지방 드레싱을 샐러드에 얹어라.
- 달라붙지 않는 프라이팬을 사용하라.
- 양파, 마늘이나 야채는 기존의 방법대로 볶지 말고 물이나 다른 요리용 액체에서 증기로 볶아라.
- 야채는 삶도록 하라.
- 기름을 붓는 대신 소량의 기름을 사용할 수 있도록 기름 스프레이를 사용하도록 해 보라.
- 비 유제품인 커피 크림을 사용하라.
- 음식의 성분 표시를 읽도록 하라. 1회 섭취량이 지방을 2~3그램 이하 포함하거나 지방으로부터의 열량이 10퍼센트 미만인 식품을 찾으라.

기름진 음식을 피할 때, 어떤 이들은 올리브기름은 예외라고 주장한다. 자연적이고 세련되기까지 하다. 하지만 공장에서 기름 한 병을 만드는 방법을 잠시 생각해 보라. 막대한 양의 올리브를 취해서, 섬유와 펄프는 버리고, 순수한 지방만 남긴다.

그램으로 비교하여, 올리브기름은 쇠기름, 닭기름을 비롯한 다른 지방과 기름과 같은 숫자, 즉 그램 당 9칼로리의 열량을 낸다. 어떤 음식도 이보다 더 높은 열량을 내지 못한다. 올리브기름이 콜레스테롤 수치에 거의 혹은 아무 영향이 없는 단일포화 지방을 매우 많이 포함하지만, 그 안에는 콜레스테롤 수치를 높이고 인슐린 저항성을 악화시키는 포화 지방도 들어 있다(약 13퍼센트). 기름이 얼마나 비싼지 또는 얼마나 '엑스트라 버진'인지는 상관이 없다. 그 안에는 몸이 최적의 건강을 유지하기 위해 처리하도록 예정된 양보다 더 많은 열량과 지방이 여전히 포함되어 있다.

물론, 채소, 과일, 콩과 곡물에도 미량의 천연 식물성 기름이 있지만, 이것을 걱정할 필요는 없다. 몸은 소량의 기름을 필요로 하며, 식물은 자연히 이를 제공한다. 튀긴 음식, 기름진 소스와 기름을 넣는 요리 등으로 기름이 농축되면 문제가 된다.

견과류, 씨앗, 올리브, 아보카도와 특정 콩 가공 식품과 같은 일부 식물성 음식은 자체에 기름이 많다. 이런 것들은 최소한으로 유지해야 한다.

양질의 지방은 어떨까?

몸이 실제로 원하는 지방에는 두 가지 유형이 있다. 기술적 용어로는 이들을 알파-리놀레인산과 리놀레인산이라고 한다. 이름은 중요하지 않다: 성분 목록에서는 이들을 결코 찾아볼 수 없다. 알아두어야 할 중요한 점은 이들은 소량만이 필요하다는 것이다. 이러한 필수 지방에 대한 몸의 요구는 1일 열량 섭취량의 2~3퍼센트를 넘지 않는다.

이들은 어디에서 발견될까? 콩, 채소와 과일은 전반적으로 지방이 매우 적지만, 이들이 포함하는 미량의 지방은 상대적으로 '양질'의 지방인 알파-리놀레인산이 풍부하다. 이것이 다른 양질의 지방을 만드는 만드는데 사용하는 기본적인 오메가-3이다. 견과류, 씨앗과 콩 가공 식품은 더 많은 양을 포함한다. 리놀레인산은 많은 식물성 음식에서도 발견된다.

한 예로, 어떤 사람들은 관절염 치료를 위해 식단에 오메가-3 지방을 증가시킨다. 그렇다면, 조심하라: 모든 지방은 좋건 나쁘건, 지방이긴 마찬가지이며, 많은 지방이 몸이 원하지 않는 것을 포함한다. 예를 들어, 생선 기름은 오메가-3와 함께 다량의 포화 지방을 포함한다. 이 장 끝부분에, 더욱 건강한 오메가-3 공급원에 대해 설명하겠다.

적절한 종류와 양의 지방을 식단에 반영하는 가장 좋은 방법은 동물성 식품, 튀긴 음식과 기름진 음식을 빼고 채소, 과일, 콩과 곡류를 취하는 것이다.

동물성 식품과 첨가된 기름을 피하는 것이 정말 중요한 것일까? 절대적으로 그렇다. 전형적인 유럽이나 북미의 식사는 하루에 80~100그램 혹은 그 이상의 지방을 제공한다. 쇠고기에서 닭고기와 생선으로 변경하고, 한 끼를 적절히 유지하면서 기름 첨가를 제한하면 이 양을 60그램 정도로 낮출 수 있다. 하지만 동물성 식품을 젖혀 놓고 기름 첨가를 피한다면 이 수치를 20그램 가까이로 낮출 수 있다. 이 과정에서, 식단을 조절하지 않았다면 하루 200밀리그램

이상은 족히 넘었을 콜레스테롤 섭취가 0으로 떨어진다. 0이라니! 몸 속의 모든 세포가 당신에게 감사할 것이다.

3. 당지수가 낮은 음식을 우선적으로 섭취하기

이 세 번째 지침은 매우 유용하다. 당지수(GI)는 의사이자 토론토 대학의 교수인 데이빗 젠킨스 의학 박사가 고안한 간편한 도구이다.[9] 이것은 섭취한 음식이 얼마나 신속히 혈류 안으로 당분을 방출하는지를 보여 주는 수치이다. GI가 높은 음식은 혈액으로 당분을 신속히 방출한다.

그 한 예가 흰 빵이다. 빵 속의 탄수화물 분자를 크게 확대하면, 구슬 끈처럼 보인다. 각 구슬은 당(포도당) 분자이다. 소화관 속에서, 이 구슬이 분리되어 혈류로 들어간다.

흰 빵은, 이 과정이 빠르다. 구슬 끈이 신속히 분해되고, 각 포도당 분자는 혈류 안으로 질주해 들어간다. 빵을 먹은 후 혈당을 재어 보면, 그 결과를 알 수 있다. 흰 빵은 GI가 높아, 혈당에 현저한 영향을 미친다.

반대로, 거친 호밀 빵은 GI가 낮다.* 이 빵의 구슬 끈은 더 늦게

* 포도당 지수는 전날 밤부터 공복인 상태의 건강한 사람 10명에게 50그램의 탄수화물을 포함한 분량을 먹여 결정한다. 15~30분 간격으로 2시간에 걸쳐 혈당을 측정하고, 같은 양의 포도당(혹은 어떤 경우는 흰 빵)을 먹인 결과와 비교한다. 100미만의 GI는 시험 음식이 포도당보다 혈당에 영향이 적다. 높은 수치는 그 음식이 더 큰 영향을 미친다는 것을 뜻한다.[10]

떨어져, 혈류 안으로 조금씩 들어간다. 이 경우는 혈당에 대한 효과가 훨씬 적다. 간단히 말해, 높은 GI 음식은 혈당에 더 큰 영향을 미치며, 낮은 GI 음식은 영향이 적다.

연구자들이 각 음식의 GI를 측정할 때, 시험 자원 참가자는 당뇨병이 없는 이들이므로, 보통은 혈당을 크게 증가시키지 않은 음식도 혈당을 그 이상으로 올릴 수 있다. 그러나 포도당 지수의 초점은 가장 좋은 식단을 선택하기 위해 음식의 등급을 매기는 것이다.

101쪽에, 많은 일상적인 음식의 GI 값을 표로 나타내었다. 먼저 몇 가지 쉬운 내용을 요약하여 표 없이도 대부분의 음식물 양을 계획할 수 있도록 하였다.

당지수 보기

- 콩 및 콩류(렌즈콩, 완두콩)는 항상 GI가 낮다.
- 녹색 잎 채소도 GI가 낮다고 여겨진다(전분 함량이 너무 적어 보통 GI를 계산하지는 않음)
- 거의 모든 과일은 GI가 낮다. 과일이 달기는 하지만, 대부분 혈당을 급격히 높이지는 않는다. 두 가지 예외: 수박과 파인애플은 다른 과일보다 GI가 높다.
- 파스타는 GI가 낮은 음식이다. 놀랍겠지만, 사실이다.
- 보리, 삶은 밀가루와 반숙/전환 쌀(Uncle Ben's 등)은 모두 GI 수치가 낮다.
- 거친 호밀과 보통 호밀 빵은 GI가 낮은 편이지만, 베이글, 흰

빵과 통밀 빵 등의 밀 종류는 GI가 더 높다.

- 마와 고구마는 GI가 높은 구운감자에 비해 GI가 낮은 음식이다.
- 아침식사용 시리얼 중, 귀리와 브랜 시리얼은 GI가 낮은 편인 반면, 대부분의 찬 시리얼은 GI가 높은 경향이 있다.

2형 당뇨병의 경우는, 탄수화물을 포함한 어떤 음식이라도 어느 정도 혈당을 높인다. 사실, 식사 후 혈당이 올라가는 것은 정상이며, 세포에 인슐린 저항성이 있다면, 포도당이 혈류를 통해 세포 안으로 들어가는데 약간 시간이 더 걸릴 것이다. 그러나 이것이 탄수화물을 포함하는 음식을 멀리 해야 함을 의미하지는 않는다. 이것이 뜻하는 바는 이 장에서 계획한 대로 인슐린 저항성을 감소시키는 과정을 진행하라는 것이다. 탄수화물 중에서 가장 좋은 것은 GI가 낮은 것이다.

이것을 언급하는 이유는 때때로 2형 당뇨병 환자들이 탄수화물을 기피하기 때문이다. 2형 당뇨병 환자들은 쌀, 콩, 파스타와 그 외의 것들을 피하고 닭고기, 생선과 달걀로 보충하는데, 그 이유는 여기에는 탄수화물이 없기 때문이다. 그러나 결국에는, 혈당에 대해 개선된 것이 없음을 발견한다; 혈당 수치는 악화되어, 약이 더 많이 필요하게 된다. 세포 안에 지방이 쌓인다고 생각하면 앞뒤가 맞는다. 다시 말해, 자물쇠에 껌이 더 많이 찬다. 오늘의 기름진 음식은 내일의 인슐린 저항성을 의미한다.

파스타가 GI가 낮다는 것에 놀랐을지 모른다. 특히 과다하게 가

열되지 않은 상태로 제공된다면 그렇다. 물론, 밀가루로 파스타를 만들므로 빵과 마찬가지로 혈당을 높인다고 생각할지도 모른다. 하지만 이 경우는 그렇지 않다.

파스타는 왜 어떤 음식은 GI가 높고, 어떤 것은 그렇지 않은지에 대해 좋은 예가 된다.

빵 반죽을 만든다고 치자. 빵을 부풀게 하기 위해 밀가루에 이스트를 소량 가한다. 이스트는 많은 작은 공기 주머니를 만들어, 빵을 말하자면 자갈과 다르게 만든다. 빵을 구워 먹으면, 위산과 소화 효소가 이 공기 주머니로 들어가 신속히 밀가루 분자를 각각의 당 분자로 분해하여 소화관으로부터 혈류로 보낸다. 섬유 조각이 남아 있는 통밀 빵의 경우도, 소화 효소의 쉬운 목표물이 되어, 효소가 공기 주머니 안으로 들어가 빵의 전분을 소화시키는데 아무 어려움이 없다.

파스타는 다르다. 파스타는 이스트로 만드는 것이 아니므로, 공기 주머니가 없다. 빵이 작은 불꽃에도 쉽게 불이 붙는 잔가지 묶음이라면, 파스타는 통나무 묶음과 같다. 이것은 훨씬 더 밀집되어 있어 훨씬 천천히 '불이 붙는다'. 파스타를 꼭꼭 씹어도, 빵만큼 빨리 소화되지는 않는다. 이것이 GI가 낮은 이유이다.

간단한 교훈은 곡물을 밀가루로 만들거나 반죽을 부풀리기 위해 이스트를 사용하는 등의 음식을 준비하는 과정에서 음식을 접시에 담기 전부터 소화 과정이 시작된다는 점이다. 가공을 하지 않은 곡물은 포도당을 떼어내서 혈류로 보내는 속도가 느린 반면, 가공을

일상적인 음식의 포도당 지수

곡물과 곡물 가공 식품	GI	과일	GI
모든 브랜 시리얼	38	사과	44
정맥보리	25	살구	57
거친 호밀빵	55	바나나	51
호밀빵	63	멜론	65
흰 빵	70	포도	43
통밀빵	70	오렌지	48
옥수수	60	복숭아	28
인스탄트 귀리	65	배	33
옛날식 귀리	62	파인애플	66
퀴노아	53	건포도	64
현미	50	딸기	40
반숙미	48	수박	72
백미	72	**채소**	**GI**
스파게티	48	비트	64
콩류	**GI**	당근	41
강낭콩	29	설탕당근	97
아리코	39	햇감자	70
이집트콩	36	갈색으로 구운 감자	94
붉은 렌즈콩	31	고구마	48
완두콩	22	마	51

* 55이하의 수치는 낮음, 56에서 69는 중간, 70이상은 높음
수치는 추정치로만 고려되어야 함. 이 음식 중 다수는 다양한 나라에서 다양한 조건으로 시험함. 목록은 정확한 수치가 아닌, 전형적인 수치임
GI 수치는 당이나 전분을 포함하는 음식에 대해서만 계산함. 브로콜리, 컬리플라워와 많은 딸기류는 섬유질은 높고 전분은 매우 낮아, GI 수치를 계산할 수 없음. 마찬가지로, 아보카도는 지방이 높고 전분이 낮아 결과적으로 GI가 없음
출처: www.glycaemicindex.com, 2006.4.8. 평가

많이 한 곡물은 쉽게 분해된다. 그래서 통귀리로 만든 옛날식의 죽은 GI가 낮다. 그러나 빨리 조리하는 귀리는 귀리 알갱이를 조각으로 얇게 잘라 만든다. 이로 인해 귀리를 더 빨리 조리하고 더 빨리 소화될 수 있게 하여 GI가 높아진다.

각 음식의 GI를 알아보려면, 호주의 시드니 대학에서 만든 웹사이트를 찾아보면 된다; www.glycemicindex.com. 음식 이름만 입력하면 시험 결과가 모두 나온다.

'정말 상관이 있을까?' 당신은 물을지 모른다. '죽이 인스턴트 대신 옛날식이라면, 아니면 식단에 콩, 녹색 잎 채소와 보리 수프를 넣는다면 정말 차이가 생길까?' 시드니 대학의 제니 브랜드-밀러 박사는 총 356명이 참가한 당 지수에 대한 14건의 연구 결과를 결합하여 분석함으로써 그 질문에 답했다. 제니 박사는 GI가 낮은 음식을 선택하니 HbA1c를 0.3에서 0.4퍼센트 감소시킴을 발견했다. 어떤 연구에서는 차이가 0.6점이었다.[11] 연구 결과는 1형과 2형 당뇨병 모두에서 유사한 이점을 나타내었다.

이 장점은 당신의 다른 현재 식이요법 변화에 비해 우위에 있다. 2장에서 기억하듯이, 동물성 식품을 피하고, 기름을 최소화하고 GI가 낮은 음식을 섭취하는 등의 이 책에서 서술한 식단 복합 변화는 우리 연구에서 HbA1c를 평균 1.2퍼센트 감소시켰다. 이 평균은 9~10퍼센트 범위에서 시작하여 HbA1c가 몇 퍼센트 떨어진 참가자들뿐 아니라 아주 많은 감소를 나타내지 않은 사람들도 포함한다. 이 결과는 단일 약물이 가져올 수 있는 결과보다 강력하다. 어떤 사람들에게는, HbA1c를 정상 범위로 돌려놓는 것이 필요한 전부이다.

탱크에 적절한 연료 주입하기

이제까지 조절 능력을 회복하기 위해 함께 작용하여 도움을 주는 기본 사항으로, 세 가지 지침을 다루었다: 동물성 식품을 피하기, 기름을 최소한으로 유지하기, 그리고 GI가 낮은 음식을 선택하기.

이 지침들은 함께 적용된다. 이 중 하나만을 만족하는 것은 충분하지 못하다. 예를 들면, 젤리 빈은 식물성이고 기름도 적다. 하지만, 이것은 주로 고형 설탕이므로, GI가 높고 혈당을 급속히 높인다.

마찬가지로, 버터가 듬뿍 든 케이크 한 조각은 GI가 매우 낮다. 버터는 탄수화물을 전혀 포함하지 않고 섭취하는 탄수화물의 흡수를 지연시키기도 하기 때문이다. 그러나 케이크는 식물성이 아니고, 지방이 적지도 않다. 이것은 인슐린 저항성에 영향을 줄 것이고, 이를 재고하고 싶을 것이다. 낮은 GI는 다른 기준에 맞지 않는다면 섭취할 이유가 되지 못한다.

세 지침은 함께 했을 때 강력한 결합을 이룬다. 낸시의 HbA1c은 연구 초기에는 8.3퍼센트였다. 건강한 식이요법 변화를 시작하면서, 약물 복용량을 줄였는데도 그 값이 7.0이하로 빠르게 떨어졌다. 밴스의 경우, 처음 HbA1c 시험 결과는 9.5퍼센트의 값을 보였으나, 몇 주일이 지나면서 그 수치가 계속 떨어졌다. 연구 결론에 의하면, 그의 HbA1c는 건강 수준인 5.3퍼센트였다.

이제, 아침, 점심, 저녁 식사 계획을 짜기 전에, 이 세 가지 원리가 어떻게 몸 안으로 적용되는지 보여 주겠다. 전용 연료를 사용했을 때 자동차가 훨씬 더 잘 나가듯이, 몸은 필요한 음식을 공급했을 때 훨씬 더 잘 움직인다.

인슐린 민감도 증가 | 이제 알게 되었듯이, 식이요법의 변화는 세포 내 지방의 양에 빠르고 결정적인 영향을 미칠 수 있다. 지방의 양이 감소하면, 세포는 점점 더 인슐린에 민감해지고, 혈당이 저하된다. 인슐린 저항성이 이전에 나빠지고 있었고 약물 복용량이 증가하고 있었다면, 그 과정이 역전된다.

이 과정은 아주 빠르게 진행된다. 사실, 이것이 너무 빨라, 혹시 인슐린이나 인슐린 분비를 증가시키는 약물(예를 들면 글리피지드, 나테글리니드, 레파글리니드, 로지글리타존 또는 글리벤클라미드* 등)을 복용하고 있을 경우는, 의사와 긴밀한 연락을 취할 것을 권장할 필요가 있다. 세포가 인슐린 민감성을 회복함에 따라, 점점 더 건강한 사람처럼 되어 더 이상 약물이 필요 없게 된다.

좋은 식이요법과 약물복용의 병행은 혈당을 건강한 수준에 이어서 건강 수준 아래로 끌어내려, 저혈당이 될 수 있다. 의사는 약물 복용량을 줄이거나 필요한 경우는 아예 약물 복용을 중지시킬 것이다. 약물을 임의로 판단해서 끊지 않도록 하라. 개선 과정은 점진적

* 영국의 상품명은 글리베네스, 미노디압(글리피지드); 아마릴(글리메피리드); 스탈릭스(나테글리니드); 아반디아(로지글리타존); 아반다메트(메트포민과 로지글라타존의 복합제); 노보놈(레파글리니드); 그리고 다오닐, 유글루콘(글리벤클라미드)

이며, 의사가 이끌어 줄 것이다. 건강으로 복귀하는 것을 두려워하지 말라. 인슐린 민감성이 나날이 개선되는 것을 발견하는 것은 멋진 느낌을 준다. 의사가 약물의 양을 줄이거나, 약물 복용을 중단하자고 할 때는, 시간이 거꾸로 가는 것 같다.

7장은 저혈당 예방 및 치료 방법에 대한 중요한 세부 내용을 다룬다. 식이요법을 바꾸기 전에 이 부분을 주의해서 읽도록 하라.

쉬운 체중 조절 | 만일 체중을 줄이고자 한다면, 이제 막 그 과정이 시작되었다. 평균적으로, 이 식이요법은 1주일에 0.5kg(1파운드)씩 체중을 줄인다. 시간이 지남에 따라, 인상적인 변화가 더해진다.

당신은 '어떻게 이것이 가능할까?' 라고 묻는다. 1회 식사량, 열량과 탄수화물 모두 전혀 신경을 쓰지 않는데 어떻게 체중이 줄어들까? 주요 원인은 세 가지이다.

먼저, 음식에 지방이 거의 없어, 원하지 않는 열량의 주요 공급원을 제거한다.

둘째로, 채소, 과일, 콩과 통곡물류는 식이요법에서 건강한 섬유질 공급원으로, 이것 없이는 더 빨리 생겼을 식욕을 억제하기에 충분하다. 평균적으로, 14그램의 섬유질은 열량 섭취를 10퍼센트 정도 억제시킨다. 하루 보통 2,000 칼로리를 섭취하는 사람이 매일 14그램의 섬유질을 추가로 먹기 시작하면 1,800칼로리를 섭취한 후에도 배가 부르다고 느끼게 된다.[12]

셋째로, 이 음식들은 식사 후의 열량 소모를 약간이나마 증가시킨다. 보통, 열량은 소화를 시켜야 하기 때문에 식후에 더 빨리 소모

된다. 연구에서 저지방 채식 요법은 이 식후의 소모를 증가시켜, 추가적인 효과를 제공함을 밝혔다.[13] 6장에서 이 내용을 더 자세히 다루겠다. 지금은 알아서 진행될 체중 조절을 즐기기만 하면 된다.

물론, 과잉의 체중을 줄임으로써 기분도 좋아지겠지만, 체중 감소는 식이요법 변화 자체의 효과 외에도 인슐린 민감도를 증가시킨다.

간편한 콜레스테롤 조절 | 콜레스테롤 문제가 있다면, 이제 시작할 프로그램은 종래의 콜레스테롤 저하 식이요법보다는 훨씬 더 강력하다. 이것은 놀랄 일이 아니다. 새 식단은 콜레스테롤이 낮은 것이 아니다: 콜레스테롤이 전혀 없다. 여기에는 동물성 지방도 없는데, 동물성 지방은 몸이 콜레스테롤을 만들도록 하므로(다른 포화지방의 공급원과 마찬가지로) 중요하다. 이제는 이것이 모두 없어졌다. 이들은 모두 콜레스테롤을 낮추는 귀리, 콩과 다른 식물의 마술사들로 이들을 대체하였으며, 이에 대한 내용은 12장에서 더 자세히 다루겠다.

이제 동맥은 안도의 한숨을 내쉬기 시작한다. 당뇨로 인한 손상은 대부분 동맥에서 일어나, 심장, 눈, 신장과 신경 문제를 일으킨다. 그러나 이제, 당신은 그 과정을 막고 있으며, 콜레스테롤 수치를 낮추는 것도 그 일부이다. 당신은 심장 질환을 이기는 프로그램에서 사용하는 종류의 식이요법을 따르고 있다.

다시 말하지만, 약물을 버리지 말고 의사와의 약속도 취소하지 말라. 의사는 심장 건강을 재 측정하며, 당신의 발전 상황을 추적해 줄 수 있다.

증상 역전 | 캘리포니아 연구진은 전원이 신경증(신경이 손상 징후를 나타냄에 따라 발생하는 신경 증후군)을 앓고 있는 2형 당뇨병 환자 21명의 집단에 대해 저지방 채식 요법을 운동과 병행하여 수행하였다. 단 2주일 만에, 21명 중 17명이 신경 증상이 완전히 멈추었음을 보고하였으며, 나머지 4명은 주목할 만한 향상을 보였다.[14]

다른 연구자들은 당뇨병에서 때때로 발견되는 각막 삼출물 등 눈에 얼마간의 변화가 있었음을 보고하였으며, 이는 건강한 식이요법으로의 변화에 따라 개선되거나 사라지기까지 한다. 신장을 통한 단백질 손실도 감소할 수 있다. 13장에 이들 모두에 대해 더 자세히 알게 될 것이다.

첫 번째 단계

이 프로그램에서 주의 깊게 시험한 것 중 하나는 사람들이 이에 대해 어떻게 느끼는가 하는 것이었다.

기본 원칙 | 건강을 위해 고안된 식단의 중요한 변화는 오래 계속할 수 있는 가장 쉬운 식이요법으로의 변화이다. 부분적으로는, 이것이 가능한 이유는 이러한 식단의 변화가 '다이어트'가 아니기 때문이다. 이것은 음식을 대하는 다른 방법으로, 그에 대해 생각할 수도 있고 즐길 수도 있는 아주 좋은 방법이다. 배가 고프지도 않고, 사랑하는 음식을 가능한 한 가장 적게 먹으면서 자신을 골탕 먹이는 방법도 아니다.

이것이 가능해지는 과정을 보여 주겠다. 당분간은, 당신은 아무 것도 실제로 바꾸지 않을 것이다. 여기서는 단지 당신이 이를 시작하도록 하는 과정으로 안내하고자 한다.

1단계 : 새로운 네 가지 식품군을 사용하라

초심자를 위해, 나와 동료들이 1991년 고안한 기초 식사 계획 지침을 소개하겠다. 새로운 네 가지 식품군으로 부르는 이 지침은 미국 농무부(USDA)가 1956년에 개발한 이전의 네 가지 식품군을 크게 개선한 것으로, 이때부터 다양한 피라미드 형태의 그래프가 개발되었다(이 그래프와 지침은 매우 영향이 커서 많은 다른 나라에서 채택하였다). 발상은 간단하다: 식단을 통곡물류, 콩류, 채소와 과일의 4가지 주요 건강식품으로 구성하라는 것이다.

단순한 이들 재료가 양이 풍부한 감자 수프, 시금치 라자니아, 이집트콩과 쌀밥 카레나 렌즈콩과 당근 수프로 변환되었을 수 있다. 다른 가능성도 끝없이 있다. 하지만 우선 건강 식품군 자체만을 살펴보자. 이들은 가장 건강한 식사를 만드는 재료이다.

통 곡물군 | 이 군은 현미, 귀리, 보리, 옥수수와 통 곡물로 만든 빵, 시리얼, 파스타와 많은 다른 식품 등의 모든 가공 식품을 포함한다. 곡물이 주식인 나라에서는, 유럽이나 북미에 비해 당뇨병이 훨씬 덜 발생한다. 이것은 놀랄 일이 아니다: 통 곡물은 배를 채워주지만 거의 지방이 없고 콜레스테롤이 없다. 곡물을 선택할 때는, 당지수를 참고하라.

콩류 | 이 군은 콩, 완두콩과 렌즈콩을 포함한다. 여기에는 식물성 버거, 비 육류 소시지, 두부, 템페와 된장 등 수많은 콩 제품도 포함된다. 콩류는 풍부한 고단백질 음식으로 GI가 현저히 낮다. 이것은 칼슘, 철분, 콜레스테롤을 낮추는 수용성 섬유와 오메가-3 지방산이라는 '양질의' 지방도 미량 포함하고 있다. 이집트콩 샐러드, 강낭콩 칠리나 콩으로 만든 식물성 버거나 다른 고기 대용품 중 어떤 것을 좋아하든 관계없이, 콩류는 간편하고, 건강한 재료이다.

콩에게 단 하나 부족한 것은 '대중과의 좋은 관계'이다. 건강에 대한 그 혜택은 대개 알려져 있지 않다. 그러나 영양 학자들은 이 건강한 영양 창고를 메뉴의 중심에 앞세우는 것이 체중, 혈당, 콜레스테롤을 낮추는 멋진 방법임을 안다. 1999년부터 2002년까지 미국 정부에서 수행한 국민 영양보건 검토 조사 결과, 정기적으로 식단에 콩을 곁들이는 사람들이 이 건강한 식품군을 무시하는 사람들보다 평균 3kg(6.5파운드) 정도 체중이 덜 나감을 발견했다.[15] 이러한 경향은 청소년에게서도 나타났다. 콩을 좋아하는 청소년들은, 콩을 싫어하는 친구들보다 3.15kg(7파운드)만큼 체중이 덜 나갔으며 허리둘레는 거의 2.5cm(1인치) 적었다.[16]

켄터키주의 연구자들은 11건의 기존 연구 결과를 요약하고 콩류를 자주 먹는 사람들이 정말로 더 날씬함을 발견했다. 그들의 '나쁜' LDL 콜레스테롤 수치는 더 낮았고, '양질의' HDL(고밀도 지방단백질) 콜레스테롤 함량은 더 높았다.[17]

만일 콩 요리가 낯설다면, 처음에는 서서히 시작하고, 양을 적당히 유지하라. 소화기가 적응할 때까지는 방귀가 좀 난다.

채소군 | 채소군의 각 재료들이 건강에 좋다는 것은 다 아는 일이다. 아스파라거스, 브로콜리, 시금치, 케일, 양배추와 많은 다른 녹색 채소는 철분의 함량이 높으며, 시금치를 제외하고는, 흡수가 잘되는 칼슘의 함량이 높다. 주황색 채소는 항암제인 베타-카로틴이 풍부하다. 특히 당근, 마와 버터너트 즙에서 이를 얻을 수 있다. 이 음식들을 잘 먹도록 하라.

저녁 식사로 접시에 지나치게 조리한 야채를 갖다 놓고는 잊어버리고 있지 말고, 적어도 두 가지나 세 가지 다른 종류의 야채를 먹도록 하라. 저자가 선호하는 배합은 버터너트 즙과 브로콜리이다. 때로는 신선하게 먹기도 하고, 어떤 때는 간단히 냉동한 것을 사용한다. 즙의 달콤함과 브로콜리의 풍부한 향과 같이, 색깔도 대비를 이룬다. 야채를 요리하는 데는 솜씨 좋은 요리장이 필요하지 않다. 아무리 바쁜 사람도 냉동 야채 봉지를 열어 삶거나 전자렌지에 데울 시간은 있다.

이 음식은 비타민과 무기질이 풍부하며, 지방은 매우 적고, 모든 식물성 음식과 마찬가지로, 콜레스테롤이 전혀 없다.

실제로, 모든 식물이 GI가 낮고 건강하다. 예외는 구운 감자인데, 대신 고구마와 마를 섭취하라.

과일군 | 과일은 비타민이 풍부하고 지방이나 콜레스테롤이 전혀 없다. 많은 당뇨병 환자들이 과일은 달아서 혈당을 높일 것이라고 생각한다. 그러나 실은 사과, 바나나, 블루베리, 체리, 클레멘타인,

오렌지, 복숭아, 배와 대부분의 다른 거의 모든 과일이 GI가 낮다. 예외는 수박과 파인애플이다.

각 군을 얼마나 자주 먹어야 할까? 87쪽의 표가 기본적인 영양 지침을 제공하지만, 당신은 원하는 대로 섭취량을 변화시킬 수 있다. 지중해식 요리를 좋아한다면, 접시에는 야채와 파스타가 그득해진다. 동양식 음식을 좋아한다면, 통 곡물이 풍부한 식단을 대할 것이다. 모든 종류의 요리를 좋아한다면, 아마 매우 다양한 음식을 맛보게 될 것이다. 다음 장에서, 쉽고 맛있게 시작 방법을 소개하겠다.

권장 음식이 고기, 유제품, 달걀이나 기름진 튀긴 음식을 포함하지 않음은 말할 필요도 없다. 여기에 매일 복합 비타민도 추가해야 한다. 이는 건강한 혈액과 신경에 필수적이며, 강화 식품 외에는 식물성 음식에는 많이 포함되어 있지 않는 비타민 B_{12}를 공급해 준다. 복합의 경우 비타민 D도 공급한다. 태양은 피부에서 천연 비타민 D를 만들어 주지만, 현대의 생활 방식은 우리 대부분을 태양에서 멀어지게 한다. 복합 비타민을 선택할 때는 의사가 특별히 권하지 않는 한, 철분은 포함하지 않는 상품을 권한다. 대부분의 사람들은 이미 철분을 많이 보유하고 있으며, 철분 과다는 해로울 수 있다.

자, 이제 적어도 이론적으로는 새로운 네 가지 식품군을 이해하게 되었으니, 다음 단계로 넘어가 보자.

2단계 : 한 두 가지의 메뉴 체험

새로운 식생활 방법으로 뛰어들기 전에, 시험 단계로 몇 가지 조

자몽과 의약품의 상호작용

놀라운 일이지만, 만일 약을 복용하고 있다면, 자몽은 피하는 편이 좋다. 이 귤과에 속하는 과일은 몇 가지 약물을 대사시키는 장 효소를 저해한다.[18] 한 잔의 자몽 주스는 여러 가지 콜레스테롤 저하 약물 중, 아톨바스타틴(리피톨)과 심바스타틴(조콜)의 농도를 증가시킨다. 이 과일은 아몰디핀(이스틴), 니페디핀(아달라트,코락텐)과 베라파밀(코딜록스, 세큐론) 등의 혈압 조절 약물에도 같은 작용을 한다. 디아제팜(발륨)과 같은 정신과 약물인 항히스타민제의 경우도 마찬가지이다.

자몽의 효과는 24시간 이상 유지되며, 드문 경우이긴 하지만, 혈류 안의 약물 농도가 독성 수준까지 올라갈 수 있다. 이 예들은 무시할 수 있는 것이 아니며, 효과는 사람마다 다르므로, 약물을 복용하고 있다면, 자몽이 어떤 영향을 미칠지 의사와 상의하도록 하라. 현재 연구자들은 오렌지 주스 등 다른 귤과에 속하는 과일 주스가 유사한 효과를 나타내는지 그 정도를 시험하고 있다.

* 여기 제시한 상품명은 영국의 상품명임

리법을 시도해 보자. 다음 장을 보면서 아이디어를 짜 보고, 메뉴와 조리법 부분을 훑어보라. 시작하기 전에 많은 가능성을 발견할 것이다. 보통 요리를 하지 않고 식당에서 종종 식사를 하고 있다면, 찾을 수 있는 음식에 대해 다음 장이 많은 도움을 줄 것이다.

정말 좋아하는 음식으로 이루어진 건강한 아침, 점심과 저녁을 찾는 것이 목표이다. 이것은 우리가 보여 준 모든 지침(동물성 식품은 안 됨, 최소한의 식물성 기름과 낮은 GI)을 만족하며 입맛에도 맞는 식사를 의미한다.

이 새로운 식사 방법이 매일 저녁 새로운 요리를 만드는 것을 뜻하지는 않는다는 것을 기억하라. 프래밍햄 심장 연구소의 전 책임자였던 윌리엄 카스텔리 박사는 우리는 대부분 좋아하는 음식만 고수하는 경향이 있다고 말하곤 했다. 좋아하는 음식이 여덟에서 아홉 가지가 있어서, 매일 저녁 그 중에서 골라 먹게 된다. 당신이 해야 할 일은 입맛에 맞고, 준비가 가능한 여덟에서 아홉 가지의 건강한 식사 메뉴를 찾는 일이다.

3단계 : 3주일 실행하기

어떤 사람들은 건강한 식단으로 서서히 들어가기를 원한다. 당신이 이에 속한다면, 그대로 계속 진행하면서 건강한 음식에 대해 천천히 알아 가도록 하라. 그러나 저자는 다른 접근 방식을 권한다. 이 프로그램에 참여하려면 달력에 3주일의 기간을 표시하라. 시작일 전에, 우리 방식에 맞고 당신이 좋아하는 메뉴를 준비하라. 시작일이 되면, 21일간 반드시 실행하라.

연구 참여자들에게, 이 기간은 수영장에서 발끝만 담그는 때가 아니라고 말한다; 바로 물에 뛰어들 때이다. 실제로 해 보라. 여기에는 두 가지 이유가 있다.

먼저, 결과가 빠르다. 월요일에 건강한 식사를 하고, 그 다음은 토요일에 하면, 몸이 차이를 느끼지 못한다. 하지만 매끼 식사마다 이를 실행한다면, 금방 얻어지는 것이 있다. 자신에게 가능한 한 완전한 식사를 하는 것이 어떤 느낌을 주는지 알 수 있는 기회를 주어라.

두 번째 이유는 식이요법 변화가 실제로 수영장에 뛰어드는 것과 같기 때문이다. 물에 조금씩 천천히 들어가면, 고통스러운 과정이 된다. 그러나 한 번에 뛰어들면, 곧 물이 아무렇지도 않게 느껴진다. 더 설명해 보겠다.

보통 우유에서 저지방 우유로 바꾼 적이 있는가? 대부분의 사람들과 마찬가지라면, 무지방 우유의 첫 번째 잔은 물과 같고 색깔도 희미하게 보인다. 하지만 몇 주일 지나면, 연한 맛에 완전히 익숙해진다. 오래 지나지 않아, 보통 우유는 너무 진해서 맛이 없어진다.

여기서, 저지방 우유가 건강에 좋은 음식이라고 말하려는 것은 아니다. 앞에서 본 것처럼, 이를 피해야 할 이유가 충분히 있다. 그러나 식단을 가볍게 할 때는, 입맛이 금방 변한다. 곧, 새로운 건강에 좋은 음식을 선호하게 된다.

혀의 미두는 3주일간의 기억력을 가지며, 식이요법 변화를 한 번에 실행함으로써 혀가 빨리 적응함을 발견한다. 뒤에 남기고 온 건강에 좋지 않은 음식에 미련을 갖는 대신, 이를 별로 그리워하지 않는 자신에 대해 놀라게 된다. 100퍼센트의 식단 변화가 너무 높은 목표라면, 더 접근하기 쉽도록 해 주겠다. 영원히 지켜야 할 필요는 없다; 시도만 해보라. 이 시점에서는 이제 더 이상 더블 치즈 버거를 먹지 않겠다고 맹세하거나, 귀리에 충성을 다하거나 다른 힘든 약속을 할 필요는 없다. 3주일만 주어라. 이 기간 동안만 정말 100

퍼센트 실행하라. 그러면 다른 선택의 여지를 아직 남겨둔 채로도 식이요법에서 무엇을 얻을 수 있는지 잘 알 수 있을 것이다.

4단계 : 전환 식품 알기

현대의 기술은 우리에게 많은 새로운 짜증거리(울려 대는 휴대전화, 붐비는 길, 쓸데없는 e-메일)를 가져왔지만, 가끔은, 실로 유용한 것을 가져다 준다. 음식 산업은 건강에 나쁜 음식을 닮은 건강한 식품을 다양하게 내놓고 있다.

영양학자들이 오랫동안 비난한 핫도그는 식품 학자들이 콩 단백질을 프랑크푸르트 소시지로 변화시키는 방법을 고안한 이후, 명성을 얻었다. 식물성 핫도그, 식물성 버거와 식물성 소시지는 건강식품 상점에 첫 선을 보인 이후 현재는 어디서나 판매되고 있다. 식당의 고기도 맛이나 모양이 진짜와 아주 똑같고 동물성 지방과 콜레스테롤이 전혀 없는 콩이나 밀 대용품이 있다.

이 식품들이 가장 좋은 것이라고는 말할 수 없지만, 실용적이기는 하다. 집에 아이가 있다면, 이들은 절대적인 선물이다. 만일 진짜 핫도그에 무엇이 들어가는지를 안다면, 결코 그런 것이 아이들 입으로 향하기를 원하지 않을 것이다. 그러나 식물성 식품은 자신감을 가지고 집으로 가져갈 수 있고, 아이들도 좋아한다. 전환을 거친 이 식품은 더 넓은 범위의 건강식품을 선택할 수 있게 해 준다.

두유는 중요한 시기를 맞았다. 한때는, 두유를 산다는 것은 어둡고 음침한 건강식품 상점에서 장을 보는 것을 뜻했다. 이런 상점은 점원의 이름은 선샤인으로, 타이가 새겨진 셔츠를 입고, 배경음악으로 포크송이 흐르곤 했다. 더 나쁜 것은, 두유가 분말 형태로 나와, 먹을 때는 물에 타서 가루가 가라앉기 전에 재빨리 시리얼에 끼얹어야 했다.

자, 이런 시대는 지났다. 건강식품 상점은 거대 사업으로, 고객 서비스가 무엇인지 알고 있다. 포크송도 없어졌고, 두유의 맛도 쌀, 아몬드, 귀리 두유 등 다양해졌다. 보통 수퍼마켓도 이 식품들을 판매하고 있으며, 모든 계층의 사람들이 이를 즐긴다.

고기와 유제품 대체품을 살 때는, 성분 표시를 살펴보라. 성분 목록을 검토하면, 어떤 식품은 달걀흰자나 우유 단백질을 포함하고 있어 원하는 대로의 식물성이 아닐 수 있다. 식물성 음식을 선택하되, 지방이 가장 적은 것을 찾도록 하라.

완전한 영양

이 장에서 설명하는 영양 지침을 따른다면, 식단이 극적으로 개선된다.[19] 모든 동물성 지방과 콜레스테롤을 피할 뿐 아니라, 몸이 필요로 하는 건강한 영양소를 더 많이 섭취하게 된다: 몇 가지 예를 들면, 수용성 섬유질은 콜레스테롤을 줄이고, 건강한 비타민은 암의 위험을 줄이며, 칼륨은 혈압을 낮추며, 항산화제는 유리 라디칼을 제거한다.

그렇다 해도, 변화가 크므로, 뭔가 빠뜨리지는 않았을까 걱정을 할 수 있다. 재확인을 위해 한번 더 정리하겠다. 다양한 통 곡물, 콩류, 채소와 과일 중에서 식사를 선택하고 매일 표준 복합 비타민을 추가한다면, 기본은 충족된다.

음식 중의 건강한 영양소들은 다음과 같다.

단백질 | 몸은 몸의 조직을 구성하고 치유하기 위해 단백질을 사용한다. 단백질은 아미노산이라는 작은 분자로 이루어진다. 피부, 근육, 뼈와 내부 조직 속의 모든 단백질은 20가지 다른 아미노산의 다양한 조합으로부터 이루어진다.

콩, 곡물, 채소와 과일의 건강한 식단은 필요한 모든 단백질을 제공한다. 사실, 식물성 공급원으로부터 단백질을 얻는 것이 더 좋다. 동물성 단백질은 신장의 섬세한 조직이 견디기 힘들 수 있지만, 식물성 단백질은 이 문제가 없는 것으로 보인다. 또한 이것은 동물성 단백질과 관련된 칼슘 손실과 신장 결석 문제도 없다.[20] 동물성 단백질은 칼슘이 신장을 통해 소변으로 나가도록 하는 경향이 있다. 이 과정에서, 칼슘이 손실될 뿐 아니라, 요도로 가서는 결석을 일으킬 수 있다.

과거에, 일부 영양학자들은 채식주의자들이 적절한 단백질을 얻기 위해 다양한 음식을 주의 깊게 조합할 필요가 있다고 믿었다. 식물성 음식은 한두 가지 아미노산이 결핍되어 있을지 모르므로, 특정 방식으로 음식을 조합해야 이들을 모두 보충할 수 있다는 것이 그들의 생각이었다. 미국 당뇨병 학회는 식물에 기인한 식단이 별다른 음식 조합 없이도 많은 단백질을 공급한다고 공식적으로 분명하게 발표하였다.[21]

어떤 이유에서건, 단백질 섭취량을 증가시키고 싶다면, 콩류를 선택하라. 두부, 템페와 두유 등 콩 가공 식품과 육류 대용품을 만드는데 사용하는 밀 유도체(세이탄) 등에서 많은 단백질을 발견할 수 있다.

칼슘 | 많은 사람들에게, 칼슘과 우유는 거의 같은 말이다. 이들은 우유가 강한 뼈를 만들고 노년에 뼈에 금이 가는 것을 예방해 준다고 생각한다. 그러나 연구 결과는 우유의 대부분의 이점이 대부분 미신이라고 밝혔다. 하버드 대학에서 18년간 72,337명의 여성을 대상으로 수행한 간호사 건강 연구에서는, 다른 것보다도, 우유를 마시는 사람들에게 나중에 뼈 골절이 덜 일어나는지 조사하였다. 그 결과, 우유를 많이 마셔도 예방이 되지 않음이 밝혀졌다.[22] 이것은 맞다. 하루 세 잔 우유를 마신 여성들은 우유를 마시지 않은 여성과 마찬가지로 엉덩이 뼈가 잘 부러진다.

어떻게 이럴 수 있을까? 자, 우유 속의 칼슘 중 3분의 1 가량이 몸에 흡수된다. 나머지 3분의 2는 대변으로 그대로 배설된다. 더구나, 우유는 동물성 단백질과 나트륨을 포함하는데, 이 두가지 성분 모두 신장을 통한 칼슘 손실을 증가시키는 경향이 있다.

오해하지는 말라. 식단에 칼슘이 필요하기는 하지만, 그것은 녹색 잎 채소와 콩과 같은 건강한 공급원으로부터 나와야 한다. 브로콜리가 우유보다 칼슘이 적기는 하지만, 몸이 실제로 사용할 수 있는 흡수율은, 브로콜리와 거의 모든 다른 녹색 채소가 우유보다 높다. 예외가 하나 있기는 하다: 시금치는 칼슘 함량이 높지만, 흡수율은 매우 낮다.

녹색 채소와 콩은 몸이 필요로 하는 칼슘을 제공한다. 어떤 이유건 칼슘을 더 많이 필요로 한다면, 영양 강화 주스와 두유가 정답이다.

그러나 칼슘 균형을 맞추기 위해서는, 적절한 양을 섭취하는 것뿐 아니라 손실을 최소화해야 한다. 동물성 단백질은 신장을 통한 칼슘 손실을 초래하며, 이는 소변 중 칼슘 농도로 알 수 있다. 애트킨스 식이요법과 같은 고단백질 식이요법에서, 손실이 현저하게 나타나, 이 경우는 칼슘 손실이 50퍼센트 이상 증가한다.[23] 나트륨(소금)의 양을 제한하고 비타민 D를 햇빛이나 영양제로 보충하는 것도 중요하다. 채소와 과일은 뼈를 강화시키나 그 원인은 불분명하며, 운동은 뼈에 살아갈 이유를 제공해 준다. 이것은 뼈의 건강을 강하게 결정한다. 마지막으로, 담배를 피해야 하는데, 담배는 골절 위험을 증가시키기 때문이다.

철분 | 철분은 양날을 가진 검이다. 산소를 폐에서 몸 조직으로 운반하는 적혈구가 헤모글로빈을 만들기 위해서는 철분이 필요하다. 그러나 너무 많은 양의 철분은 독성을 나타낸다. 이로 인해 심장 위험이 증가할 수도 있고, 인슐린 저항성을 악화시킬 수도 있다.

철분은 유리 라디칼이라는 불안정한 분자를 생성시키도록 하며, 이는 몸의 섬세한 조직을 손상시켜 심장 질환, 암과 노화 과정 일부에도 관여한다.

건강한 철분 공급원은 칼슘을 제공해 주는 것과 같은 음식인 콩과 녹색 잎 채소이다. 이들은 철분이 풍부하지만 비 헴 형태의 철분이라는 특별한 형태로 존재한다. 몸은 철분이 더 필요하면 이 형태로 철분을 흡수하며, 필요량이 다 채워지면 아무 해도 없이 몸 밖으로 나간다. 반대로, 육류는 헴 형태의 철분을 포함하며, 이는 파티에 초대받지 않은 손님과 같다. 필요로 하든 말든 머무른다. 결국, 육류 애호가는 과량의 철분이 몸에 축적된다.

빈혈 환자라면, 뛰어 나가서 철 보충제를 사거나, 더 바람직하지 않은 것으로, 많은 고기를 식단에 추가하지 말라. 그 대신, 빈혈의 종류는 무엇이며, 그 원인이 무엇인지 의사와 상담하라. 빈혈은 신장 손상의 신호일 수 있으며, 특정 약물에 의한 것일 수도 있고, 위장관 자극이나 심지어는 대장암에 의한 소화관에서의 출혈의 신호일 수 있다. 적절히 평가 받고 치료를 받는 것이 중요하다.

철분이 더 필요하다면, 먼저 녹색 채소나 콩을 섭취하라. 과일이나 채소와 같이 비타민 C가 풍부한 음식은 섭취하는 음식으로부터 철분 흡수를 도와 주며, 유제품을 피하는 것도 도움이 된다. 이들 유제품은 철분은 매우 적으며, 소화관에서 철분이 흡수되는 것을 실제로 감소시킨다.

아연 | 아연은 면역 작용, 상처 치유와 다른 많은 생물학적 기능에 중요한 역할을 하지만, 철분과 마찬가지로, 너무 많으면 좋지 않다. 가장 건강한 공급원은 콩류, 견과류와 브랜 플레이크와 같은 아침식사용 영양 강화 시리얼 등이다.

지방 | 좋은 지방, 나쁜 지방, 그리고 너무 많은 지방을 다 어떻게 취급해야 할까? 지방에 관한 가장 중요한 사실은 이것이다: 몸이 실

제로 필요로 하는 지방의 양은 앞에서 살펴보았듯이 극소량이다. 대부분의 서구 국가들의 사람들은 필요량보다 몇 배를 섭취한다. 식단에 육류와 유제품을 내세워, 전반적으로 지나치게 많은 지방을 섭취할 뿐 아니라, 포화 지방이라는 잘못된 종류의 지방을 섭취하여, 콜레스테롤을 급격히 증가시키고 인슐린 저항성을 악화시킨다.

견과류, 씨앗, 아보카도, 올리브와 지방을 그대로 포함한 콩도 지방을 많이 함유한다. 포화 지방은 적지만 총량은 많으므로, 이 음식들도 제한해야 한다.

앞에서 보았듯이, 대부분의 채소, 과일과 콩은 지방을 거의 함유하지 않고, 알파 리놀레인산과 리놀레인 산 등 필수 지방을 포함한 건강 성분이 혼합되어 있다.

만일, 어떤 의학적인 이유로 인해 기름 섭취량을 증가시키고자 한다면, 건강한 오메가-3 지방의 공급원으로 호두, 콩 가공 식품, 아마씨과, 농축 형태인 아마씨유, 유채 기름과 호두 기름 등이 있다. 관절염 등 건강상의 이유로 저녁의 프림로즈 오일, 보리지 오일, 머루 오일, 대마 오일 등의 형태로 오메가-6 기름이 때때로 이용되기도 한다. 이들은 음식이라기보다는 의료용 보조제로 간주되어야 한다.

비타민 B_{12} | 몸은 신경과 혈관을 튼튼히 하기 위해 비타민 B_{12}를 필요로 한다. 몸이 필요로 하는 양은 극소량이다. 가장 간편한 공급원은 전형적인 복합 비타민이다. 이것은 아침 식사용 영양 강화 시리얼, 영양 강화 두유와 다른 강화 식품에도 들어 있다.

비타민 B_{12}는 동물이나 식물이 아닌 세균과 다른 단일 세포 생물이 만든다. 인체는 세균으로부터 어떻게 이들 물질을 얻을까? 현대의 위생 체계가 도래하기 이전에 땅속과 채소나 과일 표면의 적은 세균이 미량의 비타민 B_{12}를 공급했다고 추정하고 있다. 게다가, 동물 장내 세균이 비타민 B_{12}를 만들며, 육류와 다른 동물성 식품으로부터 미량이 얻어진다. 이러한 공급원으로부터의 문제점은 이와 함께 콜레스테롤, 지방과 동물성 단백질이 따라온다는 점이다. 앞에서 언급한 공급원들은 이러한 모든 것 없이도 필요한 비타민 B_{12}를 공급해 준다.

비타민 D | 기술적으로, 비타민 D는 전혀 비타민이 아니다. 이것은 실제로는 피부에서 햇볕을 받아 만드는 호르몬으로, 간과 신장을 거치면서 활성 형태로 전환된다. 이것은 일단 활성화되면, 다른 기능 중에서도, 칼슘 흡수를 돕고 세포를 암으로부터 보호해 준다.

햇빛을 많이 받는다면, 식단에 비타민 D는 필요 없다. 그러나 우리 대부분은 그런 행운이 없다. 정기적으로 햇볕을 받지 못한다면, 비타민 D 400 IU를 포함하는 복합 비타민을 섭취하는 것이 중요하다. 비타민 D는 항암성이 있으므로, 어떤 당국에서는 섭취를 더 많이 하도록 요구한다.

다음 장에서는 새로운 프로그램으로 식이요법을 시작하고, 7장에서는 진행 사항을 추적하는 방법을 소개할 것이다.

05 시작 방법

종이를 한 장 꺼내서 '아침', '점심', '저녁', '간식'이라고 앞에 메모를 하라. 1일 메뉴를 만들려고 한다. 앞 장의 세 가지 지침에 맞는 음식 이름을 간단히 기록하라. 간략히 말해, 우리가 선택할 음식은 다음과 같다:

채식 | 식단에는 동물성 식품을 포함시키지 않는다. 이는 육류, 생선, 유제품 또는 달걀을 조금도 포함하지 않음을 뜻한다. 동물성 지방, 단백질과 콜레스테롤을 식단에서 몰아낸다는 것이 기본 생각이다. 앞을 건너뛰고 이 장을 읽었다면, 먼저 앞 장을 읽으라. 이 장에서는 변화가 놀라울 정도로 쉽다는 것을 알게 될 것이다.

저지방 | 기름은 조금 사용하거나 거의 사용하지 않으며 다른 지

방 첨가물은 뺀다. 성분 표시를 읽는다면, 1회 섭취량 당 2~3그램 이상은 지방을 포함하지 않는 음식을 선택하라.

낮은 포도당 지수 | GI가 낮은 음식을 선호한다. 이것은 설탕, 흰빵 식품, 구운 감자, 대부분의 찬 시리얼과 몇 가지 다른 음식을 피함을 의미한다. 대부분의 다른 식물성 음식은 양호하다. 어떤 음식은 특히 GI값이 낮다: 콩과 다른 콩류, 녹색 잎 채소, 대부분의 과일, 보리(수프로 매우 좋음)와 이들로 만든 음식 등. 놀랍게도, 다른 밀가루 식품과 달리 파스타는 포도당 지수가 낮다.

건강한 아침식사를 위한 아이디어

'아침 식사'를 위해 아래에 지방이 낮고 GI가 낮은 식물성 음식으로 먹고 싶은 아침식사용 음식을 기록한다. 목록의 음식은 이미 당신이 먹고 있는 것과 비슷할지도 모른다. 여기에 몇 가지 권장 사항이 있다.

- 계피, 건포도 및/또는 사과 퓨레나 소스를 가한 귀리 등의 더운 시리얼이나 통밀 시리얼(우유는 안 씀)
- 무지방 두유나 쌀 우유 및/또는 딸기, 복숭아, 바나나를 곁들인 브랜 플레이크 등 찬 시리얼
- 멜론, 바나나 또는 다른 과일
- 계피를 가한 호밀이나 거친 호밀빵 토스트(버터나 마가린은 안 씀)

단백질을 더 원한다면 다음을 시도하라.

- 식물성 소시지
- 식물성 베이컨
- 두부 스크램블
- 튀긴 콩, 양상추와 토마토로 채운 또띠아 아침 식사(치즈나 달걀은 안 씀)
- 구운 콩이나 이집트콩
- 후머스를 곁들인 거친 호밀빵
- 그 밖에 이번 장에서 소개하는 아침식사 메뉴

좋은 아침식사를 고르는 데 관한 몇 가지 생각을 소개한다.

귀리 | 대부분의 연구 참가자들은 귀리로 만든 옛날식 죽을 일상적인 아침 식사의 일부로 하고 있으며, 그 이유가 충분하다. 귀리는 물속에서 크림상이 되며 몸에서 콜레스테롤을 몰아내는 수용성 섬유질이 풍부하다(밀과 쌀은 비수용성 섬유질이 풍부하다). 그러나 소박한 죽 한 그릇은 그보다 더 많은 일을 한다. 이것은 혈당을 조절하도록 돕고 고섬유질은 체중을 줄인다.

귀리는 콜레스테롤과 동물성 지방이 없어 이것이 장점에 추가된다. 베이컨과 달걀 아침 식사는 이 두 가지가 현격하게 많다.

인스탄트나 '쉬운' 식품 대신 눌러 만든 귀리나 죽 제조용 귀리를 택하라. 빨리 먹을 수 있는 종류와 달리, 옛날식의 귀리는 낟알이 그대로 있다. 낟알이 그대로일수록, GI가 낮으며 시리얼이 더 오래 포만감을 준다. 더운 귀리를 완벽하게 만드는 법은 141쪽을 참조하라.

혈당 저하 효과를 더 높이기 위해서는, 죽에 계피를 얹는다(계피가 혈당에 미치는 영향은 10장을 참조하라). 또는 건포도, 딸기, 좋아하는 과일이나 혼합 과일을 가하되, 우유와 설탕은 피한다. 하루나 이틀 안에, 이러한 불필요하고 건강에 좋지 않은 재료를 가하는 습관을 깰 수 있다. 만일 우유 없는 귀리를 상상할 수 없다면, 두유나 쌀 우유를 가하라: 우유의 동물성 지방과 콜레스테롤을 피할 수 있다.

대부분의 건조 시리얼은 GI가 높지만, 귀리는 GI 범위가 양호한 범위 안에 있다. 이것은 포만감을 주고 혈당을 안정화한다.

식물성 소시지나 베이컨 | 보통 소시지나 베이컨은 콜레스테롤과 지방으로 덮여 있어 어떤 쇼핑 목록에 있는 음식보다도 가장 건강에 좋지 않은 음식에 속한다. 이것이 빠진 아침 식사를 상상할 수 없다면 운이 좋은 편이다. 식품 제조업자들은 식물성 식품으로 당신을 구원하며, 대부분의 수퍼마켓과 모든 건강식품 상점에서 이 식품들을 구할 수 있다. 이런 것을 접해 본 적이 없다면, 진짜 음식을 자연스럽게 흉내낸 것으로 보면 된다. 이들은 맛있고 단백질 함량이 높다. 상품 성분 표시를 읽고 동물성 성분을 포함하지 않으며(어떤 것은 달걀흰자로 만들어, 피해야 할 동물성 단백질이 농축됨) 지방이 가장 낮은 것을 선택하라.

두부 스크램블 | 두부는 거의 흰자와 유사하다. 두부 자체의 맛은 거의 없지만 같이 요리하는 양념이나 소스의 맛을 금방 낸다. 두부 스크램블은 에그 스크램블의 좋은 대체품이다. 맛은 비슷하지만 콜

레스테롤, 동물성 지방이나 동물성 단백질이 없다. 좋아하는 맛을 내기 위해서는 간단하게 좋아하는 허브나 양념으로 빠르고 쉽게 조리한다.

아침식사용 또띠아 말이 | 아침식사를 할 시간은 없지만 뭔가 풍부하게 먹고 싶다면? 또띠아 전병을 이용하라. 이것을 몇 초간 굽거나 전자렌지에 돌려서 콩, 두부, 토마토나 다른 재료를 얹어 먹는다.

아침식단에서 빼야 하는 것들

분명히 말해, 달걀은 목록에서 제외시킨다. 달걀 하나는 8 온스 스테이크에 포함된 양과 같은 200밀리그램 이상의 콜레스테롤에다 콜레스테롤 수치를 높이는 경향이 있는 포화 지방을 함유한다. 달걀 흰자는 피해야 할 다량의 동물성 단백질을 제공한다. 이미 아는 것처럼, 식물성 공급원으로부터 단백질을 얻는 것이 신장과 장기적으로는 뼈의 건강에 더 좋다. 달걀과 달걀흰자로 만든 달걀 대용품을 먹지 말라.

물론, 아침식사로 '살코기'를 포함하여 고기도 목록에서 제외시킨다. 여기에는 모두 콜레스테롤과 동물성 단백질이 포함되어 있다.

거친 호밀빵 베이글을 구할 수 없다면, 베이글도 먹지 말라. 맞다. 베이글은 식물성이고 지방도 적다. 그러나 흰 빵과 비슷해서, 이 음식은 GI가 높다.

도넛, 페스트리와 머핀은 잊어라. 그 이유를 알고 싶다면, 냅킨 위에 이것들을 몇 분간 올려놓고 얼마나 많은 기름이 배어 나오는지 보라. 이 기름은 당신을 살찌우고, 콜레스테롤을 확 높이고 인슐린 저항성을 악화시키려고 기다리고 있을 뿐이다.

균형 잡힌 아침식사

아침식사를 식물성 소시지와 같은 고단백 식품으로 시작하고 이어서 탄수화물이 더 많은 귀리를 계피, 건포도와 먹거나 과일과 같은 단 음식을 먹는다. 고단백 식품으로 시작하는 것이 도움이 되는 이유는 다음과 같다.

전분이나 단 음식은 뇌에서 세로토닌의 생성을 증가시킨다. 세로토닌은 기분을 좋게 하는 화학물질로 항우울제인 플록세틴(프로작)과 세트랄린(졸로프트)에 의해 생성이 급히 증가한다. 이것은 좋은 혜택이지만, 어떤 사람들에게는 결과가 아침식사 후의 식곤증으로 이어진다. 사실, 어떤 사람들은 전분 음식을 불면증 치료에 사용한다. 고단백질 식사는 세로토닌을 생성하는 작용을 차단하여 에너지를 증가시킨다. 어떤 고단백질 식품이라도 좋다: 식물성 소시지, 식물성 베이컨, 두부 스크램블, 콩이나 한두 술의 이집트콩 등 샐러드 종류면 된다.

건강한 점심 식사

자, 점심으로 넘어가자. 몇 가지 아이디어가 있지만 당신에게도 분명히 더 많은 아이디어가 있을 것이다.

샐러드

- 무지방 드레싱, 레몬즙이나 콩이나 데리야키 소스를 가한 녹색 샐러드
- 3색 콩 샐러드
- 파스타 샐러드
- 강낭콩과 옥수수 샐러드
- 국수, 쿠스쿠스, 삶아 빻은 밀이나 쌀 등 곡물 재료로 만든 샐러드

수프

- 아스파라거스
- 당근과 고수풀
- 미네스트로니(마카로니와 야채수프)
- 갖가지 채소
- 야생 버섯
- 렌즈콩
- 식물성 칠리
- 말린 완두콩
- 시금치와 육두구

지방이 낮고 동물성 식품이 들어있지 않다면 인스턴트와 조리된 수프도 괜찮다.

1일 식단 예

아침

식물성 소시지
호밀 토스트
계피와 건포도를 얹은 귀리
멜론 조각

점심

녹색 샐러드
말린 완두콩 수프
토마토와 오이를 얹은 후머스 호밀빵 샌드위치

저녁

방울토마토와 시금치 샐러드
토마토와 버섯 소스를 얹은 카펠리니(천사의 머리카락) 파스타
삶은 브로콜리

간식

사과, 오렌지, 바나나

샌드위치/말이

- CLT(오이, 양상치, 토마토의 영문 머리글자를 딴 것): 저민 오이, 양상치와 저민 토마토를 얹고 디종 머스타드를 곁들인 호밀빵

- 잘게 썬 당근, 콩나물과 저민 오이를 곁들인 곡물 전병에 얹은 후머스
- 식물성 칠면조, 닭고기나 얇게 썬 햄 등과 비슷하게 생긴 저지방 고기 대용품으로 만든 샌드위치와 호밀빵으로 만들어 즐겨 먹는 식물성 샌드위치
- 매운 살사 소스, 칸넬리니 또는 강낭콩 통조림, 고추와 토마토 썬 것과 양상치 통밀 또띠아 말이
- 이태리 가지: 구운 가지 조각, 피자 소스와 버섯 볶음 통밀 전병 말이
- 그 밖에 이번 장에서 소개하는 점심 요리

기타

- 신선한 과일
- 마른 완두콩
- 자른 채소

좋은 점심 고르는 법을 여기에 요약하겠다.

샐러드 | 샐러드는 간단한 양상치와 토마토 종류부터 파스타 샐러드, 3색 콩, 과일 샐러드와 많은 다른 샐러드 등으로 다양하다.

녹색 샐러드로 시작한다면 매일 코스나 리틀젬 등의 양상치가 좋지만, 시금치, 양갓냉이, 로켓과 다른 녹색 채소도 가까이 하라. 오이와 토마토 썬 것과, 말린 완두, 강낭콩이나 다른 콩류를 꼭 샐러드

에 추가하라. 이들은 많은 영양을 제공하고 혈당을 매우 안정하게 유지한다.

편리하게도, 수퍼마켓에서 3색 콩 통조림을 팔고 있어, 먹고 싶다면 즉석에서 구할 수 있다. 많은 상점에서는 잘 갖추어진 샐러드 바도 운영하고 있다.

수프 | 수프는 멋진 점심의 일부이거나, 풍부한 수프 한 접시가 점심이 될 수도 있다. 채소, 콩, 보리나 다른 곡류가 들어가고 맛이 좋아, 수프는 만족스럽고 놀랄 만큼 건강에 좋다. 주말에 큰 남비로 하나 요리해 놓으면, 다음 주는 해결이 된다.

간편한 것을 찾는다면, 건조 수프 믹스가 시간을 절약해 준다. 그러나 식물성인지 꼼꼼하게 성분 표시를 확인하라. 식성에 따라 토마토나 건조 또는 신선한 채소를 가하라. 1큰술 또는 2큰술의 영양 효모를 넣어 풍미를 주라. 추가로 당근, 토마토, 얼린 야채(브로콜리, 케일, 컬리플라워 또는 깍지 콩 등)와 양념을 넣으면, 수프를 스튜로 바꿀 수 있다. 누가 대신 요리해 주기를 바란다면, 수퍼마켓에서 통조림과 신선한 수프를 끝없이 다양하게 판매한다. 선택은 해야겠지만, 우리의 요구에 맞는 것이 많이 있을 것이다. 렌즈콩, 진한 닭고기 야채 수프와 채식주의자용 채소가 좋은 후보이다.

집에서 만든 수프를 어디서나 즐기려면, 보온병을 이용해서, 여기에 수프를 담아 직장에 가져갈 수 있다. 동료들은 자기도 그렇게 했으면 하고 바랄 것이다.

완제 수프에 대해 주의할 점이 하나 있다: 어떤 제조업자들은 소금을 너무 많이 넣으므로, 염분 함량이 낮은 식품을 사는 것이 좋다. 1일 총 염분 섭취량을 2,000밀리그램 미만이 되도록 하라.

샌드위치 | 샌드위치는 빠르고 휴대가 간편하며, 요즘은 엄청나게 내용물의 종류가 다양하고 건강에 좋은 것이 많다.

호밀이나 거친 호밀빵과 같이 GI가 낮은 빵으로 시작하라. 다음 내용물 중 일부 또는 전부를 먹어 보라.

후머스는 중동 음식으로 매우 인기가 있다. 유감스럽지만, 많은 시판 상품들에 지방이 너무 많이 들어 있는데, 누가 그것을 필요로 하겠는가? 주방 기구를 이용하면, 스스로 음식을 만드는데 5분밖에 걸리지 않으며, 한번에 많이 만들어 놓으면 며칠은 먹을 수 있다.

채식주의자를 위한 찬 '고기' 조각은 동물성 지방이나 콜레스테롤 없이 닭고기나 햄의 맛을 낸다. 모든 건강 식품점과 수퍼마켓에서 이들을 판매하고 있고, 이것을 가지고 멋진 샌드위치를 만들 수 있다. 식물성 소시지 옆에서 이것들을 찾을 수 있으며, 이 소시지 역시 좋은 재료이다. 언제나 그렇듯이, 지방이 더 적은 상품을 선택하라.

식물성 버거는 만들기 쉬우며, 시판 상품들을 건강 식품점과 수퍼마켓에서 널리 판매하고 있다. 그러나 식물성 버거의 성분은 매우 다양하며 어떤 것은 지방이 많고 결합용 재료로 달걀을 사용하므로 성분 표시를 검토하라.

식물성 베이컨, 양상치, 토마토와 겨자로 만든 BLT(베이컨, 양상추, 토마토의 영문 머리글자를 딴 것)는 멋진 메뉴이다. 저자 스스로 만드는 간편 샌드위치는 CLT로, 양상치와 저민 오이와 토마토를 곁들인 호밀 빵 토스트인데 때로는 한 두 장의 식물성 '고기'에 겨자를 발라 같이 먹기도 한다.

성분에 대해 말하자면, 겨자에는 지방이 없다; 발라 먹을 때 이것을 애용하라. 대부분의 마요네즈는 그 반대이다. 여기에는 지방이 잔뜩 들어 있다. 저지방 마요네즈를 살 수도 있지만 이것은 식물성이 아니므로 피해야 한다.

얼린 식사 | 보통 사서 먹기만 하면 되는 식사의 종류는 끝도 없지만 여전히 인터넷으로 상품을 판매하는 소규모 전문 생산자의 보관 방법은 식물성 식사를 얼리는 것이다. 건강 식품점에서 이들 중 몇 종류를 찾을 수도 있다.

점심 식사를 나가서 사 먹는다면, 또한 그것이 패스트푸드라면, 건강한 메뉴 선택을 위해서 8장을 참고하라.

건강한 저녁 식사

요리를 좋아하든 않든, 저녁 식사용 건강식품은 끝도 없이 많다. 많은 사람들이 요리를 좋아하지만 어떤 사람들은 너무 바쁘다고 느끼거나 귀찮다고 여긴다; 이들은 간단하고 간편한 음식을 먹거나 외식을 한다. 개인적으로, 저자는 두 번째 부류에 속하며, 이 책을 위해 조리법을 개발한 브리아나 클라크 그로건은 정확히 그 반대이다. 그녀는 부엌일에 숙달되어 있어, 그녀에게 이것은 일이 아니라 재미로 보인다.

좋은 소식은 두 종류의 사람들이 모두 이 프로그램에 매우 잘 적응한다는 점이다. 초보자를 위한 몇 가지 아이디어가 있다.

- 고전적인 토마토 파스타: 어떤 시판 토마토 소스는 괜찮다. 지방 함량이 가장 낮고 동물성 성분이 없는 것을 선택하라. 통밀 파스타를 애용하라. 그리고 브로콜리나 시금치(신선한 것이나 얼린 것)를 조금 넣으면 준비는 끝난다.
- 콩과 쌀: 살사를 섞은 강낭콩과 코리앤더를 뿌린 쌀밥을 먹어 보라. 팥도 좋은 재료이며 쉽게 구할 수 있게 되었다.
- 부드러운 타코스: 통밀 또띠아로 시작해서 콩, 양상치, 토마토와 살사를 넣어라.
- 식물성 라자니아: 치즈 대신 지방이 적은 두부를 사용하고 구운 채소를 몇 층 넣어라.
- 라따뚜이 볶음밥: 라따뚜이 캔을 쌀밥에 섞고 아티초크 심, 아스파라거스 끝 줄기와 버섯을 넣어라.
- 동양식 볶음: 달라붙지 않는 팬에 두부와 채소를 볶고 저염 간장으로 간을 하라.
- 저지방 채식주의자용 버거: 성분 표시를 읽고 지방이 가장 적고 치즈와 다른 동물성 식품이 들어있지 않은 것을 골라라.
- 화지타: 채썬 고추, 양파와 가지를 달라붙지 않는 팬에 가볍게 볶고 마늘 소량과 커민과 고춧가루를 조금 넣어라.
- 야채 덩어리와 식욕을 돋구는 소스로 만든 스튜
- 버섯 스트로가노프
- 그 밖에 이번 장에서 소개하는 멋진 간편 저녁 식사 조리 예

중의 메뉴

요리사가 아니라고 긴장할 필요는 없다. 적절한 예산 범위에 드는 간편 식품과 식당 음식이 많이 있다. 이제 우리의 일은 당신을 요리사로 만드는 것이 아니고, 단순히 먹고 즐길 수 있는 현실적인 1일 음식 메뉴를 정하는 것이다.

외국 음식도 직접 만들건 식당에서 먹건 관계없이, 가끔은 좋은 선택 대상이다: 멕시코 콩 요리, 이태리 파스타와 콩 수프, 중국 채소 요리와 쌀밥, 된장국과 샐러드를 곁들인 일본 야채 초밥, 인도 카레, 태국 요리와 많은 다른 요리 등. 이 음식들은 유럽과 북미 외의 다른 나라에서는 식물성 식사가 훨씬 더 일반적이라는 이점을 살린다.

저녁 식사로 피자를 배달 받고 싶을 때도, 식물성에 지방을 적게 할 수 있다. 얹는 재료를 버섯, 고추, 양파, 햇빛에 말린 토마토와 케이퍼 등과 같이 전부 식물성으로 해 달라고 하라. 치즈는 피하고 대신 토마토 소스를 더 뿌려 달라고 하라. 집에서 피자를 만든다면, 원하면 식물성 '고기'를 넣을 수 있다.

간단한 간식

자, 이제 식단이 거의 완성되었다. 식사 사이에 배가 고프지 않더라도, 만일을 대비하여 간식에 대한 몇 가지 계획을 세워 두라. 오후 3시에 갑자기 배고픔이 엄습하면 당신의 결심이 무디어지므로, 먹어도 좋은 음식을 준비해 두라. 다음에 간식에 대해 몇 가지 제안을 하겠다.

과일은 대부분의 경우 놀랄 정도로 GI가 낮으며, 영양소에 대해서도 천하무적이다. 사과, 오렌지, 배, 바나나와 다른 과일들을 손 가까이에 두어라. 어떤 사람들은 집에 와서 바로 먹을 수 있는 간식으로 냉장고에 멜론을 한 그릇 잘라 놓는다. 건조 과일도 괜찮다. 놀랍게도, 건조 과일의 GI는 신선 과일보다 그렇게 높지는 않다. 그러나 수분이 제거되었으므로 신선한 과일보다는 훨씬 많은 열량을 섭취하기 쉬우므로, 신선한 쪽을 애호하는 편이 좋다.

즉석 수프는 책상 서랍에 두기 좋다; 먹고 싶을 때 뜨거운 물만 부어라. 진한 야채 수프, 말린 완두콩, 렌즈콩과 다른 다양한 재료들이 보통 식물성이고 지방이 적다.

간단한 샌드위치로 양상치와 저민 오이와 토마토를 얹어 겨자를 바른 호밀 빵은 아쉬움을 남기지 않고 배를 채워 준다.

3색 콩 샐러드로 저녁까지 버틸 수 있다.

강냉이는 보통 섭취하는 지방이 빠져 있다. 영양 효모를 뿌려 보라.

후머스를 통밀 전병에 얹어 먹으면 배가 든든하고 지방이 적다. 다른 간편한 간식으로 두유를 부어 먹는 브랜 시리얼, 잼을 바른 거친 호밀 빵 또는 보통 호밀 빵, 당근을 길게 자른 것과 떡 등이 있다.

다음 주를 위한 메뉴 선택

자, 이제까지 잘 하고 있다! 건강한 출발을 위하여 좋은 선택을 하였다. 다음 주를 미리 생각하자. 다음 7일 동안 먹을 아침, 점심, 저녁과 간식을 연필로 표시하라. 메뉴를 반복해도 되고, 남은 음식

균형잡힌 저녁식사

저녁식사의 균형을 잡는 좋은 방법은 접시의 1/4 정도를 콩류로 채우는 것이다. 이는 콩, 완두콩, 렌즈콩 등을 의미한다. 구운 콩, 마른 완두콩이나 칸넬리니콩을 택할 수도 있다. 이 음식들은 단백질, 수용성 섬유질과 무기질이 풍부하고 GI 가 놀랄 정도로 낮다.

다음으로, 다른 1/4은 현미, 고구마나 파스타 등의 전분 음식으로 채워라. 전분은 멋진 단어는 아니지만, 실제로는 건강하게 깨끗이 연소되어 몸에 힘을 주는 연료인 복합 탄수화물을 의미한다.

마지막으로 남은 접시 반을 채소로 채워라. 이상적으로는, 브로콜리 같은 녹색 채소와 당근 같은 주황색 채소의 두 가지 다른 채소를 선택하라. 이 음식들은 영양 발전소이다. 디저트로 과일을 넣으면 다 되었다.

이 비율은 원하는 대로 변화시켜도 된다. 식사가 식물성이고 지방이 적고 GI가 낮으면 괜찮다.

이를 실행하는 방법은 수백만 가지가 있다. 어떤 사람들은 이태리나 지중해식 음식을 좋아하여, 콩 수프와 덩어리 채소를 넣은 파스타를 먹는다. 어떤 사람들은 동양식 저녁을 선호하여 두부(콩으로 만들기 때문에 콩류에 포함됨), 쌀밥과 채소를 먹는다.

저자는 부모님을 방문할 때, 보통 고기 요리를 콩 요리와 채소 커틀렛으로 바꾸고, 고구마와 채소를 올린다. 디저트는 배, 딸기, 오렌지로 한다. 방식을 알겠는가? 여기에도 여전히 법칙이 존재한다: 콩 요리, 건강한 탄수화물 전분 음식, 채소와 과일 디저트이다.

을 사용하거나 할 수 있는 한 쉽게 한다. 하지만, 칼로리를 제한하거나 식사를 건너뛰지는 말라.

현실적인 태도를 취하는 것이 중요하다. 평소 요리하는 것을 즐기지 않으면, 앞으로도 쉽게 바뀌지도 않는다. 근처에서 쉽게 구할 수 있는 것으로 준비할 필요가 거의 없는 것으로 계획한다.

직장에 가는가? 여행을 하는가? 미리 계획을 세우는 것이 중요하다. 회사 식당에 건강한 음식이 없으면 점심을 싸간다. 때로는 동료가 점심으로 무엇을 먹는가 물을 때 '레레스테 디에르' 라고 대답한다. 이것은 꽤 이국적으로 들리는데, 이는 프랑스어로, 해석하면 실제로는 '먹다 남긴 것' 이다. 사실, 내가 먹다 남긴 것은 때로는 정말 이국적인데, 어떤 식당에서 남은 것을 싸왔는가에 따라 달라진다.

장보기

자, 이제 메뉴는 정했고, 장을 볼 차례이다. 목표는 찬장을 음식과 필요한 재료로 채워 한 주일을 순조롭게 지내도록 하는 것이다. 그리고 배고파지면 준비한 것을 먹는다.

수퍼마켓에서 예전에는 그냥 지나쳤을지도 모르는 코너를 가보라. 식품 부에서는 고기 대용품, 두유와 다른 건강 식품을 나날이 늘어가는 새롭고 흥미로운 새로운 과일과 채소와 함께 진열해 놓았을 것이다. '웰빙' 과 '무첨가물' 도 체크해 본다. 그리고 수많은 쌀과 갖가지 색깔의 콩 진열대도 가 보라.

아직 가본 적이 없다면 가장 가까운 건강식품점을 확인하라. 고기, 치즈, 우유 대용품과 여러 나라들로부터 들어온 먹어볼 가치가 있는 재미있는 식품을 찾을 수 있다. 탐험하고 실험하라: 새로운 발견이 좋아하는 음식이 될 수 있다. 산 것이 가끔 실패작이더라도 걱정하지 말라. 실험은 다 그런 것이다.

장을 보면서, 주말에 여분의 음식을 준비하도록 재료를 골라라. 예를 들어 수프나 스튜 한 솥을 조금씩 덜어 단시간에 데워 일주일 동안 먹을 수 있다.

건강 식품의 가격이 매우 다양함을 알게될 것이다. 전반적으로, 채식주의자의 식단은 고기나 치즈 제품보다 덜 비싸다. 콩, 신선하거나 얼린 채소, 파스타, 쌀 등 이 소박한 재료들은 비용이 매우 적게 든다. 그러나 건강식품점은 때때로 건강한 채식성 식품뿐 아니라 비 채식성 식품이라도 만들어져 나온 음식에 최상급의 가격을 붙인다. 곧 가장 좋은 선택을 스스로 하게 된다.

건강식품점에 있다면, 매일 복용하는 복합비타민을 선택하라. 앞에서 보았듯이, 적절한 비타민 B_{12}를 섭취하는 것이 좋으며, 복합비타민은 이 목적으로 아주 좋다. 철분이 안 들어간 것으로 식물성이 가장 좋다.

몇 가지 사례 : 먹어 보고 선택할 기본 식품

알면 좋은 기본 음식이 조금 있다. 제조 과정을 거치지 않고 단순하며, 기본 주식이다. 이런 것들은 새로우면서, 메뉴에 건강을 더할 것이다. 장을 볼 때 여기에 열거한 몇 가지를 떠올릴 것을 권장한다.

옛날식 귀리 | 인스탄트보다는 죽용 귀리를 선택하고 만들기가 얼마나 쉽고 빠른지 보라. 귀리 1 대 찬물 2를 섞어, 일단 끓으면 몇 분 더 끓여라. 할 일은 이것이 전부이다. 귀리에는 수용성 섬유질이 있어 콜레스테롤을 낮추고 오전 내내 허기를 달래기에 충분한 포만감을 준다. 수퍼마켓에 가면, 계피, 건포도나 다른 과일 등 얹을 것을 좀 사라. 잘게 썬 사과나 배가 특히 좋다.

콩 | 이 소박한 음식이 얼마나 다양할 수 있는지 알라. 지방은 매우 적고, 콜레스테롤이 없고, 수용성 섬유질, 칼슘과 철분이 풍부하고, 포도당 지수는 부러워할 만큼 낮아, 콩의 시대가 왔다. 좋아한다면 날콩을 요리할 수도 있지만, 찬장에 요즘 구할 수 있는 통조림 콩을 다양하게 구비하는 것이 간편하다. 칸넬리니콩, 강낭콩, 제비콩, 검은콩, 볼로티콩, 검은 눈 콩과 그 밖의 다양한 콩들이 있다.

얼린 채소 | 여기에 가장 어울리는 단어가 편리성이다. 시간에 조금이라도 쫓긴다면, 약간만 삶으면 되는 채소가 냉장고에 있다는 것이 반가울 것이다. 영양학적으로, 얼린 채소는 신선한 채소와 동등하다. 브로콜리, 시금치, 양배추, 당근, 컬리플라워, 그밖에 마음에 드는 것을 찾으라.

렌즈콩 수프 | 렌즈콩은 건강한 수프의 재료다. 가까이에 캔 한두 개는 두도록 한다.

후머스 | 이 간단한 말린 완두콩 소스는 널리 애호되는 샌드위치 속 재료이다. 그러나 시판 제품은 지방이 너무 많으므로(지방을 최소화한 제품조차) 피하라. 조리기가 있다면, 5분도 안되는 시간에 만들

수 있으며, 일주일 먹을 준비를 할 수 있다.

말린 완두콩 | 말린 완두콩으로 말하자면, 이미 어디서나 어느 가정에서나 먹고 있는 콩이다. 후머스 뿐 아니라 샐러드, 수프, 파스타 소스와 볶음 요리 등에도 들어간다. 이것을 아침 식사로도 먹을 수 있다. 찬장에 캔을 몇 개 비축해 두라.

소스 | 디종 머스타드는 샌드위치에 아주 잘 어울리고 레몬주스나 사과 식초는 녹색 채소와 샐러드에 잘 맞는다. 살사는 콩에 딱 맞고, 다양한 무지방 드레싱도 간편하게 사용한다.

현미 | 만드는 요령은 현미를 선택하여, 약간 볶은 후, 파스타처럼 물을 좀 많은 듯하게 붓고 요리하고 나서 마지막에 여분의 물을 버린다.

보리 | 이 곡물은 뻥튀기 및 가당 형태로 아침 식사용 시리얼 코너에 깔려 있으나, 보리가 빛을 발하는 순간은 수프나 스튜에 들어가거나 곡류 사이드 메뉴로 나올 때이다. 이것은 쌀과 혼합하여 같이 요리할 수 있다. 보리는 GI가 낮고, 수용성 섬유질이 풍부하며 맛과 식감이 뛰어나다.

파스타용 토마토소스 | 토마토소스의 성분 표시를 읽는데 시간을 할애하여 동물성 식품은 제외하고 기름은 최소로 포함된 상품을 찾으라. 그리고 빠르고 간편한 저녁식사용으로 찬장에 이를 비축하라. 여기에 어울리는 좋아하는 파스타를 골라라.

고기 대용품 | 핫도그, 버거와 얇게 썬 '고기'의 식물성 제품을 먹어보라. 이것은 고급 재료는 아니지만, 실용적인 목적을 만족하고 이들

이 닮은 식품과 놀랍도록 비슷한 맛을 낸다. 그러나 성분 표시를 읽고, 동물성 재료에서 나온 성분을 포함하거나 1회 섭취량 중 2에서 3그램 이상의 지방을 포함하는 식품은 피하라. 건강식품점은 최고의 식품을 확보하고 있지만, 이들은 보통 수퍼마켓에도 가끔 있다.

영양 효모 | 이것은 건강식품 코너의 보조 코너에서 찾을 수 있다. 영양 효모는 파스타 소스, 볶음, 남비 요리, 수프와 많은 다른 조리법에 녹아들어가며, 치즈와 약간 비슷한 맛을 낸다. 이것은 쓴 맛이 나는 양조용이나 제빵용 효모와는 다르다. 영양 효모는 플레이크와 분말 형태로 판매한다. 더 좋은 식감과 다양성을 위해, 플레이크를 구매하라.

건강에 나쁜 음식은 어떻게 하나?

이제 찬장과 냉장고에 건강한 식료품이 채워져 있다. 하지만 이전에 먹던 그렇게 건강에 좋지는 않은 음식이 아직도 숨어 있다면, 어떻게 할까? 해답은 간단하다. 남에게 주고, 버리거나 고양이에게 주어라. 유혹적인 음식을 더이상 곁에 두지 말라. 이들은 필요 이상의 유혹을 한다.

앞으로의 계획

결국, 건강한 식사는 두 번째 본능이 된다. 그러나 잠시, 점심과 저녁 식사 시간에 어디 있게 될까 그리고 무엇을 먹을까를 생각해 둘 필요가 있다. 건강한 선택의 여지가 많이 있지만, 건강에 좋지 않

성분 표시 조사

상품의 성분 표시에서 보아야 할 것은 두 가지이다. 먼저, 동물에서 나온 성분이 포함되어 있지 않은지 성분 목록에서 조사하라. 늘 발견되는 예가 우유 분말, 유장, 카제인(및 카제인산 나트륨 등의 다양한 카제인 산물), 달걀 제품과 젤라틴이다. 부분적으로 수소화된 식물성 기름도 조심하라. 이들은 동물성 지방만큼이나 나쁘고, 많은 가공 식품에 들어 있다.

때때로 사람들은 건강하다고 보이는 음식에는 예외를 두고 싶어한다. 예를 들면, 꿀은 오래 동안 정당성이 증명되지 않은 채로 좋은 평판을 유지했다. 영양학적으로 보면, 꿀은 단순히 설탕일 뿐이며, 건강이라는 관점에서는 아무 것도 얻지 못한다. 올리브 오일이나 마찬가지로, 상품 시장성이 가치를 앞질렀다.

다음으로, 영양학적 사실을 조사하라. 이상적으로, 1회 섭취량은 지방을 2그램 이상 포함하지 않아야 한다.

만일 성분 표시를 읽는 것이 약간 거추장스럽다면, 상품을 조사하는 것은 한번만 필요하다는 것을 기억하라. 목록에 맞는 상품을 발견하면, 그것을 다시 조사할 필요는 없다. 또한, 간단한 식품은 성분 표시가 필요 없다. 아무도 바나나 또는 배, 얼린 시금치 한 봉지나 얼린 콩에서 깨알 같이 쓰인 인쇄물을 찾으려 하지는 않는다. 이런 식품들은 정확히 하나의 성분만 가지고 있다.

은 식습관을 가지는 문화에서는 꼭 그럴 것이라고는 말할 수 없다. 미리 계획하는 것이 도움이 된다.

준비, 출발

앞 장에서 언급한 것처럼, 3주의 기간을 정하고 이 새로운 메뉴를 실제로 체험한다. 변화를 포용할만한 정신적인 에너지가 있는 기간을 선택하라. 회계사라면, 세금 정산을 하는 연말은 좋은 시기가 아닐 것이다. 학생이라면, 시험 주일은 최적의 시기라고는 할 수 없다. 그러나 일단 시간을 정하고 나면, 두 손, 두 발 다 뛰어 들라. 식이요법 변화를 100퍼센트 실행하라. 가능한 한 세 가지 원칙을 따르고, 늘 실행하라.

자, 아주 잘 했다. 당신은 기초를 익혔다. 앞으로 몇 장에서는, 이제부터 마주칠 특정한 건강 문제와 상황을 다루고, 이들을 다루는 여러 가지 요령을 알려주겠다.

06 건강한 체중 조절

체중을 줄이고 싶은 사람들을 위해, 가능한 한 가장 쉽고, 효과적이며 지속적으로 이를 실천하는 단계를 보여 주겠다. 어떤 사람이라도, 특히 당뇨병 환자의 경우는 더욱, 원하지 않는 체중을 없애는 것이 극히 중요하다. 체중 감소는 이를 시작하는 사람의 인슐린 민감도를 급격히 상승시킨다. 체지방을 깎아낼 수록, 세포가 인슐린에 더욱 잘 반응한다. 특히 허리둘레의 지방이 그렇다.

또한 체중 감소는 콜레스테롤과 혈압을 낮춘다. 체지방을 제거해 내면, 운동이 그만큼 더 쉬워지고 더 하고 싶어진다. 관절 특히 무릎 관절이 당신에게 감사를 보낼 것이다.

말할 필요도 없이, 체중 감소를 위한 방법은 아주 많이 있다. 미국에서는, 많은 당뇨병 환자들이 미국 당뇨병 학회(ADA)의 식이요법 지침을 따른다. 이것은 어떤 사람에게는 효과가 있지만, 다른 사람들은 이것이 열량 한계에 의존하기 때문에 정말 도전이라고 여긴다. 예를 들어 하루에 보통 2,000 칼로리를 섭취한다면, ADA 권장안은 1,500으로 이를 제한한다. 그리고 이 경우 아주 빨리 지친다. 저녁 8시에 배가 고픈데 이미 1,500 칼로리를 그날 섭취했다면, 배가 고픈 채로 잠이 들 것이다. 이 책에서 권장하는 프로그램에서는 그런 일은 결코 일어나지 않는다.

저 탄수화물 식이요법은 누구에게나 상당한 재앙인데, 특히 당뇨병 환자에게는 더하다. 단기적으로 체중이 감소하지만, 대부분 체중이 빠르게 회복된다. 또한 저 탄수화물 식이요법은 전반적으로 예측할 수 없는 건강 영향을 초래한다. 연구 결과에서, 저 탄수화물 식이요법을 하는 사람들 중 1/3이 심각한 LDL(나쁜) 콜레스테롤 증가를 보였다. 어떤 이들은 너무 콜레스테롤 수치가 높아서 연구에서 강제로 탈락되었다.

더욱이, 저 탄수화물 식이요법에서는 대개 단백질 섭취를 많이 한다. 이 식이요법에서 자주 강조한 동물성 단백질은 신장에 무리를 줄 수 있다. 하버드 연구진은 간호사건강 연구에 참여한 여성 1,624명의 신장 기능을 추적하였으며, 특히 연구 초기에 신장 기능에 손상이 있었던 대상을 집중적으로 연구하였다. 단백질을 더 많이 소비한 여성들이 신장 기능을 더 많이 잃은 것으로 나타났다.[1] 당뇨병 환자 중 40%가 이미 신장 기능에 손상을 입었음을 고려할 때, 더 이상 손상을 입지 않도록 자신을 보호해야 함은 당연하다.[2] 저자는 고단백질 식품을 권장하는 모든 식이요법에 강력히 주의를 준다.

앞에서 언급한 대로, 이러한 식이요법은 탄수화물을 피하는 것이 포도당을 조절하는 열쇠라는 낡은 발상에 기초를 둔 것이다. 이제는 알겠지만, 주식으로 쌀, 국수와 기타 탄수화물을 취하는 인구에서는 비만이 적고 당뇨병도 적다. 저탄수화물 식이요법은 단기간에 체중을 줄이지만, 이 목표를 달성하면서 장기간에 걸쳐 체중을 계속 줄이는 훨씬 더 건강한 방법이 있다.

체중 조절을 위한 건강한 시도는 먹는 양에 달린 것이 아니다. 적절한 음식의 종류를 택하는데 중점을 둔다. 적절한 음식을 가까이 할 때, 열량과 먹는 양이 저절로 일정 선 안으로 줄어들고, 체중 조절은 거의 자동적으로 일어난다.

효과 있는 체중 조절 식이요법

2005년에, 저자의 연구진은 체중조절을 위한 새롭고 강력한 방법을 시험한 중요한 연구를 발표했다. 참가자들은 약간의 혹은 심각한 체중 문제를 가진 여성들이었다. 대부분이 저 열량 식이요법, 저탄수화물 식이요법, 체중 감량 프로그램, 양배추 수프 식이요법과 그 외 모든 방법 등 많은 다른 식이요법을 시도하였다. 대부분의 사람들과 마찬가지로, 이 식이요법들은 지키기 어려웠고, 감소했던 체중은 곧 회복되었다.

우리의 방법은 매우 달랐다. 여기에는 열량 계산, 식사량이나 탄

저탄수화물 음식을 먹지 말자

체중이 감소하면 콜레스테롤 수치가 떨어진다. 평균적으로, 0.5킬로그램 감소할 때마다 콜레스테롤 수치는 12mg/dl 떨어져,[3] 대부분의 체중 감소 식이 요법은 콜레스테롤 시험 결과를 향상시킨다. 저탄수화물 식이요법의 경우는 예외이다. 이 식이 요법에는 지방과 콜레스테롤이 많아 3명마다 1명꼴로 콜레스테롤 수치가 증가하여, 결과적으로 어떤 이들은 극히 높은 콜레스테롤 수치와 심각한 심장병 증상을 경험한다.[4,5] 저탄수화물, 고단백질 식이요법을 시작할 타당한 이유가 없다.

수화물의 제한 또는 운동 처방도 포함되지 않았다. 연구 목적을 위해, 식이요법만의 효과를 보고자 했다.

참가자들의 체중은 1주일에 0.5kg정도로 매주 쉽게 줄었다.[6] 당뇨병 환자들에게 유사한 식이요법을 적용했을 때, 거의 같은 결과를 얻었다. 12주 연구에서, 참가자들은 평균 7.2kg만큼 체중이 감소했다.[7]

그러면 어떻게 효과를 본 것일까?

무엇보다도, 섭취하는 음식 어디에 열량이 숨어 있는가를 이해하는 것이 중요하다. 닭고기는 닭의 지방에 여분의 열량을 저장한다. 소는 쇠고기의 지방에 열량을 저장한다. 생선은 생선의 지방에 이를 저장한다. 체지방은 사람이나 동물의 열량 저장 시스템이다.

닭다리나 닭 날개에서 지방 한 점을 떼어 실험실에 보내면, 1그램, 즉 1/28 온스의 지방이 9칼로리에 해당함을 발견할 것이다. 이것은 많은 양이다. 이는 쌀 속의 전분, 콩이나 고구마 1그램의 탄수화물에 해당하는 열량의 2배 이상이다. 탄수화물은 1그램에 4칼로리만 낸다. 주식으로 쌀이나 다른 식물성 음식을 먹는 사람들이 날씬하다는 것은 작은 놀라움이다. 아시아와 변방 아프리카 전역에서 쌀과 기타 곡물, 뿌리채소와 다양한 콩류가 식단의 전통적인 기반이 된다. 이 음식들은 포만감을 주나 비교적 낮은 열량을 낸다.

물론, 동물들이 여분의 열량을 저장하는데 사용하는 바로 그 지방을 포함하는 고기와 유제품으로 이루어진 식사를 하는 유럽과 북미에서는 이야기가 다르다. 체중 문제는 모두에게 너무나 흔한 결과이다. 여분의 열량을 취하는 것을 피하기를 원한다면, 동물이 체지방 속에 숨겨둔 농축된 열량을 그만 먹으면 된다.

따라서 1단계는 동물성 식품을 피하는 것이다. 물론 그렇게 하면, 동물성 지방을 완전히 피할 수 있다.

2단계는 식물성 기름을 최소한으로 유지하는 것이다. 콩, 곡류, 채소, 과일과 식물로부터 나온 대부분의 다른 식품은 지방이 거의 없다. 그러나 예외도 몇 가지 있다. 견과류, 씨앗, 올리브, 아보카도와 어떤 콩 가공 식품은 지방 함량이 높다. 이들도 최소한으로 유지하라.

식물성 기름은 특히 주의하라. 이제, 어떤 사람들은 식물성 기름이 동물성 지방보다 훨씬 건강하다고 주장하며, 콜레스테롤 수치를 높이고 유방암 및 인슐린 저항성과 연관된 포화 지방이 식물성 기름에는 훨씬 적다는 점에서는 이것이 사실이다. 그러나 체중 문제로

오면, 동물성 지방과 식물성 기름은 근본적으로 같다. 이들은 모두 1그램 당 9칼로리를 가진다.

3단계는 고 섬유질 식품에 중점을 두는 것이다. 예를 들어 현미 알갱이에는 낟알을 감싸는 얇은 섬유질 막이 있어 쌀에 어두운 색을 낸다. 백미를 제조하기 위해, 업자들이 이 코팅을 벗겨내지만, 이것을 그냥 두는 편이 좋다. 식용 겨라고도 불렸던 섬유질은 포만감을 주어 식사 후 자연적으로 만족감을 느끼게 한다.

4장에서 언급한 것처럼, 매일 14그램의 섬유질을 섭취하면, 열량 섭취가 평균 10퍼센트 낮아진다.[8] 이는 단순히 고 섬유질 식품이 더 빨리 포만감을 줌을 의미하며, 이로 인해 먹기를 더 빨리 멈춘다. 열량을 줄이려는 강한 의지력의 힘을 발휘하는 대신에, 생각지도 못하는 사이에 열량 섭취가 줄어든다.

섬유질이 가장 풍부한 것은 콩, 채소, 과일과 통곡물이다. 가장 좋은 섬유질 섭취원으로 곡물이 아침식사용 시리얼에 밀리는 경향이 있지만, 대부분의 곡물보다는 콩과 대부분의 채소에 훨씬 많은 섬유질이 있다. 이들을 모두 합쳐서 적어도 하루 40그램을 목표로 하라. 경고 한 가지: 만일 고 섬유질 음식, 특히 콩이 늘 먹는 음식이 아니었다면, 소화관이 익숙해질 때까지 서서히 섭취량을 늘려라. 소화장애를 피하는 방법에 관해서는 9장에 더 자세한 요령을 실었다.

다음 장에서 '빠른 섬유질 검토'를 이용한 간편한 섬유질 섭취 검토 방법을 소개하겠다.

자, 요약하면, 체중을 줄이려면 동물성 식품을 피하고, 식물성 기름의 양을 제한하며 섬유질을 많이 섭취한다. 채소, 과일, 통 곡물과 콩은 이 요건을 완전히 만족시킨다.

건강한 식단의 예

지금쯤, 어떤 식탁을 마련할지에 대해 좋은 계획이 이미 서 있을 것이다. 체중 조절을 위한 식단 변화는 당뇨병 식단과 아주 흡사하다. 아침 식사는 콩이나 밀로 만든 고기 대용품인 식물성 소시지나 식물성 베이컨으로 시작하고 귀리 한 그릇이나 신선한 과일 약간을 먹는다. 베이컨, 달걀, 머핀과 베이글은 섬유질이 제거된 것이므로

체중을 줄이는 단계

1. 동물성 식품을 피하라. 만일 생선, 닭고기, 쇠고기, 유제품과 다른 모든 동물성 식품을 피한다면, 동물성 지방 섭취를 0으로 만들 수 있다. 더구나, 이러한 변화로 인해 섬유질이 없는 동물성 식품 대신 고 섬유질 식품을 자연스럽게 섭취하게 된다.

2. 식물성 기름을 최소한으로 제한하라. 부엌에 요리용 기름병이 있다면, 버려라. 더 간단하고 좋은 요리 방법이 있다. 견과류, 씨앗, 올리브, 아보카도와 지방이 가득한 콩 가공 식품을 제한하라.

3. 고 섬유질 식품을 택하라. 콩과 다른 콩류, 채소, 과일과 통 곡물로 식사를 만들어라.

완전한 영양 섭취를 위해, 매일 표준 복합 비타민을 복용하라.

피한다.

점심으로 얇게 썬 토마토, 양상치와 호밀에 후머스를 얹어 만든 샌드위치를 먹을 수 있다. 파스타 샐러드도 괜찮다.

저녁으로, 토마토나 말린 완두콩 수프를 먹고 채소 볶음이나 덩어리 야채를 채운 채식주의자용 셰퍼드 파이를 먹는다. 그 과정에서, 동물성 지방을 피하고, 아주 소량의 식물성 기름을 넣고 건강한 채소에 든 모든 섬유질을 취한다.

식사 사이의 간식으로, 사과나 바나나가 아주 적당하며, 감자칩이나 견과류는 너무 많은 지방을 포함한다. 메뉴와 조리법 부분에서 많은 새로운 아이디어를 찾을 것이다.

밴스

밴스가 우리 연구에 참여했을 때, 그는 체중을 95~102kg으로 줄이고 싶어했다. 처음에 그는 125kg이었으므로 갈 길이 멀었다. 그러나 그는 다이어트 프로그램에 매달려, 열량이나 양은 신경 쓰지 않았으며 선택하는 음식의 유형에 주의를 많이 기울였다. 모든 음식은 식물성이고 지방 함량이 낮았다. 또한 이 식이요법 시험을 위해, 첫 6주간은 운동을 하지 않는데 동의했다.

체중이 떨어지기 시작했다. 3주 후의 체중이 114kg이었다. 12주 이내에 11.3kg이 줄었다. 친구들이 변화를 알아차리고는 많은 이들이 비결이 무엇인지 물었다. 6개월 후, 체중이 108kg까지 내려갔다. 14개월째에는, 98kg이었다.

낸시

낸시는 89kg일 때 연구에 참여했다. 밴스처럼, 식이요법은 변화시켰으나 활동 수준은 같은 정도로 유지하여 식이요법 변화 만에 의한 시험이 가능하였다. 프로그램 시작 후 3개월째에, 그녀의 체중은 6.4kg감소하였다. 6개월 후에는, 11.3kg만큼 체중이 줄었고, 14개월 후에는 70.3kg으로, 열량 계산 없이도 거의 19kg이 줄었다.

마술을 부리는 음식

이 단순한 식품들은 놀라운 효과를 보인다. 이들은 매일의 식단에서 수백 칼로리를 덜어 내도록 도울 뿐 아니라 체내 세포에 근본적인 변화를 일으킨다. 2장에서 보았듯이, 임상 검사에서 이들이 식후 열량 소모를 증가시키는 것으로 나타났다. 그 원인은 다음과 같다: 식단을 변화시킴에 따라, 인슐린 민감도가 향상되기 시작한다. 이것은 포도당이 혈류를 순환하는 대신, 세포 내로 들어가 에너지로 연소되기가 쉬워졌음을 뜻한다.[9] 식후의 열량 연소는 적지만 식후마다 3시간 동안 지속되어, 체중이 감소되는 기회를 추가로 준다.

밀도학 적용

펜실바니아 주립대학의 바바라 롤즈 박사는 밀도학이라고 부르는 식욕 조절 개념에 관한 혁신적인 방법을 제안하였다.[10] 그녀의 연구는 무엇이 식사 후 배부름을 느끼게 하는 포만감을 일으키는가를 조사한 것으로, 조기에 포만감을 불러오는 식사 계획 방법을 제시하

정확하게는 건강식품이 아닌 경우

몇 년 전, 식이요법과 체중 감소에 대한 연구를 진행하는 동안, 참가자들 몇 명이 감초젤리같이 길게 꼬인 빨간 색의 트위즐러를 간식으로 먹고 있는 것을 발견했다. 왜 단 것을 먹느냐고 물으니, 그들은 그 식품이 식물성이며 지방이 없다는 점을 지적했다. 그리고, 분명히 트위즐러 딸기 꽈배기 상자에는 다음 내용이 친절하게 인쇄되어 있다:

> 아십니까……
> 딸기 꽈배기는 저지방 사탕입니다! 맞습니다, 당신이 알고 사랑하는 정말 맛 좋은 트위즐러는 항상 지방이 적습니다. 아무 것도 변하지 않았습니다.

성분 목록을 보면 정말로 아무 것도 변하지 않았음을 알 수 있다. 콘시럽, 밀가루, 설탕, 전분, 특히 수소화된 콩기름, 소금과 인공 향이 여전히 이 속에 있다. 다른 사탕과 마찬가지로, 이것은 기본적으로 설탕 혼합물로 몸이 멀리서라도 필요로 하는 것은 들어 있지 않다. 포만감을 줄 수 있는 섬유질도 없어, 이런 식품은 정말로 열량만 비축할 뿐이다.

트위즐러나 다른 설탕 군것질거리를 찬장에 두었다면, 이 프로그램의 세 번째 지침을 기억하는 것이 도움이 된다. 식물성이고 지방이 낮을 뿐 아니라 GI가 낮은 식품을 선택한다. 설탕은 열량이 지방처럼 높지는 않지만, 여전히 필요 이상의 열량을 제공한다.

였다.

놀랍게도, 그만 먹게 하는 것은 섭취한 열량 수가 아니고, 식사에 포함된 탄수화물이나 단백질의 그램 수도 아니다. 오히려, 섭취한 음식의 무게가 중요하다. 위장에 저울이 있어서, 음식의 어떤 그램 수를 등록하면, 뇌에서 충분히 먹었다는 신호가 온다.

우리는 매일 같은 무게의 음식을 먹는 경향이 있다. 만일 식사 양이 보통 먹는 양을 채우지 못하면, 식욕이 좀더 먹도록 유도한다.

여기에 효과적인 체중 감소 전략이 있다. 만일 수프나 과일 등 섭취하는 음식에 들어 있는 물의 양이 상당하다면, '위장 저울'을 넘어설 만큼 충분히 무거워서 식욕이 줄어든다. 이러한 음식의 무게가 주로 열량이 0인 물에서 오기 때문에, 하루 섭취하는 총 열량을 줄이는 효과가 있다.

롤즈 박사는 에너지 밀도라는 용어를 사용해서 얼마나 많은 열량이 식품 안에 축적되어 있는가를 설명했다. 물이 많은 식품은 에너지 밀도가 낮다. 즉, 킬로그램이나 파운드 당 열량이 매우 낮다.

만일 물을 포함하는 음식을 먹는 편이 유리하다면, 좋은 선택이란 어떤 것일까? 여기에 몇 가지 예가 있다.

수프 | 이것은 포만감을 주나 일반적으로 열량이 낮다. 크림수프보다는 맑은 저 나트륨 수프를 택하라.

샐러드 | 낮은 열량을 유지하도록 하면서 토마토, 말린 완두콩, 오이, 후추와 기타 채소를 섞은 샐러드로 식사를 하라. 기존의 기름 드레싱 대신 무지방 드레싱, 레몬주스나 사과 식초를 사용하라.

과일 | 사과, 오렌지와 배는 다른 음식에 비해 무겁고 칼로리가 낮다.

채소 | 사실 어떤 채소라도 좋다. 덩어리가 있는 채소를 샐러드와

남비 요리에 넣으면 밀도를 증가시킨다.

콩 요리 | 칠리와 남비 요리를 생각하면 된다.

통 곡물 | 떡보다는 쌀밥이 낫다. 빵보다는 파스타가 낫다. 이 경우, 한쪽이 물이 많고 포만감이 있는 반면, 다른 쪽은 공기가 많고 전혀 포만감을 주지 않는다.

이 음식들을 메뉴에 푸짐하게 포함시키면 체중 감소가 촉진된다.

한 가지 중요한 주의 사항: 어떤 이유에선지 물만 마시면 식욕이 줄지 않는다. 위장은 무거운 음식에만 다르게 반응하여 식욕을 줄이나, 물을 마시는 것은 식욕을 줄이지 못한다.

롤즈 박사는 재미있는 실험을 통해 이를 증명하였다. 그녀는 자원 참가자를 모집해서 남비 요리를 전채로 먹게 하고 이후 점심으로 얼마만큼 식사를 하는가를 측정하였다. 실험에서, 참가자들은 평균 400칼로리를 점심으로 먹었다. 남비 요리 전채를 물 한 잔과 같이 먹은 경우, 이들은 다시 400칼로리 정도의 점심을 먹었다. 다시 말해, 물 한 잔을 추가해도 변한 것이 없었다. 그러나 세 번째 시험에서, 그녀는 물 한잔을 남비 요리에 넣고 섞어 남비 요리를 수프로 만들었다. 그 후 측정한 자원 참가자들의 열량 섭취가 300으로 줄었음이 밝혀졌다. 수프는 이들의 위장이 식욕을 없애도록 작용하였다.

물을 포함한 음식이 주성분이라면 좋지만, 그렇게 좋지 않은 경우도 있다. 지방이나 공기가 많이 포함된 식품을 섭취하지 않도록 한다. 고기, 치즈, 감자 칩과 양파 링은 포만감을 주지만 많은 칼로리를 축적시킨다. 다시 말하지만, 지방은 그램 당 9칼로리를 낸다.

바삭하고 얇게 구운 멜바 토스트, 프레첼과 빵 등 공기가 들어간 음식은 특별히 열량이 높지는 않지만, 포만감을 주지도 않는다. 이런 음식은 계속 먹어도 배가 부르지 않다. 열량이 낮고 포만감을 주는 음식을 먹는 것에 착안한다.

좋은 밀도학적 선택

식사의 에너지 밀도를 낮추는 요령을 소개한다.

- 신선한 과일이나 옛날식 귀리를 아침식사로 하라.
- 덩어리가 있는 채소를 샐러드에 넣고 레몬주스나 식초 등의 무 지방 드레싱을 사용하라.
- 수프는 크림보다는 국물 음식을 택하라.
- 간식이나 디저트로, 건조 과일보다는 신선한 것을 택하라. 과일이 과자나 프레첼보다 낫다는 것을 기억하라.
- 쿠르젯 호박, 스쿼시 호박, 후추, 양파 또는 가지 덩어리를 소스나 피자에 사용하라.

시판 식품의 에너지 밀도를 검토하는 좋은 방법이 있다. 성분 표시만 보면 된다. 1회 섭취량이 그램보다 적은 칼로리 수를 낸다면, 잘 선택한 것이다. 예를 들어, 검은콩 통조림의 성분 표시에서 1회 섭취량 120그램이 90칼로리를 낸다면, 콩은 잘 선택한 것이다. 이것은 밀도학적인 음식이다.

검은 콩

영양학적 세부 사항

1회 섭취 무게: 122 g

1통 당 섭취 회수: 약 3½

1회 섭취량: 지방 5로부터 열량 90칼로리

시금치 80그램을 섭취하면 17칼로리밖에 나오지 않아, 이것도 좋다. 이 음식은 모두 그램 당 1칼로리 미만으로, 열량이 채워지기 전에 음식 무게가 채워진다.

껍질 없는 닭은 어떨까? 1회 섭취량이 173칼로리이고 그 무게는 100그램(3.5온스)이다. 좋은 선택이 아니다. 식물성이 아니고 지방 함량이 특히 낮지도 않다(열량의 23퍼센트)는 사실은 제쳐두고라도, 그램 당 열량이 훨씬 많다.

빵 한 쪽은 32그램에 80칼로리이다. 칼로리는 적지만 무게가 가벼워 포만감을 주지 않는다. 그램보다 칼로리가 더 높아, 체중감소에 특별히 도움이 되지 않는다.

이 책에서 다른 식이요법 지침대신 밀도학을 시작하라는 것은 아니다. 이 프로그램에서 이를 같이 실행하면 새로운 식단에 체중 조절 능력이 급증한다. 밀도학은 허용된 음식 범위 안에서 가장 열량이 적고 가장 포만감을 많이 주는 음식을 고르도록 돕는다.

다시 말해, 기본 발상은 원래 상당량의 물을 포함하여 배를 채우고 식욕을 없애는 음식을 택하여, 단순히 섭취하는 음식의 에너지 밀도를 줄이는데 있다.

무엇을 기대할까

누구나 체중을 감소시키는데 자신의 속도가 있다. 저지방 채식요법을 이용한 우리 연구에서 1주일에 약 0.5kg만큼 체중이 감소하였다. 0.5킬로그램 정도 체중이 감소하면, 차례로 콜레스테롤이 평균 약 12mg/dl 만큼 내려가는 경향을 보인다.[11] 자신의 방식에 따라, 운동을 하면 감소 속도에 박차가 가해진다.

체중이 감소하다가 안정 상태에 도달하고 그 상태에서 한동안 머무르는 것을 발견한다. 이 경우, 기름이 들어가는 감추어진 공급원을 제거하거나 섬유질 섭취를 늘리는 등 식이요법에 변화를 줄 여지가 있는지 본다. 신체는 식품의 지방 함량에 따라 다른 안정 상태를 나타낸다. 즉, 지방 함량을 조금씩 감소시키면, 체중은 조금 감소하고 안정화된다. 지방 함량을 더욱 떨어뜨리면, 체중이 내려가 새로운 안정화 상태에 도달한다.

섬유질도 같은 작용을 한다. 빠른 섬유질 검사(175쪽)를 하라. 섭취량이 하루 40그램을 넘지 않는다면 콩, 채소, 과일, 통 곡류를 식단에 더 추가하라. 지방을 깨끗이 없애는 동시에 섬유질을 도입함으로써 체중 감소에 도움이 됨을 발견할 것이다.

천천히 진행하라

수년간에 걸쳐 천천히 체중이 증가했다면, 줄이는 것도 천천히 하자. 빨리 결과를 보려는 희망 때문에 굶지는 말라. 최적의 식이요법을 하고 신체적으로 활동적이라면, 자연스럽게 결과가 나타날 것이다. 몇 주가 지나면서, 더 날씬해질 뿐 아니라 더 건강하게도 된다. 콜레스테롤 수치와 혈압이 혈당과 함께 떨어질 것이다. 언제나 마찬가지로, 의사와 자주 연락하여 건강이 회복됨에 따라 약물 처방을 새로 받도록 하라.

07 경과를 추적하는 방법

이 장에서는, 경과를 추적하는 다양한 시험을 살펴보겠다. 첫 번째 시험인 포도당 검사가 특히 중요하지만, 전체 내용도 잘 읽어 보라. 경과를 살피는데 도움이 될 것이다. 혈액 검사에 이어 체중, 혈압, 눈 및 발 검사 등 다른 종류의 검사를 살펴본다.

포도당 검사

당뇨병을 조절함에 있어서 혈당을 관찰하는 것은 중요하다. 한국과 미국에서는 포도당을 데시리터 당 밀리그램(mg/dl) 단위로, 그 외 국가들은 리터 당 밀리몰(mmol/l) 단위로 측정한다.

만일 1형 당뇨병이나 2형 당뇨병 또는 임신성 당뇨병을 앓고 있다면, 하루 적어도 3회 또는 의사가 권장하는 일정에 무조건 맞추어 포도당을 재야 한다. 2형 당뇨병 환자로 약물을 복용하고 있는 경우는 최적 검사빈도란 없다. 그러나 원칙적으로 식이요법, 약물 복용, 일상적인 운동이나 건강 상태가 변화하는 경우는 더 자주 재는 것이 중요하다. 의사가 당신이 변화를 가지려 한다는 것을 아직 모른다면, 지금이야말로 정보를 나눌 때이다. 또한 혈당이 너무 높거나 너무 낮다면 어떻게 해야 할지에 대해 늘 의논해야 한다. 건강한 식이요법을 시작함에 따라, 수치가 현저하게 떨어질 것이다.

당뇨병 약물을 투여하고 있다면, 특히 인슐린이나 체내에서 인슐린을 분비하도록 하는 약물을 투여하고 있다면, 정기적인 당 검사는 극히 중요하다. 그 이유는 이들이 강력한 약으로, 능동적으로 혈당을 낮추기 때문이다. 그리고 이제 강력한 식이요법을 시작하려는 참이다. 약물과 식이요법 두 처치의 병용으로(때로는 운동과 함께) 혈당이 지나치게 낮아질 수 있다.

불가능하다고 생각할지도 모르겠다. 의사로부터 혈당이 너무 높다는 말만 들어 왔다면 지나치게 낮게 떨어질 수 있다는 것을 상상하기 힘들 것이다. 자, 그것이 가능하다. 강력한 식이요법과 이미 투여하고 있을 당뇨병 약물의 결합은 매우 강할 수 있다. 실제로, 혈당이 너무 낮게 떨어져 몸을 떨고 땀을 흘릴 수 있다(다른 증상은 다음 페이지를 참조하라). 이를 저혈당증이라고 한다. 드문 경우이지만, 별도로 약물 처치의 도움 없이 주요 식이요법 변화를 시도하거나 과도한 운동 프로그램을 소화하는 사람의 혈당이 위험할 정도로 낮게 떨어지는 수가 있어, 너무 낮아질 경우는 의식을 잃기까지 한다. 혈당이 급격히 떨어지는 경우 약물 투여량을 조정할 수 있도록 의사에게 변화 내용에 대해 알리는 것이 그래서 중요하다.

약물 투여를 하고 있지 않다면 위험한 저혈당증이 일어날 확률은 희박하며, 메토포민(글루코파지) 또는 로지글리타존(아반디아) 등의 티아졸리딘디온만을 투여하고 있는 경우도 마찬가지이다. 그러나 다음 약물을 투여하고 있다면 저혈당증이 생길 수 있다.

- 인슐린(주사, 펌프, 흡입형 모두)
- 글리피지드(글리베네즈, 미노디압)
- 글리메피리드(아마릴)
- 네이트글리니드(스탈릭스)
- 레파글리니드(노보놈)

위 목록은 위험할 수 있는 약물을 간단히 열거한 것이다. 투여 중인 약물이 저혈당증을 일으킬지에 대해서는 의사에게 물어보라.

저혈당증이 신체가 인슐린 민감도를 회복하고 있다는 신호이고 좋은 일이기는 하지만, 이제는 약물이 너무 강하다는 신호이기도 하므로, 당장 의사를 찾아가서 약물 투여 방침을 조정하도록 이야기할 필요가 있다. 의사가 약물 투여를 중단시키면, 저혈당증이 거의 나타나지 않을 것이다.

저혈당증의 증상은 다음을 포함한다:

- 오한
- 발한

- 허기
- 근심
- 기운이 없음
- 심장 박동 증가
- 어지러움이나 몽롱함
- 졸음이나 혼란스러움
- 대화 장애

이런 증상을 경험한다면, 혈당을 재라. 혈당치가 70mg/dl 또는 의사가 권장하는 다른 기준 미만이라면 신속히 혈당을 올리는 것을 무엇이든 먹을 필요가 있다. 운전 도중 증상을 느낀다면, 안전한 곳에 차를 세우라. 혈당을 잴 수 없거나 낮은지 확신할 수 없는 상황이라면, 낮다고 가정하고 뭔가를 먹어라. 포도당 정제가 좋다. 이것은 모든 약국에서 팔고 있으며, 가방이나 장갑 두는 곳에 두면 된다. 혈당을 재어 저혈당증이라고 나오면, 포도당 15그램을 섭취해야 한다. 4그램의 표준 포도당 정제가 있다면, 4알을 한꺼번에 먹어야 한다. 다른 좋은 방법도 아래에 있다.

- 과일 주스 120ml
- 보통 탄산음료수(다이어트 제품 아닌 것) 120ml
- 과일 캔디와 같은 고형 사탕 5 또는 6알
- 설탕 1 또는 2작은술

15분 후, 혈당을 다시 재라. 여전히 70mg/dl 미만이라면, 한 번 더 먹어보고, 15분 후 다시 재라. 식사 시간이 되었다면, 가서 식사를 하라. 그렇지 않다면, 간식을 먹어라. 포도당 정제나 빠른 에너지 공급용 음식을 비상용으로 휴대하고, 의료 인식 팔찌를 착용한다. 특히 운동 중에 혈당이 떨어질 수 있으므로 포도당 수치에 주의하라.

저혈당증 사례

카알은 5년간 메트포민과 글리피지드를 복용해 왔으며, 오전 혈당치는 120~150mg/dl 범위였다. 그는 약물을 줄이고자 희망하여 식이요법을 변화시켰으며, 실제로 이 프로그램을 시작하자마자 수치가 떨어지기 시작했다. 약 2주일 후, 수치는 종종 100mg/dl 아래로 내려왔다. 카알은 변화가 일으키는 이러한 분명한 증거에 기뻐했다.

식이요법을 시작한지 약 1개월 후, 그는 보통 때와 다른 경험을 했다. 오전 10:00에 그는 비정상적으로 배고픔을 느꼈다. 그는 언제나 식욕이 좋았지만, 이번에는 뭔가 달랐다. 그는 몹시 굶주림을 느꼈다. 다음 몇 분간 그는 떨고 땀을 흘리기 시작했다. '오, 맞아.' 그는 혼자 생각했다. '이게 내가 들었던 거야.' 혈당을 재었더니 65mg/dl로, 원래 기대 수치보다 낮았다. 그는 오렌지 주스를 마시고 점심을 일찍 먹었다. 그리고 의사에게 전화를 걸어 상담 후 글리피지드 용량을 줄였다. 다음 몇 주 동안 증상이 몇 번 되풀이되었다. 결국 의사는 글리피지드 투여를 중단시켰다.

카알의 오전 혈당치는 80~90mg/dl로 안정화되었다. 그는 다시는 글리피지드를 복용할 필요가 없었고, 그 이후로는 저혈당증도 경험하지 않았다.

저혈당은 잠든 사이에도 일어날 수 있다. 다음 신호에 유의하라.

- 악몽이나 비명
- 파자마나 시트가 땀으로 젖음
- 보통 때와 달리 피곤하고, 혼란스럽거나 짜증을 냄

이러한 신호가 나타나면, 야간 저혈당증인지 검사를 할 수 있다. 알람을 오전 2:00 또는 3:00에 맞추고 며칠 밤 계속 혈당을 재기만 하면 된다. 약물 투여 변화가 필요한지 의사와 상담하라.

저혈당증은 식이요법에 문제가 있음을 뜻하지는 않는다. 오히려, 이는 현재 실행하는 약물 투여가 너무 세게 되었음을 뜻한다. 다음 단계로 의사와 연락하여, 적절히 약물 용량을 줄이거나 한 두 종류의 약물 투여를 중단한다. 의사와는 가능한 한 자주 연락하고, 될 수 있으면 증상이 나타난 바로 그날 연락하라. 이것은 미룰 일이 아니다. 저혈당 증상은 약물 용량을 줄이기 전에는 계속 반복될 것이기 때문이다.

혈당 추적을 위해, 일지나 아래와 같은 간단한 표를 사용하라.

혈당						
날짜	약물투여방침	새벽	아침	점심	저녁	밤
		/	/	/		
		/	/	/		
		/	/	/		
		/	/	/		
		/	/	/		

주의: 식사 전에 혈당을 재는 것이 특히 도움이 된다. 빗금 표시 앞에 이 수치를 기록하라. 빗금 오른쪽에 식후 수치를 기록하라.

포도당 이해하기

혈당치는 주식시장과 흡사하다. 일반적인 경향을 따르기는 하지만, 날에 따라 반등할 수 있다. 어떤 상황인가에 따라 예상치 않게 수치가 오를 수 있다. 아프거나 전염이 있다면 혈당이 급상승할 수 있다. 미약한 상기도 질환이나 발의 긁힌 상처 등이 수치를 현저하게 상승시킬 수 있다. 스트레스 관련 호르몬에 의해 스트레스도 증가할 수 있다.

혈당이 어느 정도 오르락내리락하는 것은 정상이지만, 매일 혈당이 높아져 있다면 HbA1c를 상승시켜 합병증의 위험이 높아진다. 미국 당뇨병 학회는 당뇨병 환자들의 혈당 상승에 대해 다음 지침을 적용한다.

- 공복 또는 식사 전: 90~130mg/dl
- 식사 후 한두 시간 후: 180mg/dl 미만
- 취침 전: 100~140mg/dl

새벽 현상과 소모지 효과

아침에 잰 혈당치가 전날 밤 잠자리에 들 때보다 높아져 있는 것을 보고 놀란 적이 가끔 있을 것이다. 또는 이른 아침에 혈당을 재고 다시 잠들었는데, 잠든 새 혈당이 높아진 것을 발견했을지도 모른다. 어떻게 이것이 가능할까?

아니다. 머릿속에서 춤추고 있는 봉봉 사탕은 이것과는 관계없다. 사실, 신체는 항상 혈류 속의 포도당 양을 관찰하고 변화시킨다.

포도당은 신체 기능, 특히 뇌 활동에 필수적이어서 혈당이 조금 낮아지면 이를 상승시키는 방법이 있다. 보통 5:00 시와 9:00 시 사이의 이른 아침 시간에는 호르몬(성장 호르몬, 코티졸과 카테콜아민)이 간에서 혈류로 포도당을 방출하도록 한다. 이 호르몬은 혈액에서 포도당을 제거하는 인슐린의 노력을 방해하기도 한다. 이 '새벽 현상'이 혈당을 현저하게 상승시킬 수 있다.[1]

지효성 인슐린을 사용하는 사람에게 밤중에 보통 때와 달리 포도당 강하가 일어나면 유사한 작용이 나타날 수 있다. 예를 들어, 보통 때 먹는 야식을 먹지 않았고 투여 중인 인슐린이 포도당 수치를 너무 낮게 떨어뜨렸다고 하자. 다시 한 번, 본능적으로 호르몬이 보상 작용을 하여 혈당을 올린다. 이것을 소모지 효과라고 한다. 이것은 밤중에 지나치게 혈당이 낮아짐으로 인해 일어난다는 점에서 새벽 현상과 다르다.

몸에 혈당 조절 시스템이 있지만, 이것은 정밀성이 좀 떨어진다. 몸이 최대로 노력하고 있음에도 불구하고, 혈당은 여전히 지나치게 높거나 지나치게 낮을 수 있어, 가끔 그 원인을 설명할 수 없는 경우가 있다.

HbA1c 혈액 검사

1장에서 설명한 것처럼, 경과를 평가하는 주요 검사는 HbA1c 혈액 검사이다. HbA1c 수치는 6개월마다, 또는 식이요법, 약물 투여, 전반적인 건강에 변화가 있거나 이전의 값이 너무 높았다면 3개월

마다 검사해야 한다. HbA1c가 높다면, 의사나 환자 모두 우려할 사항이다. 수치가 낮다면, 잘 대처하는 중이다. 영국 당뇨병지는 HbA1c가 7퍼센트 미만이어야 하며, 더 감소가 가능한 환자 개인은 6퍼센트에 근접해야 한다는 참고 범위를 발표했다. 영국 보건 센터에서 당뇨병 클리닉에 정기적으로 다니는 많은 이들이 7퍼센트 목표를 유지하고 있다: 지속적으로 6퍼센트 아래로 유지하는 것은 더 힘들지만, 노력할 가치는 있다.

보통 경구용 당뇨병 약은 HbA1c를 평균 1퍼센트나 그 이하만큼 저하시킨다. HbA1c에 대한 좋은 식이요법의 효과는 이를 시작할 때 환자가 얼마나 자신을 잘 조절하고 있는지, 식이요법을 얼마나 잘 따르는지 그리고 얼마나 잉여 체중을 감소시키는지에 따라 다르다. 결과는 운동, 유전적 요인과 기타 인자에도 영향을 받는다.

단기 연구에서 관찰한 가장 큰 저하는 약 6개월 이내에 3 또는 4점 수준이다. 먼저 이 결과는 HbA1c가 높았던 사람들(즉 9 또는 10)에서 나타났다. HbA1c가 7에서 8 범위에 있는 사람은 평균 1과 2점 떨어진다. 이 시기를 지나 체중 감소를 계속하고 있는 사람들은, 벌써 정상 수준에 와 있지 않다면, 더욱 큰 저하를 얻을 수 있다.

HbA1c가 높을수록, 순환계 문제의 위험성이 크다. HbA1c을 낮게 유지하는 것이 눈과 신장의 건강과 신경 증상 예방에 특히 중요함을 제시하는 증거가 있다.

심장의 입장에서, HbA1c가 7에서 8, 8에서 9와 같이 1점 증가하면 10년 동안 심장 문제가 일어날 위험성은 20퍼센트 증가한다.[2] 다시 말해, 다음 10년 동안 심장 마비를 일으킬 위험성이 10퍼센트였다면, HbA1c가 1점 증가하여 10년 동안 지속되면 위험성이 12퍼센트 급상승한다. 2점 증가 시 위험성 14퍼센트 증가 등으로 계속 올라간다. 이 숫자가 의미하는 것은 HbA1c가 중요하므로, 무슨 수를 쓰더라도 HbA1c를 낮추는 것을 목표로 해야 한다는 것이다. 그러나 HbA1c는 좋은 건강으로의 유일한 열쇠는 아니다. 당뇨병이 심장과 혈관을 공격하는 것을 막기 위해 혈압, 콜레스테롤과 체중에 중점을 두어야 한다. 말할 필요도 없이 의사는 이 수치들을 환자와 추적할 수 있고 또 그래야 한다.

프럭토사민

프럭토사민은 혈당 조절 중간 시기를 평가한다. HbA1c이 지금부터 8~12주 전 동안의 조절 상태를 반영하는 한편, 프럭토사민은 지금부터 약 3주일 전 동안에 걸친 조절 상태를 반영한다. 의사가 이 수치를 이용하는 빈도는 포도당이나 HbA1c보다는 적다. 영국에서는, 연구나 특별 클리닉의 예외적인 경우를 제외하고는 이 항목을 일상적으로는 측정하지 않는다.

콜레스테롤

의사는 정기적으로 적어도 연 1회는 콜레스테롤을 검사한다. 12장에서 소개할 내용대로, 혈중 콜레스테롤 농도가 높으면 심장, 주요 혈관과 섬세한 눈의 혈관과 신장에 손상을 줄 수 있다. 여기에 목

표 수치를 실었다.[3]

총 콜레스테롤 | 미국에서는, 국립 콜레스테롤 교육 프로그램에서 총 콜레스테롤이 200mg/dl 미만이어야 한다고 발표하였다. 그러나 저자는 더 낮은 수치를 목표로 할 것을 제안한다. 큰 인구집단을 대상으로 한 연구에서, 콜레스테롤이 150mg/dl 의 안정 상태에 도달할 때까지, 수치가 낮아질수록 심장 문제의 위험성이 낮아짐이 명백하게 나타났다. 영국에서는, 최근에 심혈관 질환을 다루는 가장 큰 기관 6곳에서, 당뇨병 환자들은 콜레스테롤 수치를 154mg/dl 미만으로 조절해야 한다는 새로운 지침을 제정하였다(연합 영국 사회 지침).

저급 지방단백질(LDL) 콜레스테롤 | LDL 콜레스테롤은 심장 문제와 다른 혈관 합병증을 높이기 때문에 종종 나쁜 콜레스테롤이라고도 부른다. 연합 영국 사회 지침에 의하면, 당뇨병 환자는 LDL 콜레스테롤이 77mg/dl보다 높으면 안 되나, 어떤 과학자들은 고위험 환자들을 위해 70mg/dl 미만으로 더 엄격한 기준을 강력히 제안한다. 미국의 일부 당국은 초기 수치가 얼마인지에 관계없이 LDL을 30에서 40퍼센트 낮출 것을 요구한다.[4] 약 39mg/dl 수준이 될 때가지 LDL이 감소할수록 심장 문제 위험이 떨어진다.[5]

고급 지방단백질(HDL) 콜레스테롤 | HDL 콜레스테롤은 콜레스테롤을 몸 밖으로 내보내기 때문에 좋은 콜레스테롤이라고 부른다. 일반적으로, HDL 콜레스테롤은 높을수록 좋다. 현재 목표는 남자는 HDL 수치가 46mg/dl, 여자는 54mg/dl를 초과하는 것이다.

그러나 어떤 의사들은 HDL을 총 콜레스테롤 농도의 개념으로 해석한다: 이 경우, 바람직한 HDL 수치는 적어도 총 콜레스테롤의 1/3 정도이다. 예를 들어, 총 콜레스테롤이 147mg/dl이라면, 건강한 사람의 HDL은 50mg/dl이상이어야 한다. 이것은 중요한 사항인데, 건강한 식이요법을 실행하는 사람은 LDL, HDL 또는 기타 어떤 종류의 콜레스테롤도 많으면 안 되기 때문이다.

트리글리세리드 | 트리글리세리드는 작은 지방 입자로 혈류로 이동한다. 정상인의 트리글리세리드 농도는 1.7mmol/l 미만이다.

콜레스테롤과 트리글리세리드 농도 조절을 위해서는 12장을 참조하라.

신장 건강 검사

당뇨병은 쉽게 신장에 영향을 미치므로, 의사는 적어도 연 1회 간단한 소변 검사를 실시하여 신장의 건강을 조사한다. 목적은 신장에서 단백질, 특히 알부민이라는 단백질 손실이 일어나는지를 보는 것이다. 알부민 자체는 특별히 중요하지 않다. 중요한 것은 이것이 소변에서 나타난다는 점으로, 이는 신장이 당뇨병에 의한 영향을 받아 원래 기능대로 알부민을 붙잡고 있지 못한다는 신호이기 때문이다. 알부민 손실이 24시간에 30밀리그램 이상이면 비정상이다. 의사는 혈중 크레아티닌도 검사하여 사구체 여과율을 추정하고 이러한 검사 결과를 해석해 준다. 신장 건강에 영향을 주는 인자를 13장에 더 자세히 설명하였다.

다른 일상적인 실험실 검사

의사는 경과 추적을 위해 여러 다른 검사를 한다. 다음 두 가지가 가장 일상적이다.

총 혈구 수(FBC) | 이 검사는 혈액 세포의 상태를 보여 준다. 많은 당뇨병 환자들이 빈혈로 발전하며, 이는 적혈구 수가 정상보다 적음을 뜻한다. 의사는 총 혈구 수로 쉽게 이를 확인한다. 혈구 수가 적다면, 의사가 신장 질환, 철 결핍증, 특정 약물 사용, 비정상적 출혈이나 다른 요인을 포함한 원인을 조사할 것이다.

생화학적 검사 | 일상적인 생화학적 검사는 다른 이름들로도 알려져 있다. 이는 신장과 간장의 상태에 특히 집중을 하여 전반적인 건강을 평가하며, 의사가 약물 투여로 인한 잠재적인 이상 반응을 검사하도록 한다.

실험실 검사 결과가 기준 밖에 있다고 해서 슬퍼할 이유는 없지만 확실히 무언가 조치를 취할 이유는 된다. 식이요법을 최적화하고 의사와 상의해서 전체적인 건강 대책의 효과를 추적하는 과정을 수립한다.

식이요법 전체 평가

이제 방향을 바꾸어서 식이요법과 전반적인 건강을 보고자 한다. 먼저, 잠시 시간을 내어 식이요법이 계획대로 진행되는지 확인하자.

음식이 채식인가? 식탁에 생선 한 조각, 지방제거 우유나 달걀흰자 등 동물성 기원의 음식이 아무 것도 없다면 잘 진행 중이다. 이를 잘 지켰다면, 동물성 지방, 콜레스테롤과 동물성 단백질이 식단에 하나도 없다. 메뉴가 식물성 음식으로 구성되면 이는 섬유질과 식물의 왕국이 주는 모든 건강한 영양소가 풍부하다. 왜 이 식단을 실행하는지 상기할 필요가 있다면, 4장을 다시 보라.

식사가 모두 지방이 적은가? 지방과 기름을 극히 최소한으로 유지하는 것이 중요하다. 견과류와 견과류 가공 식품에 주의하라.

음식의 GI가 낮은가? 주로 문제가 되는 음식은 설탕, 콘 시럽(가공 음식에 사용되는 감미료), 흰 빵과 통밀 빵(보통 호밀 빵과 거친 호밀 빵을 택하라)과 감자 구이(고구마와 마를 택하라) 등이다.

빠른 섬유질 검사

진행 상태 측정을 돕는 방법으로 빠른 섬유질 검사가 있다. 이것은 간편한 소도구로 식사에 이 새로운 시도를 적용하기 시작하면 일주일에 한 번은 실행할 것을 제안한다. 채점은 간단하고 배우는데 1분이나 2분밖에 걸리지 않는다. 곧, 실제로 수퍼마켓의 모든 것에 대한 섬유질 함량 추정이 쉽게 된다. 매일 식단에서 충분한 섬유질을 얻고 있는지도 알 수 있다. 측정은 오래 걸리지 않고 제대로 실행 중인지 알게 돕는다.

먼저, 하루 종일 먹거나 마신 모든 것을 몇 분 동안 아래 양식에 기입하라. 섬유질 칸을 기입하는 방법을 다음에 설명하겠다.

그리고 다음 지침을 사용하여 각 음식 옆에 섬유질 점수를 적어라.

음식(한 줄에 한 음식 또는 한 성분)	섬유질

합계 ____________________

콩 | 콩이나 렌즈콩 또는 같은 양의 콩이나 렌즈콩 성분을 포함한 음식을 섭취할 때마다, 7을 준다. 두유 240ml 또는 두부 90g(모두 메주콩으로 만든 경우)은 3으로 친다.

채소 | 채소를 섭취할 때마다(1회 섭취량 = 약 140g 또는 크게 한 웅큼), 4로 친다. 예외는 양상치로, 같은 양에 대해 2를 준다. 껍질을 벗기지 않은 감자는 4를 준다; 껍질이 없으면 2이다.

과일 | 과일 중간 크기에 대해서는(사과, 오렌지나 바나나; 바나나 스무디) 3을 준다. 주스 240ml에는 1을 준다.

곡류 | 흰 빵, 베이글 한 쪽이나 동등한 식품은 1로 친다. 통밀 빵은 2를 주고 140g의 조리한 파스타도 같은 점수를 준다. 170g의 백미는 1을, 현미는 3점을 준다. 125g의 조리된 귀리는 4점으로 친다. 보통의 금방 먹는 시리얼은 3점을, 고도의 처리를 거친 시리얼은 1을, 브랜 시리얼은 8점을 준다.

점수 해석

섬유질 점수를 합하고 현재 상태를 보자.

20미만 | 식이요법에 섬유질이 더 필요하다. 자연히, 식욕을 조절하기가 힘들며, 가끔 변비도 있을 것이다. 섬유질 섭취를 높이면 식욕을 길들이고 많은 건강 문제 위험을 없애는데 도움이 될 것이다.

20~39 | 서구의 대부분의 사람들보다는 잘 하고 있지만, 식단에 더 많은 섬유질을 도입하면 음식에 더 만족하고 열량 섭취가 더 줄어들 것이다.

40이상 | 축하한다! 식단에 많은 섬유질을 포함시켜 식욕을 조절하고 건강을 유지하는데 도움을 받고 있다. 또한 섬유질은 암, 심장 질환, 당뇨병과 소화 문제로 발전하는 위험을 줄인다.

체중 검사

당뇨병에 대처하는 것에 대한 성공을 예측할 수 있는 모든 것 중에서, 과잉 체중을 빼는 것이 가장 중요하다. 6장에서 설명한 전략은 이를 위한 매우 효과적인 방법이다. 여기에 경과를 추적하는 요령을 소개한다.

먼저, 체중을 추적하라 | 어떤 사람은 오랫동안 과체중으로 수년간 체중계 근처에도 가지 않은 경우가 있다. 여기에 해당하는 사람에게는 재도전을 권한다. 체중이 감소되고 있는지를 아는 것이 중요하다. 그렇지 않다면, 과정을 변화시킬 때이다. 보통, 이는 식단 변화를 의미한다. 때로는 체중 감소가 중요하고, 유전적인 경향도 역할

을 하지만, 식이요법이야말로 조절이 가능한 단 하나의 방법이다.

체중을 재기 위해 동일한 체중계를 사용하라 | 다른 체중계로 재면 현저하게 다른 숫자가 나올 수 있다.

매일 같은 때에 체중을 재라 | 음식과 물을 섭취하면, 하루 동안 체중이 약간씩 늘거나 줄어든다. 보통은 저녁에 더 체중이 많이 나간다.

체중 감소가 성공했는지를 평가할 때 | 1주일에 0.5킬로그램은 건강한 목표이다. 이 책에서 제시한 식이요법을 따르고 특별히 과격한 운동을 하지 않는다면 이 정도는 기대할 수 있다. 옳은 방향으로 가고 있는 한은 더 서서히 체중을 감소시켜도 된다.

운동만 하고 체중을 줄이려 하지 말라 | 건강한 식이요법 변화로 매일 메뉴에서 300부터 400 칼로리를 제거할 수 있지만, 이만한 열량을 운동으로 태우려면 하루에 5~6km는 걷거나 달려야 한다. 운동이 중요하지만, 식이요법 변화를 대체할 수는 없다.

혈압 추적

건강한 혈압을 유지하는 것은 극히 중요하다. 상상할 수 있듯이, 동맥 내의 압력 상승은 동맥 자체는 물론이고, 심장, 눈, 신장과 신경도 손상시킬 수 있다. 혈압이 높은 상태로 오래 있을수록, 더 많은 손상을 입힐 수 있다.

문제는 다른 방향으로 이동할 수도 있다: 신장 손상은 고혈압을 유발할 수 있다. 그 이유는 신장이 혈압을 유지하는데 중요한 역할을 하므로, 당뇨병에 의해 신장이 공격을 받으면 이 능력을 어느 정도 잃을 수 있다.

12장에서, 식이요법이 혈압에 어떻게 영향을 미치는지 알아볼 것이다. 지금의 목표는 이것이다.

정상 혈압은 120/80 수은 밀리리터(mm Hg) 이하로 정의된다. 현재 영국 지침은 의사들에게 당뇨병인 경우의 혈압을 120/80mm Hg 미만으로 유지시킬 것을 요구한다. 이는 종종 한 종류 이상의 혈압 강하 약물을 복용하는 것을 의미한다. 목표는 신장을 고혈압의 영향으로부터 보호하는 것으로, 신장 관련성의 신호가 있다면(소변 중 알부민 및/또는 eGFR이 60 이하) 이 목표 혈압은 특히 중요하다.

혈압을 정기적으로 측정하라. 이것이 정상 범위 밖에 있다면, 의사와 식이요법을 다시 들여다보고 추가 처치가 필요한지 상담하라.

눈 검사

1년에 1회는 각막('망막증')과 렌즈(백내장)와 관련하여 당뇨병의 신호를 검사해야 한다. 영국에서는, 안과 검안사가 이 훈련을 잘 받아 의사보다도 신호를 효과적으로 집어낸다. 당뇨병 환자라면 연간 눈 검사 우선 대상 명단에 이미 등록되어 있을 것이다. 보통 안과 검안사(안경사의 새로운 이름)가 이를 실시하여 의사에게 환자의 눈이 당뇨병과 연관된 이상 신호를 보이는지 알릴 것이다. 일단 당뇨병의 눈 합병증이 있음을 알게 되면, 병원의 당뇨병 눈 전문가도 환자를 돌볼 것이다.

흡연자라면, 의사에게 알려야 한다. 의사가 설교를 할 것이고, 아직도 흡연자라면 의사의 말을 들을 때이다. 눈 건강에 대한 영양 효과에 대한 정보는 13장을 참조하라.

발 검사

당뇨병에서 발 문제는 흔하다. 혈당 조절을 잘 못하면, 신경 손상인 신경증으로 발전할 위험이 있으며 이는 발의 작은 상처에 대해 자각하지 못할 우려가 있음을 뜻한다. 작은 상처가 점점 악화되어 전염이 될 수 있다.

이 때문에, 이 책의 지침을 따라 식이요법을 제대로 수행할 뿐 아니라, 연 1회는 의사에게 발 검사를 받아야 한다. 검사는 얇은 플라스틱 관을 이용한 감각 검사, 공명 막대를 이용한 진동 감각 검사, 그리고 피부 손상 신호를 보기 위한 철저한 검사를 포함한다. 조지 워싱턴 대학의 메리 엘렌 월페 간호사의 충고를 받아들여, 의사를 방문할 때마다 신발과 양말을 벗어 발 검사를 빠뜨리지 않도록 확인한다.

건강 유지

아무리 건강해진다 해도, 계속해서 포도당, HbA1c와 콜레스테롤, 체중, 눈, 그리고 발에 주의를 해야 한다. 모든 것이 바르게 되어가고 있음을 확인하며 식이요법과 생활 방식을 조정하는 것이 당신이 해야 할 일 전부이다.

08 완전하지 않은 세상의 완전한 식이요법

완전하지 않은 세상에서 완전한 식이요법을 따르는 것이 쉬운 일은 아니다. 당신이 의지하는 식당, 항공편, 동료와 가족까지도 건강식품에 대해 이해나 흥미를 갖지 못하는 때가 있을 것이다. 이 장은 이러한 상황을 대처하기 위해 할애하였다. 외식, 여행, 사회 상황, 의사와의 상담, 가족 응대 등을 다룬다. 인생에서 장애를 만날 때, 쉽게 이와 맞서는 방법을 보이겠다.

외식

외식은 인생의 일부로, 친구나 사랑하는 사람과 새로운 건강한 식이요법의 흐름을 놓치지 않고 시내에서 밤을 즐길 수 있어야 한다. 다행스럽게도, 많은 식당 메뉴에는 건강한 선택의 여지가 있다. 불행하게도, 일부 다른 곳은 이것이 제한되어 있다. 종종 간 곳에서 무엇을 주문할 것인지 뿐 아니라 어디에 갈지가 성공의 열쇠가 된다. 여기에 몇 가지 요령이 있다.

먼저, 국제적으로 생각하라 | 지중해 국가, 아시아와 아프리카에서는, 전통적인 식단 주식이 곡물, 채소, 콩류와 과일이다. 놀랄 것이 없는 것이, 이 모든 지역은 역사적으로 서구 유럽보다 당뇨병 발생률이 훨씬 낮다. 이런 식당에서 제공하는 가장 좋은 것을 선택할 때, 건강하고 맛있는 저녁 외식이 될 수 있다.

이태리 식당은 어디에나 있으며, 스파게티 마리나라, 미네스트로니, 파스타 에 파지올레(전통적인 파스타와 콩 수프), 건강한 샐러드, 덩어리 채소와 토마토 피자, 구운 브로콜리와 시금치 삶은 것 등을 기꺼이 대접할 것이다. 종종 음식을 주문에 따라 만들기 때문에, 주방장에게 기름을 최소한으로 쓰고, 치즈와 기타 등등을 넣지 말라고 주문하는 것이 쉽다.

중국 식당은 채소 춘권이나 채소 만두와 다양한 건강한 수프로 시작하도록 해 준다. 튀김보다는 삶은 것을 택하라. 고기 요리는 피하고 두부(콩 커스타드라고도 알려져 있음), 완두콩, 브로콜리, 시금치와 다른 건강한 재료들로 만든 향기로운 채소 주 요리의 긴 목록으로 바로 들어가라. 중국 식당의 위험은 거의 모든 식사 준비에 기름을 너무 많이 쓰는 것이다. 음식을 만드는데 기름을 가능한 한 최소한 사용하고 주 요리에 쌀밥, 그 중에서도 현미밥을 많이 먹도록 한다.

일본 식당은 건강한 외식으로는 가장 좋은 선택에 속한다. 초밥 주방장은 당근, 오이, 무와 다른 간단한 재료로 식사의 기쁨을 줄 것이다. 이들을 된장국, 샐러드, 해초 등 다양한 전채와 함께 즐겨라.

타이와 베트남 식당은 쌀, 부드러운 국수, 채소와 두부를 포함한 많은 채소 요리를 멋진 소스와 함께 제공한다.

인도 식당은 복합적이다. 채식 식단이 전통적이고 인도사람에게서 높은 평가를 받고 있지만, 기름과 유제품 사용으로 인해 가서는 안 될 장소가 된다. 최적 선택은 수프, 쌀밥 요리와 기름을 최소한으로 사용한 야채 카레이다.

에티오피아 식당은 흔하지는 않지만 이런 곳에서 외식을 할 기회를 얻는 행운을 가진다면, 놓치지 마라. 에티오피아의 일부 종교 집단으로 인해 연중 특정 시기에 채식 식단이 제공되어, 식당에서 이집트콩, 말린 완두콩, 렌즈콩, 완두콩, 후추와 맛있는 향료로 만든 요리를 내놓는다. 이들은 커다란 접시에 모든 채식 재료를 담아 멋진 저녁으로 대접하는 것을 행복해 할 것이다.

스테이크집과 주점은 분명히 채식 음식을 찾기 힘든 곳이지만, 대부분이 샐러드 바나 샐러드 메뉴가 있어 풍부한 채소를 제공한다. 파스타도 좋은 선택이다.

둘째, 원하는 것을 요구하라 | 원하는 것이 메뉴에 없으면, 요청하기를 주저하지 말라. 대부분의 식당이 기꺼이 특별한 요청에 맞추어 주 요리를 변화시킬 것이다. 샐러드에서 치즈와 베이컨 조각을 빼고 싶다면, 채소 특선 요리를 원한다면, 또는 파스타에 미트 소스 대신

토마토소스를 얹기를 원한다면, 무조건 요구하라. 더 나은 요리를 먹을 수 있을 뿐 아니라, 식당 경영자가 이런 손님을 더 잘 대접할 수 있도록 돕는 것도 된다.

앞에서 말한 것처럼, 식당 주방은 기름을 너무 많이 사용하므로, 종업원에게 음식을 어떻게 조리하는지 묻고, 되도록 기름을 적게 써서 식사를 준비해 달라고 요구하라. 이태리 식당에서는, 시금치와 브로콜리를 종종 볶는데, 이것을 삶을 수도 있다. 대부분의 아시아 채소 요리에도 같은 방식이 적용된다.

소스와 양념은 언제나 요리와 같이 내 오도록 할 수 있다. 아시아 요리에서 사용하는 파스타 소스, 샐러드 드레싱, 브라운 소스, 샌드위치에 사용하는 스프레드, 그리고 유사한 음식의 경우도 이와 같이 한다.

원하는 것을 요구하라. 새로운 기쁨을 느낄 수 있다.

패스트푸드

건강한 식사가 우선이라면 패스트푸드를 우선적으로 선택하기는 힘들다. 한편, 이 체인점들은 건강식품 선택의 수요가 증가함을 이해하는 대형 사업체이다. 더 자주, 건강 식단에 맞는 메뉴를 찾을 수 있다. 예를 들어 버거킹은 다른 샌드위치보다 지방 함량이 낮은 식물성 버거를 제공한다. 가장 좋은 선택은 서브웨이의 식물성 딜라이트이다.

어떤 패스트푸드 식당은 가끔 샐러드 바를 운영한다. 이집트콩, 3

색 콩 샐러드, 방울 토마토와 채 썬 채소로 만든 샐러드는 풍부한 식사가 된다.

마음이 내키면, 신속히 건강식품을 구하는 가장 좋은 방법은 대형 수퍼마켓에 들러 샐러드 바를 찾는 것이다. 바로 손 끝에 멋진 선택의 풍요함이 있다.

낸시와 밴스의 경험

낸시는 맛있는 음식과 멋진 레스토랑을 좋아하는 친구와 가끔 외식을 한다. 저자는 그녀에게 중국, 일본, 이태리나 태국 음식과 같은 이국적인 음식을 선택하라고 권한다. 불행하게도, 그녀의 친구들이 원하던 것은 이런 것이 아니라서, 그들은 그녀가 건강에 좋지 않은 음식을 먹지 않는다는 것에 불편해 했다.

매우 적절하지 않을 것으로 예상되는 식당에서 친구들을 만나러 향할 때는, 미리 간식을 좀 먹어 두어, 식당에 도착했을 때 배가 너무 고프지 않도록 했다. 친구 집에 식사를 하러 갈 때는, 가끔 채소 요리와 과일 샐러드를 준비해 가겠다고 자원했다.

아이슬랜드로 휴가를 갈 때, 식사로 보충이 필요한 경우를 위해, 그라놀라 바와 두유 팩들을 짐에 챙겼다. 그녀는 아주 잘 지냈다.

'때로는 유혹을 받기도 하는데, 특히 스트레스를 받거나 너무 피곤한 때가 그래요. 그럴 때마다 스스로를 타이르곤 해요.' 그녀의 말이다.

그녀는 사물을 명료하게 보는 것이 도움이 됨을 알았다. '우선 순위가 뭔지 결정해야 해요.' 그녀는 설명했다. '질병으로 인해서 고통 받고 싶지는 않아요. 더 나빠지는 것을 막고 싶어요. 질병을 이기는 것에 대해서는 생각도 못했어요. 이제는 프로그램 홍보를 위해 다니고 있지요. 제가 어떻게 해 냈는지 사람들이 계속 질문을 해요. 아마 40명은 족히 자세한 설명을 들었을 걸요.'

밴스는 외식을 할 때, 식물성 버거, 신선한 삶은 채소와 치즈와 기름을 뺀 파스타를 찾는다. 그의 도전은 운동 구장이었다. '나는 야구와 미식축구 구경 가기를 좋아하는데, 거기서는 감자튀김, 핫도그와 탄산음료만 팝니다. 건강식품을 가지고 가거나 당근 자른 것과 물 한 병만 있어도 좋은데, 대개는 음식을 들여갈 수 없습니다. 그래서 처음에는 프레첼과 팝콘만 먹었습니다. 한 게임에서는 생선과 튀김 냄새를 맡았는데, 참기가 힘들더군요.' 그가 말했다.

식물성 핫도그와 버거가 밴스의 구원이었다. 이것이 궁극적인 식사 형태라고는 할 수 없지만, 대체 음식으로는 많이 향상된 것이다.

여행

어떤 식이요법을 하건 여행은 도전이다. 새로운 식사 계획을 유지하도록 돕는 방법이 몇 가지 있다.

현명하게 식당 선택하기 | 이미 보아 왔듯이, 채식전문이 아닌 식당이라도, 특히 국제적인 요리를 하는 곳은 보통 채식 선택 메뉴가 많이 있다. 패스트푸드를 먹는 곳이라도 때에 따라 후보지가 될 수 있다.

가고 싶은 시내의 채식과 채식전문 식당을 온라인으로 검토할 수 있으며 식당 목록만 있는 것이 아니고 식당 웹사이트가 있다면, 미리 메뉴를 검토할 수 있다. 하지만 이런 식당만 갈 이유는 없으며 거의 모든 식사 장소가 고객의 요구에 맞추어야 한다.

비행 전 | 장시간 비행을 예약하기 전(또는 일반적으로 비행 48시간 전)에 채식주의자용 식사를 요청하라.

많은 단시간 비행에는 식사 제공이 안 되므로, 건강식품점이나 수퍼마켓에서 챙기기 쉬운 간식을 준비한다. 채식주의자용 '고기' 조각은 좋은 샌드위치 속이며 쉽게 상하지 않는다. 두유나 쌀 우유 작은 팩은 냉장이 필요 없다. 후머스를 곁들인 피타 빵, 과일 몇 쪽, 당근, 즉석 수프(승무원은 기꺼이 뜨거운 물을 제공할 것이다), 또는 이집트콩 작은 통 하나면 충분하다.

사회 활동

아침에는 조금 후회하겠지만, 파티에서 계획한 대로만 지키기는 힘들다. 파티에 준비 없이 가면, 먹을 만한 것이 거의 없을지도 모른다. 하지만 약간의 계획을 해 두면, 현재의 건강한 경로를 벗어나지 않고도 연회에 참가할 수 있다. 몇 가지 아이디어를 소개한다.

건강 요리를 준비해 가겠다고 제안한다 | 친구 집에서 저녁 식사 초대를 받았고, 무슨 음식이 나올지 모른다고 하자. 제안할 것은 이것이다: 초대를 받았을 때 또는 이야기를 들은 후 가능한 한 빨리 주인에게 전화하여 식이요법을 바꾸었다는 것과 그들에게 불편을 끼치고 싶지 않음을 알린다. 예를 들면 저지방 후머스 소스나 이국적

인 과일 샐러드 같은 것을 뭔가 준비해 가고 싶다고 하라. 십중팔구 초대한 쪽에서는 걱정할 필요가 없으며 먹을 것이 많으니 아무 것도 가져올 필요가 없을 것이라고 할 것이다. 자, 상대편에서 실제로는 어떻게 생각하건, 조금도 표시를 내지 않으면서 상대편을 이쪽 요구대로 변화시킨 것이다.

초대한 사람에게 연락하는 것이 내키지 않는다고 해도, 그렇게 생각하지 말라. 나중에 손님에게 원하지 않는 저녁을 대접했다는 것을 알면 그들은 훨씬 더 당황할 것이다. 다른 손님도, 그리고 파티에 초대한 주인도 비슷한 식이요법을 실시하고 있음을 발견할 수도 있다.

건강한 선물을 하라 | 보통의 와인 한 병 대신, 건강식품을 선물하는 것은 어떨까? 과일 바구니, 거친 호밀 빵 덩어리나 파티용 건강 소스 등은 초대한 주인을 기쁘게 할 것이며 선물한 사람도 먹을 것이 보장된다.

배고픈 채로 도착하지 않도록 하라 | 굶주린 채로 도착하면, 건강에 좋지 않은 음식에 이끌릴 수도 있다. 도착하기 전에 뭔가 먹으면, 괜찮을 것이다.

요리를 준비해 가라 | 뷔페나 술 파티에서, 아무 것도 들고 있지 않은 손님에게는 뭔가를 권하게 되어 있다. 빵이나 음식 몇 가지를 담은 접시를 준비해 가면, 먹고 싶지 않은 파티 음식을 권하려는 사람을 만나지 않을 것이다.

의사와의 관계

의료 관리는 협업이다. 의사와 환자가 같이 작업하여 환자의 요구를 최대한 만족시킨다. 이것은 어떤 때라도 사실이지만, 식이요법을 변화시키는 과정에서는 특히 그렇다. 당뇨병이 개선되고 있을 때는 약물 치료에 계속 주의를 기울일 필요가 있다.

어떤 의사들은 연락하기가 어렵고, 의사가 충분히 주의를 기울이고 있다 해도 영양에 관해 대화를 나누고 있음을 뜻하지는 않는다. 어떤 의사들은 이 주제에 대해 관심이 거의 없으며, 또 다른 의사들은 아주 오래되거나 검증이 되지 않은 견해를 갖고 있다.

14장에 메모를 잔뜩 붙여 의사에게 이 책을 빌려줄 것을 제안한다. 14장은 의사를 위해 쓴 것으로, 이 책에서 서술한 식이요법의 과학적인 논리, 배경이 되는 증거, 기대 효과 등이 설명되어 있다.

협력 관계를 유지하고 있으면 도움이 된다. 이는 의사의 권고를 따르고(옳은 내용이고 그에 동의한다는 가정 하에), 어떻게 진행하고 있는지 의사에게 알리고, 혈당이 70mg/dl 미만 또는 의사가 설정한 다른 기준 미만이면 즉시 연락하고, 복합 비타민을 먹어 뭔가 결핍되지 않을지 의사가 우려하지 않도록 함을 뜻한다. 사실은, 잡식을 하는 것보다 채식 식단이 영양 면에서 훨씬 우수하지만, 식견이 있는 의사라면 비타민 B_{12}를 섭취하고 있는지 확인할 것이다. 복합 비타민은 이를 쉽게 해결해준다.

대다수의 경우, 의사들은 환자가 식단을 개선하면 기뻐한다. 그들은 체중과 실험 결과에 개선이 있으면 더욱 기뻐한다.

우리 연구의 자원 참가자들 중 하나는 의사가 그의 계획에 회의적이라고 생각했다. 그들은 상담 동안에 혈액 검사와 처방 외의 이야기를 나누었다. 하지만 놀랍게도, 환자가 채식 요법을 시작했다는 것을 알았을 때, 의사는 기뻐했다. '그러면 아주 많이 도움이 될 겁니다.' 그녀는 말했다. 그리고 정말로 그랬다. 6개월 내에, 그는 13.2kg이 줄었고, 당뇨병 약 둘 중에서 하나는 끊을 수 있었으며 매주 계속 개선이 되었다. 그의 의사는 영양에 대해서는 공식적인 교육은 받지 않았지만, 성공을 보면 그것을 알 수 있었다. 그녀는 이제 같은 식이요법을 다른 당뇨병 환자에게 권한다.

도움이 되고 상처가 되는 사람들

때로는 친구와 식구들이 건강한 길에 있도록 돕기도 한다. 운동에 그리 열심이지 않으면, 그들이 같이 참여함으로써 격려해준다. 건강에 덜 좋은 음식에 유혹을 받을 때는, 결심을 굳게 해 준다.

식이요법을 개선하는 것은 금연을 하거나 다른 습관을 깨는 것과 같아, 가족의 지원이 필요하다. 하지만 때로는, 고의적이건 아니건 사랑하는 사람이 그리 협조적이 아닐 수 있다. 그들은 나쁜 식이요법의 위험성을 모를 수 있거나, 자신들도 건강하지 않은 습관과 싸우느라 이를 너무나 잘 알고 있을 수도 있다. 이들은 나쁜 습관을 깨려는 당신의 노력을 말리려고 할지도 모른다.

사랑하는 사람들이 단지 건강한 식이요법에 대한 정보가 부족해서 그런 것이라면, 이 책을 빌려 주어라. 그들이 책을 열심히 읽는 사람들이 아니라면, 이런 방법을 써 보라: 이 책에서 그들이 특히 흥미 있어 할 것 같은 부분에 점착 메모지나 책갈피를 꽂아 두어라. 그들은 이 부분에 이끌릴 것이며, 한번 읽기 시작하면 아마 계속 읽을 것이다.

식구들이 식습관을 가지고 놀리면, 건강이 당신에게 얼마나 중요한지 일깨워 주어라. 주위에 건강하지 않은 음식을 두는 것이 얼마나 힘든 일인지 그리고 정말로 그들의 도움이 필요함을 설명하라. 이상적인 것은, 가족이 새롭고 건강한 식사 방법에 동참하는 것이다. 그들이 변화를 주지 않는다면, 적어도 자신의 음식을 별도로 두고, 건강하지 않은 음식으로 당신을 유혹하거나 놀리지 않도록 한다.

가족 모두에게 좋은 식품

가족을 위한 음식을 만드는데, 그들이 새로운 음식을 피한다고 해서 절망하지 말라. 새로운 것에 조심하는 것은 당연하다. 강요하지 않으면서 건강한 식품을 내 놓고, 새로운 음식이 실제로 좋은 반응을 얻을 때까지 몇 번의 시도가 필요함을 인정하라.

자신을 위해서만 건강한 음식을 만들 것이 아니라 약간 덜 건강한 음식도 배우자나 자녀들을 위해 만들 것을 제안한다. 어떤 이들은 다른 사람의 나쁜 습관을 변화시킬 수는 없다고 여겨 이렇게 한다. 그러나 이것을 기억하라: 건강한 음식을 가족에게 소개하는 것은 매우 중요한 동맹자를 만드는 것으로, 사랑하는 이들에게도 혜택을 가져온다.

가장 좋은 상태는 가족 전체가 함께 식단을 바꾸기로 결정하는 것이다. 누구에게도 동물성 음식, 기름진 음식이나 단 음식을 먹을 건강상의 이유가 없다. 그렇다. 이 음식들은 현대 사회에서는 어디에나 있지만, 역학적 견지에서 과체중, 심장 질환, 암과 다른 건강상의 문제를 일으키는 주원인이다. 전 가족이 같은 식단 변화를 한다면, 모두 같은 이익을 본다.

저항을 극복하는 좋은 방법 하나는 가족들에게 단기간 동안 시험적으로 당신과 함께 식이요법 변화를 시도해보라고 하는 것이다. 건강한 식사 방법을 3주 동안 시도해 보고 싶고, 같이 했으면 좋겠다고 가족에게 말하라. 대부분의 사람들이 짧은 기간이라면 무엇이든 시도해 볼 것이다. 3주일이 끝날 때쯤이면, 각자 자신이 좋아하는 새로운 음식을 추려 내고, 더 계속할 준비가 되어 있을 것이다.

어린이들에게 건강한 음식을 권할 때는 간단하고 친숙한 것만 시도하는 것이 일반적으로 가장 좋다. 어떤 어린이는 이국적인 낯선 채소를 좋아하지 않을지도 모르나, 옥수수, 당근과 완두콩에는 쉽게 끌릴 것이다. 새로운 음식을 먹기 싫어하는 어린이를 닦달하지는 마라. 때로는 음식의 형태를 변화시키는 것도 큰 차이를 낸다. 조리한 시금치의 식감을 좋아하지 않는 어린이도 샐러드 속에 들어 있는 신선한 시금치는 좋아할지도 모른다. 삶은 브로콜리와 컬리플라워는 위협적일지도 모르지만, 잘게 다져서 수프나 스튜에 넣으면 완전히 먹을 만하게 될 수도 있다. 어린이들은 렌즈콩 덩어리는 좋아하지 않겠지만, 식물성 버거와 핫도그 그리고 식물성 '고기' 얇은 조각을 넣은 샌드위치는 좋아할 것이다.

선택할 수 있도록 하는 것이 언제나 도움이 된다. 자녀들이 구운 콩 또는 렌즈콩 수프 중 어느 것을 좋아할까? 그들은 식물성 버거를 반쪽과 네 쪽으로 자르는 것 중 어느 편을 좋아할까? 착안점은 어린이들에게 모든 가능성이 좋은 것일 경우 조절 감각을 길러 주자는 것이다.

어떤 가정에서는, 음식이 애정의 상징이다. 부모들은 사랑을 열량으로 잴 수 있다고 여기는지, 자녀들에게 달고 끈적거리는 후식을 준다. 동기가 무엇이었든, 이것은 조금도 좋은 작용을 하지 않는다. 사랑을 표현하는 다른 방법을 찾아라. 책, 산책, 영화 등 의미 있는 선물에는 끝이 없다.

건강하지 않은 세계의 건강한 음식

다른 행성으로부터의 방문자는 현대 문명이 건강한 식단에 이렇다 할 관심이 없다고 결론지을지도 모른다. 패스트푸드 식당과 많은 식당이 기름지고 콜레스테롤이 듬뿍 들어 있는 식사를 나르고, 건강한 식사를 선택할 여지는 훨씬 적다. 텔레비전 광고는 건강에 좋다고는 하기 어려운 간식을 끝없이 강요한다. 편의점과 간식 자동판매기는 원하지 않는 것은 잔뜩 팔고, 원하는 것을 구하기는 극히 드물다. 때로는, 금연을 하려고 애쓰지만 담배가 무료인 바에 갇혀 있는 사람과 같은 심정을 느낄 것이다.

대부분의 경우 이런 경우가 많지만, 건강한 선택의 여지가 많이 있는 것도 사실이다. 많은 편의점들이 건강에 좋지 않은 음식을 파는가 하면, 멋진 음식 상품의 범위가 계속 늘어나는 수퍼마켓이 있다. 건강을 인식하는 손님들이 찾는 음식을 내 놓기를 거절하는 식당이 있는가 하면, 좋은 메뉴를 제공하는 십여 곳도 있다. 건강에 기초를 둔 요리책은 참으로 광범위해서, 건강한 식이요법을 따르는 것이 지금은 더 쉬워졌다. 친구와 가족들 본인들은 건강한 식이요법을 따르지 않는다 해도, 당신이 하고 있는 일이 뒷받침해줄 가치가 있다는 것을 모두 알고 있다.

09 문제 해결

새로운 식사방법은 잘 진행 중인가? 체중 감소 목표는 달성해가고 있는가? 포도당과 HbA1c는 떨어지고 있는가? 콜레스테롤 수치에 개선이 보이는가?

어떤 종류이건 문제를 안고 있다면, 대부분 흔히 발견되는 문제점에 관해 이 장에서 안내하겠다.

체중이 잘 감소하지 않는 경우

저지방, 채식 요법을 하는 사람들은 보통 쉽게 체중이 감소한다. 우리 연구에서는, 평균 감소 속도가 1주일에 0.5킬로그램이었다. 어떤 이들은 더 빠르게, 다른 이들은 약간 느리게 체중이 감소했으나,

1주일에 0.5킬로그램은 양호한 속도이다. 1년으로 생각하면, 열량 제한에 기초한 식이요법에서 발생하는 요요 증상이 없기 때문에 그 결과는 굉장하다. 이 프로그램은 단기적인, 굶고 살을 빼는 식이요법이 아니라서 배를 곯지 않아, 폭식의 반동이 없다. 점진적인, 건강한 체중감소를 기대할 수 있다. 때로는 체중 감소가 주식 시장을 따라가는 것과 같다. 오르락내리락 변동이 있지만 경향은 뚜렷하다. 체중이 감소하고 있다면, 행동을 취해야 할 때이다. 여기에 행동 단계를 소개한다.

기본으로 돌아가라 | 4장의 지침을 따르며 100퍼센트 실행하고 있는지 확인하라. 이는 동물성 식품을 식단에 전혀 포함시키지 않음을 뜻한다. 예를 들어 식단에 생선이나 치즈가 들어 있으면, 체중을 감소시키려는 노력에 방해가 된다.

감추어진 기름을 검토하라. 포장 음식 1회 섭취량에는 지방이 2에서 3그램 이하만 포함되어 있어야 한다. 식당에서 자주 식사를 한다면, 식사에 어느 정도 기름을 넣는지 평가해 보라. 만일 확인이 잘 되지 않는다면, 음식을 튀기거나 볶는 대신에 삶고, 소스나 드레싱은 별도로 가져오도록 요구하라. 8장을 참조하라.

빠른 섬유질 검사를 하라 | 섬유질 섭취를 조사하고, 하루에 섬유질을 40그램 미만 섭취하고 있다면, 콩, 채소와 과일을 더 많이 식단에 포함시킨다.

채식 식단을 실시하여 섭취하는 지방은 적고 섬유질은 많다면, 체중이 감소할 수 밖에 없다. 그렇다고 해도, 몇 가지 고려할 사항이

합리적으로 하고 옆길로 빠지지 말라

사람들은 때때로 체중이 감소하지 않으면 유전, 운동 부족, 또는 다른 것에 문제의 원인이 있다고 비난한다. 유전이나 운동이 물론 영향을 미치기는 한다. 그러나 체중이 줄지 않는다면, 문제는 언제나 식습관에 있다.

한번은, 저자가 워싱턴에서 런던으로 가는 길에 체중 감소를 위한 식이 요법 변화에 관한 사설을 쓰느라 노트북 컴퓨터로 바쁘게 타이프를 치고 있었다. 옆 자리의 승객이 내가 무엇을 타이프하고 있는지 보고 그 주제에 관심을 가졌다. 그는 수년간 과 체중이었고 저자가 어떤 충고를 해 줄 지 궁금해 했다. 저자는 식이요법 변화가 지속적인 체중 감소를 일으키는 방법에 대한 연구 결과를 설명했다. 관건은 먹는 음식의 유형을 변화시키는 것으로 보인다는 점을 지적했다. 채소, 과일, 콩류와 통곡물의 혜택과 이들이 얼마나 멋진 식사가 되는지를 논의했다.

'그거 재미있군요.' 그가 말했다. '하지만 내 생각에는 난 운동이 더 필요하다고 생각해요. 그게 제 문제랍니다. 운동을 열심히 하곤 했는데, 요즘은 너무 바빠서요.' 그는 음식에 관한 주제를 제쳐 놓았다.

몇 분 후, 승무원이 식사 제공을 시작했다. 그녀는 그에게 햄 치즈 샌드위치, 파삭한 감자 칩, 탄산음료를 주었고, 그는 말도 않고 이 음식들을 입으로 쑤셔 넣었다. 그가 이 불필요한 열량을 태우려면 체육관에서 매우 오랜 시간을 지내야 한다는 것을 깨닫고 있지 못하다는 생각을 했다. 항공사에서는 채소 식사도 제공하고 있어, 이것이 더 나은 선택이었을 텐데 말이다.

이후 얼마 지나지 않아, 저자는 다른 의사인 워싱턴 D.C.주 조지 워싱턴 대학 의학대학의 스탠리 탤퍼 박사와 함께 환자 한 명과 이야기를 나누고 있었다. 환자는 체중이 줄지 않고 있어, 더 많이 걸을 필요가 있다고 생각하고 있었다. 탤퍼 박사는 먼저 식이요법부터 잘 하라고 권하면서 말했다. '걸어서 0.5kg 줄이려면, 볼티무어까지 걸어야 할걸요.' 그건 사실이다. 운동은 효과가 있고 저자도 이를 강력하게 권한다. 그러나 체중 문제의 우선 문제는 운동 부족이 아니며, 운동은 결코 건강한 식이요법의 자리를 대신할 수 없다.

있다.

단순화하라 | 가공 처리된 식품보다 단순한 음식을 선택하면 그만큼 값을 한다. 첨가물이 적을수록 좋으며 한 성분이야말로 이상적이다. 예를 들어, 콩, 브로콜리, 당근이나 현미는 첨가물 성분 목록이 필요 없다. 보는 것이 얻는 전부이기 때문이다. 아무도 기름을 넣지 않았고 섬유질을 빼내지 않았음을 알고 있다.

싱싱한 음식을 더 섭취하라 | 어떤 사람들은 싱싱한 음식을 더 많이 섭취하여 현저한 체중 감소를 경험했다. 잘게 썬 채소, 샐러드, 신선한 과일 등은 모두 섬유질이 풍부하고 지방을 첨가하지도 않았으며 GI도 낮다.

혈당이 충분히 빨리 조절되지 않는 경우

혈당 조절을 추적하는 우선의 방법은 HbA1c를 보는 것이다. 영국의 목표는 HbA1c를 7퍼센트 미만으로 하는 것이지만, 현재 대부분의 의사들은 목표를 6.5~6.0퍼센트로 더 낮출 것을 강하게 주장한다. 목표를 향해 양호한 성과를 보이고 있다면, 여기 몇 가지 고려할 점들이 있다.

기본으로 돌아가라(다시) | 과 체중이라면 체중이 줄었을 때 HbA1c가 건강하게 낮아질 것이라고 예측할 수 있다. 체중 감소를 바로 시작하려면, 6장과 앞에서 설명한 요령을 참조하라. 체중 과다이건 아니건, 혈당을 조절하는 열쇠는 위에서 설명한 것과 같은 요령이다.

식단이 채식이라면, 물론 동물성 지방을 포함하지 않는다. 식물성 기름을 피하고 있다면, 식단에는 어떤 지방도 거의 없다. 이러한 건강한 변화를 통해, 근육 세포내의 작은 지방 조각들이 줄어들기 시작함을 상상할 수 있다. 2장에서 본 것처럼, 이 지방 조각들이 인슐린 저항성의 원인인 것으로 보인다.

건강한 탄수화물을 포용하라 | 많은 사람들이 전분 음식을 피함으로써 한 팔을 등 뒤에 묶어 둔다. 그들은 콩, 렌즈콩이나 파스타가 혈당을 밀어 올릴 것이라고 상상한다. 그리고 물론, 어떤 식사를 해도 식사 후에 혈당을 재면 식전보다 높다. 그러나 그렇다고 전분 음식을 멀리 하고 지방이나 고단백질 음식으로 돌아서지는 말라. 그 이유가 여기 있다.

생선과 닭의 지방은 체중 감소를 저지시키는 경향이 있다. 이는 인슐린 저항성도 악화시킬 것이다. 보통의 경우, 다음과 같은 일이 일어난다.

어떤 남성이 '탄수화물이 나쁘다'는 말을 들었거나 쌀밥이나 전분 채소를 섭취한 직후 혈당이 높아졌음을 알았다. 그는 탄수화물을 피하기로 결심하고 식단에 닭고기와 생선을 다시 넣었다. 처음에는, 좋은 변화가 일어나는 것 같았다. 포도당을 공급할 전분이 식사에 거의 없었으므로 혈당은 식후에 크게 증가하지 않았다. '아하!' 그는 말한다. '내 혈당을 낮출 식이요법을 찾았어!' 그러나 다음 며칠간, 공복 시 혈당이 이상한 방향으로 향하고 있음을 알아차린다. 수치는 계속 조금씩 올라가서, 한두 주일 후에는 상승이 심각했다. '이건 어떻게 된 거지?' 그는 생각한다. 어떻게 된 건지 여기에서 설명하겠다.

열량 공급원은 탄수화물, 지방, 단백질 세 가지가 있다. 탄수화물을 피했기 때문에 인슐린 저항성을 증가시키는 지방과 이 역시 고유의 문제를 안고 있는 단백질만이 남았다. 지방 섭취가 증가하면서 혈당이 바로 증가하지는 않았지만, 지방 식단은 세포 내 지방의 양을 증가시키는 경향이 있다. 결과적으로 인슐린 저항성이 점차 악화된다. 이는 섭취한 탄수화물은 어떤 것이라도 이전보다 더 급격한 혈당 증가를 일으킴을 의미한다. 그의 혈당은 나날이 점차로 증가했다.

해답은 지방 음식을 피하고 건강한 탄수화물이 풍부한 음식을 택하는 것으로, 포도당 지수는 가장 좋은 음식을 선택하도록 돕는다(4장 참조). 콩류(콩, 완두콩, 렌즈콩), 채소, 과일과 통 곡물이 이에 해당한다.

식사는 언제나 단기적인 혈당 증가를 가져온다. 찾고자 하는 것은 인슐린 민감도가 점차로 증가하면서 혈당이 전체적으로 하향하는 경향이다.

의사와 상담하라 | 혈당이 오르는 매우 흔한 이유가 감염이다. 감기, 요도 감염, 아픈 발, 귀 감염 등 말하자면 끝도 없다. 이런 요인들이 모두 혈당을 증가시키는 경향이 있다. 때로는 놀랍게도 거의 알아차리지 못할 정도의 작은 상처나 기침이 공복 시 혈당치를 상승시킨다. 감염에서 회복함에 따라(필요한 의료 처치와 함께), 혈당이 회복된다. 의사는 당뇨병 관련 약물 치료를 잠시 조정하도록 결정한다.

스트레스 수준을 검토하라 | 스트레스는 혈당을 높인다. 싸우거나 도망치려는 반응, 즉 싸우거나 위험으로부터 도망칠 준비를 하도록 하는 물리적인 반응이 실제 또는 상상의 위협 상황에서 나타난다. 혈당 증가는 맹수와 전사 부족과 마주쳤을 때 훨씬 더 쓸모가 있다. 과잉의 당은 주요 근육에 연료를 공급하여 도망치거나 싸우게 한다. 오늘날의 위협은 구직 걱정, 경제적인 어려움이나 인간관계의 문제 등으로, 혈당이 올라도 이런 경우에는 도움이 되지 못한다. 그러나 스트레스는 여전히 반응을 유발하여 혈당을 갑자기 올린다.

스트레스가 일시적이라면, 포도당 상승이 빠르게 해결될 것이다. 스트레스가 지속적이라면, 도움을 청하라. 명상, 요가와 다른 기법이 스트레스에 대처하는데 도움이 된다. 문제가 깊다면, 예를 들어 우울증을 겪고 있거나 오랜 근심이 있다면, 영웅이 되려 하지 말라. 자격이 있는 정신 건강 전문가를 찾아가 효과가 있을 만한 치료부터 시작하라.

운동 | 오래 앉아 있는 습관이 배어 있다면, 지금이야말로 신체적

활동을 삶에 도입할 때이다. 적당한 운동은 혈당 수치를 낮추는데 도움을 준다. 11장을 참조하라.

대부분의 경우, 이러한 과정들은 혈당을 낮추어 준다. 최선을 다해서 노력해도 혈당치가 계속 높으면, 의사는 약물의 양을 조정한다.

계속 배가 고픈 경우

체중을 줄이려고 열량을 줄인다면, 배가 고픈 채로 있게 된다. 저지방, 채식 식단을 권하는 이유 중 하나는, 이것이 아주 든든하기 때문으로, 포만감을 주는 많은 섬유질을 제공하며 양이나 열량에 제한을 두지 않기 때문이다. 결과는 배를 곯지 않는 체중 감소이다. 우리의 연구에서 계속 배고픔을 측정하는 설문을 했으며, 이 식이요법이 사람들에게 만족감을 느끼게 했음을 알았다.

하지만 식사에서 만족감을 느끼지 못한다면 어떻게 하면 될까? 여기에 분명한 것부터 시작해서 몇 가지를 제시하겠다.

더 먹어라 | 이 귀리 공기 하나로는 충분하지 않을지도 모르겠다. 새로운 음식을 알아 가고 있다면, 적절한 섭취량을 알아내는데 시간이 조금 걸린다. 이것은 곧 익숙해진다.

낮은 GI와 높은 섬유질 함량을 목표로 하라 | 아침 식사로 인스턴트 귀리를 먹는다면 옛날식의 죽을 먹을 때보다 훨씬 빨리 배가 고파질 것이다. 차이는 인스턴트 귀리는 섬유질을 잘라내었다는 것이다. 납작하게 밀어낸 귀리와 달리, 귀리 가루가 가득한 상자를 받는다. 인스턴트 귀리는 조리도 빠르지만, 소화도 빨리 되어 혈당을 더 빠르

게 올리고(즉, GI가 더 높다) 더 빨리 배가 고파진다. 음식을 가능한 한 자연의 상태대로 먹으면 지나치게 소화가 빨리 되는 것을 막아 배고픔을 최대한 막도록 돕는다.

음식은 GI가 낮고 섬유질 함량이 높은 것이 바람직하다. 어떤 음식이 하나를 만족한다고 해서 다른 것도 만족시킨다고는 할 수 없다. 예를 들어 통밀 빵은 섬유질이 많지만, 밀알의 어떤 성질로 인해 천연 당이 혈류로 빠르게 방출되는 편이다(즉 GI가 높다). 사실 흰 빵(섬유질이 제거됨)은 통밀과 GI가 거의 같다. 반면, 호밀 빵은 더 서서히 소화되어 천연 당을 혈류 속으로 더 천천히 방출하여, GI가 낮다. 섬유질 섭취를 검토하기 위해서, 빠른 섬유질 검사를 하라 (175쪽을 참조하라).

건강한 간식을 섭취하라 | 식사 사이에 먹을 것을 원하는 경우가 많을 것이고, 그때는 먹어야 한다! 최적의 선택을 하려면 5장을 참조하라.

음식에 대한 갈망을 달래는 방법

어느 정도 오래 되었든 당뇨병을 앓고 있다면, 이미 질이 떨어지는 음식을 먹어 보았을 것이다. 건강에 좋지 않은 간식이 천지에 깔려 있다. 하지만 왜 이것들은 이렇게 호소력이 있는 것일까? 설탕이나 초콜릿은 왜 때때로 그렇게 유혹적인 것일까? 왜 치즈나 고기를 거부하기 힘들까? 음식에 대한 갈망은 어디로부터 올까?

한 번은 우리 연구 참가자들 중 한 사람이 자신에게 무엇이 잘못된 것인지 물어 왔다. 그녀는 12년 동안 당뇨병을 앓았고, 단 음식을 멀리 해야 한다고 알고 있음에도 불구하고, 단 것을 갈망했다. 특히 스트레스를 받거나 피곤할 때는, 케이크, 초콜릿과 페스트리가 그녀를 부르는 것처럼 들렸다. 그녀는 거의 매일 이러한 갈망을 느꼈다. '저는 의지가 약한가 봐요.' 그녀는 말했다. 그녀는 자신의 갈망에 당황했고 식이요법 전문가와 이야기할 때는 이런 화제를 피하고 있음을 발견했다.

음식에 대한 갈망에 대해 이해해야 할 가장 중요한 것은 이것이다. 약한 의지나 탐욕이 갈망을 일으키는 것이 아니다. 갈망은 음식 자체가 가지고 있는 생물학적인 성질에 의해 일어난다. 즉, 마약, 알코올과 담배의 중독성 성분과 매우 비슷한 어떤 음식의 화학적인 성분이 이러한 갈망을 일으킨다.

분명히 해 두자. 단지 특정 음식만이 갈망을 일으킨다. 같은 종류의 이러한 음식은 거의 모든 사람들에게 유혹적이다.

네 가지 유형의 음식이 중독성 약물과는 다른 생화학적인 효과를 나타낸다. 이들은 마약과 같이 강하거나 위험하지는 않지만, 이러한 음식들이 중독의 화학 작용을 일으키는 것 같다. 저자는 〈음식의 유혹에서 벗어나라〉 라는 책에서 이러한 효과를 자세히 기술하였다. 여기에는 일단 알아둘 필요가 있는 중요한 점들을 요약하겠다. 중독성 음식 범주 네 가지란 설탕, 초콜릿, 치즈와 고기이다.

설탕 | 설탕은 단순히 단 것 만이 아니다. 맛과 더불어, 마약과 비슷한 효과가 약간 있다. 즉, 강하지는 않지만 주로 모르핀이나 헤로

인 등의 아편 류 마약과 유사하게 뇌에 영향을 준다. 이 효과는 왜 사람들이 특히 스트레스를 받았을 때 설탕을 찾는지 설명을 해 준다.

설탕에 이런 효과가 있는지 어떻게 알 수 있을까? 제어 연구에서, 연구자들은 날록손이라는 약물을 연구 도구로 사용한다. 날록손은 보통 헤로인이나 기타 아편의 효과를 차단할 때 비상용으로 사용한다. 헤로인을 과용했다면, 의사들은 날록손을 주사하며, 이는 헤로인이 뇌의 수용체에 결합하는 것을 차단한다. 날록손 한 방이면 이전이라면 사망 직전에 있었을, 중독에 의한 혼수상태로부터 순식간에 깨어난다.

연구자들은 자원 참가자들에게 날록손을 투여하고 다양한 단 음식을 주었다. 그 후 날록손을 투여하지 않은 같은 시험 참가자들의 결과에 비해 자원 참가자들이 얼마나 단 것을 먹는지 측정하였다.

날록손은 설탕에 대한 갈망을 눈에 띄게 저하시킴이 밝혀졌다. 보통은 흰 설탕시럽을 바른 도넛이나 끈적거리는 케이크 조각을 간절히 원할지 모르지만, 날록손을 투여하면, 유혹이 많이 사라진다. 이 효과는 특히 비스킷, 케이크와 아이스크림 등 설탕과 지방을 모두 포함한 음식에 분명하게 나타난다.

날록손은 정맥 주사로 투여하므로 음식 탐닉을 해결하기에 적절한 방법은 아니다. 이것은 연구 도구일 뿐이다. 이 실험은 설탕이 단순히 미각 유두를 즐겁게 해 주기만 하지는 않음을 보여준다. 이는 뇌에서 마약성 화학 물질의 방출을 촉진한다. 강도 높은 운동이 기분을 좋게 하는 뇌 안의 천연 화학 물질인 엔돌핀을 분비하는 원인이 되듯이 설탕이 아주 유사한 작용을 하는 것으로 보인다.

이것은 분명히 해 두어야겠다. 설탕이 아편을 포함하고 있다는 말이 아니다. 오히려, 바로 혀에서 느끼는 설탕의 맛이 뇌 안에서 아편을 방출하게 한다. 다음에는, 이 아편이 다른 천연 화학 물질로서 뇌의 기쁨 중추의 열쇠인 도파민의 방출을 시작한다. 헤로인, 코카인, 마리화나, 담배, 알코올과 모든 다른 남용 약물이 도파민 방출을 유발한다. 설탕도 같은 작용을 하는 것으로 보인다. 이제까지의 증거에 의하면 뇌에 대한 설탕의 효과는 고통과 불편을 덜어주고 기분을 약간 상승시킨다. 단 음식에 의존하는 것이 이상한 일이 아니다. 스트레스를 받았을 때는 특히 그렇다.

설탕은 태어난 지 몇 시간밖에 되지 않은 유아에게도 같은 효과가 있다. 아기들의 혈액을 채취하기 위해 발뒤꿈치를 찌를 때, 약간의 설탕 물을 먼저 입에 떨어뜨려 주면 확실히 덜 운다.

설탕에 대한 갈망이 순수한 설탕 자체에만 해당되지는 않는다. 어떤 사람들은 흰 빵이나 베이글과 같은 음식에도 탐닉을 하는데, 이 음식들은 신속히 당으로 분해되어 혈류 안으로 당을 방출한다. 주로, 이들은 GI가 높은 음식, 즉 설탕, 과자, 크래커, 흰 빵, 감자나 찬 시리얼 등을 갈망한다. GI가 낮은 음식은, 즐기기는 해도 탐닉은 일으키지 않는 경향이 있다.

초콜릿 | 초콜릿의 중독성은 정신과 학술지에서 오랫동안 인정되어 왔다. 과학적인 연구에서, 가장 격렬한 초콜릿 애호가의 탐닉은 아편 차단 약물 처치를 했을 때 사라진다. 이 실험은 이런 것에 매달

리게 되는 것이 단지 맛이나 느낌에 의한 것이 아님을 보여준다. 초콜릿은 뇌에도 약간 영향을 주는 것으로 보인다.

초콜릿의 매력은 단지 달콤함에만 있지는 않다. 결국, 진짜 초콜릿 애호가는 당 하나 만에 만족하지는 않는다. 초콜릿은 카페인, 테오브로민과 페닐에틸아민도 포함한다. 아편 효과 외에도, 이들 모두 자극제로서 초콜릿의 유혹적인 면을 담당하고 있다.

초콜릿 애호가라면, 때때로 초콜릿이 단순히 식품만을 의미하지는 않음을 이미 알고 있을 것이다. 원할 뿐 아니라, 필요를 느낀다. 애석한 것은, 초콜릿이 당뿐 아니라 상당한 지방도 포함하고 있다는 사실이다.

치즈 | 그렇다. 썩은 양말 냄새를 약간 풍기기도 하지만, 치즈는 사람들이 식이요법을 개선하려 할 때 포기하는 데 가장 어려움을 겪는 음식 중 하나이다. 이렇게 인기가 있는 데는 지방과 콜레스테롤 외에 분명히 뭔가가 있다.

이 '무엇' 은 우유 단백질인 카제인으로 보인다. 모든 단백질과 같이, 카제인의 분자 구조는 긴 구슬 끈과 같으며 구슬 하나하나는 아미노산이다. 보통, 단백질이 소화되면 아미노산이 하나씩 끊어져 나와 혈류 안으로 흡수되어, 신체 조직을 구성하고 신체에 손상이 있는 부분을 복구하는데 쓰인다.

카제인은 다르게 행동한다. 떨어져 나가면서, 단순히 각각의 아미노산을 방출하지 않는다. 이 경우는 아미노산으로 이루어진 짧은 끈, 즉 3, 4, 5, 또는 7 개의 '구슬' 끈으로 떨어져 나간다. 이들은 단지 단백질을 이루는 아미노산만을 의미하지는 않는다. 이들은 약간의 진정 효과가 있는 생물학적 활성 화합물이다. 과학자들은 이를 카제인에서 유래한 모르핀성 화합물이라고 해서 카조모르핀이라고도 부른다. 과학자들이 치즈를 사람들에게 먹이고 소화관의 내용물을 채취하면, 약간의 진정 작용을 하는 여러 가지 카조모르핀들을 발견한다. 어떤 학자들은 카조모르핀의 진정 효과가 치즈의 매력을 설명한다고 추정한다. 진정 효과는 종종 소화를 늦추어, 이 효과는 치즈가 변비를 일으키는 원인도 된다.

과학자들은 여전히 카조모르핀을 이해하려고 노력한다. 카제인이 분해되면서 소화관에서 만들어지며 수유기 유아의 혈류 안으로 들어갈 수 있다는 것은 이미 알고 있다. 이들은 아기에게 약한 진정제로 작용할 수 있다. 또한 카제인이 우유와 아이스크림에 존재하며 특히 치즈에 농축되어 있다는 것도 알고 있다. 아직 모르는 것은 카조모르핀이 얼마나 광범위하게 어른들의 혈류 안으로 흡수되는가 하는 것이다.

지금쯤은 치즈가 누구의 것인지 알게 되었을 것이다. 이를 택한다면, 지방과 콜레스테롤도 같이 공격을 해 댈 것이다. 곧 치즈와 다른 음식에 의한 중독을 어떻게 몰아낼 것인지 보여 주겠다.

고기 | 인간은 특히 고기를 마지막까지 포기하고 싶지 않은 음식이라고 한다. 허리둘레나 콜레스테롤 검사 결과에 고기가 어떤 일을 하고 있는지 아무리 일러 주어도, 많은 이들이 구운 고기, 스테이크나 닭 날개에 대한 감정적인 결합을 끊는데 어려움을 겪는다.

다시 한 번, 아편 차단 약물을 이용한 실험은 고기에 대한 갈망의 일부가 뇌 속의 아편 효과에 기초하고 있음을 시사하였다. 영국의 연구자들은 자원 참가자들에게 아편 차단 약물을 주고, 햄, 살라미 소시지와 참치에 대한 욕구를 시험하였다. 그 결과, 아편 효과가 차단되면 자원 참가자들이 고기에 대한 흥미를 대부분 잃었음이 나타났다.[1]

우선 순위 다시 정하기

음식에 대한 갈망이 새로운 음식 프로그램을 방해한다면, 용기를 내라. 당신은 먹보도 아니고 잘못된 양육의 희생자도 아니다. 사실은, 어떤 음식에도 또는 대부분의 음식에 유혹을 받지 않는다. 사과, 오렌지, 바나나 또는 아스파라거스를 좋아하겠지만, 스트레스를 받는 동안에 위안을 얻기 위해 이 음식들에 의존한 적은 없다. 컬리플라워를 사자고 수퍼마켓으로 뛰어간 적도 없다. 설탕, 초콜릿, 치즈나 고기에 의존한 적은 있지만 그것은 이들이 단순한 음식 이상이기 때문이다. 이들은 뇌에 화학적 효과를 낸다. 포도주나 커피 등의 음료수도 마약과 같은 효과를 내어 여기에 중독이 될 수 있다. 그러나 음식에 관한 한, 이 네 가지가 요주의 목록의 전부이다. 이 음식들은 거의 모든 이들에게 불행한 마술을 부린다.

설탕을 듬뿍 뿌린 도넛, 초콜릿바나 치즈 버거 대신 무엇을 먹을지 결정하기 전에, 이러한 음식을 먹으면 뇌에서 어떤 일이 일어나는지를 다시 보도록 하자.

뇌 속 깊은 곳의 세포 연결 망이 기쁨 중추라는 부분을 형성한다. 정말로, 이것이 기쁨을 느끼도록 한다. 이것이 없으면 인생은 오로지 회색일 것이다.

하지만 기쁨 중추는 단지 재미를 위해 있는 것이 아니다. 이것은 인간을 살아 있게 하고 종족을 보존하도록 하기 위해서 존재한다. 그 이유는 이것이다: 먹는 것에서 전혀 즐거움을 느끼지 못한다면, 식사를 할 동기가 없어진다. 음식에 대해 완전히 잊어버릴 수도 있다! 마찬가지로 성 관계가 아주 지루하다면, 종은 곧 멸종될 것이다. 따라서 식사를 하거나 성 관계를 가질 때, 기쁨 중추가 보상 성격으로 약간의 도파민을 내보낸다.

이 과정에서, 도파민 방출이 약간의 신경학적 변화를 일으키고, 변화는 방금 한 일을 반복하도록 우선순위를 부여한다. '그것 참 재미있는데,' 기쁨 중추가 말할 것이다. '다시 해 보도록 하지.'

자연에서, 이것은 새 음식 공급원을 찾거나, 합당한 짝을 찾을 경우의 보상을 의미하며, 그 결과로 인해 계속 다시 이익을 본다. 문제는 이 시스템이 쉽게 새치기를 당한다는 것이다. 알코올, 향락성 약물, 담배, 그리고 물론 건강에 좋지 않은 음식도 상단한 도파민을 방출하도록 하여, 이들을 좋아할 뿐 아니라 계속 다시 원하게 된다. 기쁨 중추는 무엇이 되었든 가장 최근에 자극을 준 것에 우선순위를 두도록 재정비된다. 알코올 중독자가 다음에는 어디에서 마실까 늘 생각하듯이, 설탕이나 초콜릿을 언제 먹을까 끊임없이 계획하는 자신을 발견할 것이다. 버렸어야 할 이런 음식들에 왜 이렇게 흔들릴

까 궁금했다면, 그 이유는 이들이 뇌의 기쁨 구조와 내부의 우선순위 결정 시스템을 점령했기 때문이다.

자유롭게 해방되기

설탕이나 초콜릿이 가끔 주는 맛이 인생에서 중요한 부분을 차지하고 있지 않다면, 걱정할 필요는 없다. 그러나 당장 허리둘레가 눈앞에서 늘어나고 있거나, 식습관으로 인해 건강에 곤란이 온다면, 깨어 일어나서 중독을 탐지할 때가 온 것이다. 이미 중독이 되었다면 어떻게 할까?

건강하지 않은 음식을 다루는 가장 좋은 방법은 자신을 시험하지 않는 것이다. 적어도 지금부터라도, 완전히 이들을 멀리 하라. 집에 조금이라도 이런 음식을 두거나 사지 말라. 나중에 다시 이런 것들을 먹게 될 지 걱정할 필요가 없다. 지금은 상관하지 말고 그냥 놔두어라.

그 과정에서, 뇌의 우선순위가 정말로 당신에게 좋은 것으로 다시 바뀔 수 있다. 다음 과정이 도움이 될 것이다.

- 건강에 좋은 아침식사를 하고 식사를 건너뛰지 말라. 갈망은 배고플 때 찾아온다.
- 규칙적으로 운동을 해서 푹 자고 휴식을 많이 취하도록 하라. 갈망은 잠을 잘 못 이룰 때 찾아온다.
- 음식에 대한 갈망을 조장하는 상황을 만들지 말라. 어떤 이들

은 혼자 있을 때, 텔레비전에서 요리 프로그램이 나올 때, 극장의 매점에서, 또는 친구가 자신의 음식 문제를 가지고 나올 때 음식에 대한 갈망이 생긴다. 자신에게 음식에 대한 갈망을 일으키는 원인을 찾아 가능한 한 이를 제거하도록 하라.

후회 없이 좋아하는 것을 먹는 방법

때때로 간단한 대체를 통해 건강하지 않은 음식으로부터 벗어나는데 도움을 받을 수 있다. 여기에 몇 가지 예를 소개한다.

단 것을 먹고 싶다면 | 때로는 조리에 들어가는 설탕을 단풍 시럽, 당밀과 사탕수수 주스 과립(수카나트)으로 대체할 수 있다. 이것들이 건강에 좋은 음식이라는 것은 아니다! 요점은 정제된 백설탕을 더 적은 양의 시럽이나 주스로 대체하자는 것이다. 이들의 향미가 강해서 적게 사용해도 알아채지 못할 것이다.

수크랄로즈(스플렌다)는 사탕수수에 염소를 화학적으로 가해 최종 산물의 당도를 크게 증가시킨 무열량 감미료이다. 만니톨, 솔비톨과 자일리톨 등의 당 알코올은 저 열량 감미료로 때때로 사탕 과자, 껌과 디저트에 사용된다. 이들의 열량은 백설탕의 반 정도이다. 물론, 다른 인공 감미료도 있다. 이들 중 많은 제품의 단점은 이것이 단 것을 좋아하는 습관을 깨도록 돕는 것이 아니어서, 인공 감미료를 구할 수 없는 경우 다시 설탕을 찾게 된다는 점이다.

저자의 친구이자 동료로 미국 심장 보건 개선 사업의 선구자인 한스 딜 박사는 단것을 좋아하는 습관(sweet tooth)에 대한 가장 좋은 대책은 '그것을 뿌리째 뽑는 것'이라고 하였다. 원리는 단 것을 가까이 두지 않으면, 결국 잊어버린다는 것이다.

물론, 가장 좋은 선택은 자연이 준 단 음식인 신선한 과일이다. 식단에 적절한 양의 복합 탄수화물, 즉 곡물, 고구마와 콩 등이 확실히 포함되도록 하는 것도 도움이 된다. 이 음식들은 설탕보다 훨씬 건강한 형태로 필요 에너지를 공급한다.

초콜릿이 먹고 싶다면 | 코코아 분말은 지방을 뺀 초콜릿이다. 음료수나 빵, 과자를 구울 때, 또는 딸기나 다른 신선한 과일을 먹을 때 소스로도 이용할 수 있다. 과일 빙수나 콩으로 만든 저지방 아이스크림 대용품도 찾을 수 있다.

치즈가 먹고 싶다면 | 영양 효모를 알아보라. 건강식품점의 첨가물 코너에서 팔고 있는 영양 효모 플레이크(양조용이나 제빵용 효모가 아님)는 소스와 남비 요리에 치즈와 비슷한 맛을 더한다.

요리법에서 리코타 또는 탈지치즈를, 으깬 두부와 약간의 레몬주스로 대신할 수 있다. 콩 치즈를 택한다면, 성분 표시를 읽어, 우유 단백질인 카제인을 넣어 만들지는 않았는지, 지방 함량은 얼마나 되는지를 보라.

고기가 먹고 싶다면 | 버거와 냉육의 대용품으로 좋은 것들이 많이 나와 있다. 두부, 템페와 가공한 채소 단백질 등과 같이 요리할 때 고기를 대신하기에 좋은 다양한 식품이 있다. 여러 가지 많은 아이디어를 얻기 위해 이 책의 메뉴와 요리법 부분을 보라. 놀랍게도, 한 번 식단에서 고기가 사라지면, 고기를 먹고자 하는 갈망은 매우 빠

르게 사라진다. 스테이크나 연어 필레 없이는 못 살 것 같다던 사람들이, 이런 음식을 먹고 싶은 생각이 전혀 들지 않게 된다.

음식에 대한 갈망과 유전적 영향

음식에 대한 갈망이 누구에게나 영향을 미치지만, 어떤 사람들은 특히 취약하다. 연구자들은 어떤 사람들은 기쁨을 느끼는 작용을 하는 뇌의 화학 물질인 도파민의 수용체를 훨씬 적게 가지고 태어남을 발견했다. 분명히, 이 결핍은 그들이 도파민 자극을 덜 받으며, 도파민이 주는 기분 좋은 느낌을 덜 받음을 뜻한다. 이로 인해 이들은 다른 사람들에 비해 좀 활기가 없다고 느낀다. 그 결과, 이들은 담배, 알코올이나 약물에 빠지게 된다; 그들은 자연이 자신에게 부여하지 않았던 자극을 찾고 있는 것 같다. 그들은 충동적인 도박이나 자극적인 식사의 희생물이 된지도 모른다.

그 모든 것이 유전자로부터 시작한다. 도파민 수용체는 염색체가 규정하는 대로 만들어지는데, 염색체는 세포 안에 있는 긴 사다리 모양의 나선형 끈으로 당신 자신을 결정짓는다. 아버지와 어머니가 자신의 유전자를 자식에게 물려주어, 두 유전자의 조합이 자식의 몸을 만든다. 부모 중 한 쪽이 도파민 수용체가 지나치게 적은 유전자를 물려주면, 다른 사람들보다 수용체의 수가 약 3분의 1쯤은 적을 것이다.

금연 프로그램이나 마약 치료 클리닉에 다니는 사람들의 시료를 채취할 수 있다면, 도파민 수용체 D2, 또는 간단히 줄여서 DRD2라고 부르는 수용체를 지나치게 적게 만드는 원인이 되는 유전자를 40퍼센트 가량의 사람들에게서 발견할 것이다.

몇 년 전에, 건강한 식이요법을 따르는데 문제가 있는 사람들에게 이러한 유전자 변이가 있는지 궁금했던 적이 있었다. 로스앤젤레스 캘리포니아 대학의 어네스트 노블 박사는 부모들의 유전자를 분석했다. 놀랍게도, 연구 참가자들 중 2형 당뇨병 환자의 거의 반수가 정상보다 적은 도파민 수용체와 연관이 있는 유전자를 가짐을 발견했다. 이는 일반 인구 집단 중 나타나는 5분의 1보다 훨씬 높다.

이 결과는 혼란스러운 의문을 제기했다: 그들이 과식을 하게 된 것이 도파민 수용체의 결핍 때문일까? 그러면 과식이 체중을 늘리고, 그래서 당뇨병이 생겼을까? 이 모든 의문에 답을 하지는 못했지만, 이 유전자를 가진 사람들이 우리의 식이요법에서 매우 큰 진전을 보이는 반면, 도파민 수용체의 수가 정상인 사람들보다는 혜택을 적게 받음을 발견했다. 그들의 HbA1c 수치는 평균 0.9퍼센트 정도만큼 떨어졌는데, 이 유전자가 없는 사람들을 비교하니 1.6퍼센트만큼 떨어졌다. 이 유전자가 어떤 사람들은 건강에 좋지 않은 음식의 유혹에 저항성을 덜 가지고 태어났음을 의미하는가? 또는 도파민 부족으로 인한 직접적인 생화학적 효과가 있는 걸까? 도파민이 적으면 인슐린 저항성이 더 커질까? 아직은 모른다.

현재, 이런 유형의 유전자 검사는 연구 조사에서만 수행하고 있다. 의사는 환자가 유전적으로 도파민 수용체가 적은지 판단할 수 없다. 사실, 음식 계획이 관여되어 있으면, 이는 문제가 되지 않는

음식에 대한 갈망과 유전적 영향

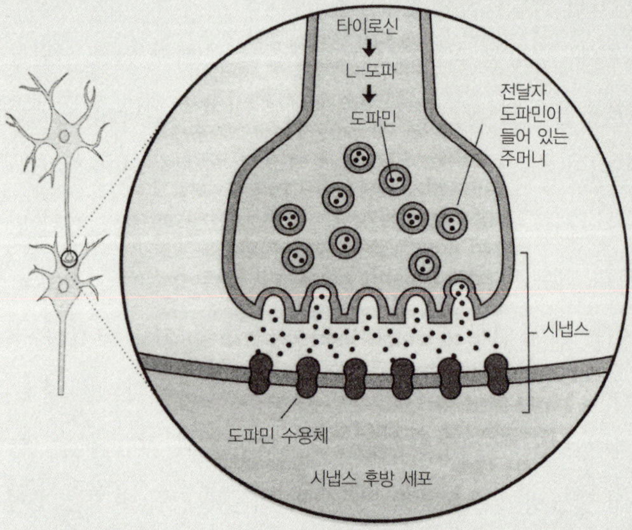

위쪽의 뇌세포는 작은 도파민 주머니를 포함한다. 즐거운 느낌을 경험할 때는, 이 주머니가 도파민을 세포와 세포 사이의 공간(시냅스)으로 방출한다. 도파민 분자가 다음 세포에 도달할 때마다, 도파민 수용체에 결합하고, 그 효과는 도파민 수용체의 수가 결정한다. 어떤 이들은 다른 사람들보다 수용체 수가 1/3 적다.

다. 유전적인 조합에 상관없이, 이 책에 기록된 식이요법은 매우 도움이 될 것이다. 유전자를 거론하는 것은 단순히 음식에 대한 갈망과 음식 중독은 신체적이며, 도덕적인 문제가 아님을 강조하기 위함이다. 이는 자연의 생화학과 반응하는 음식 자체의 성질 때문에 일어난다.

마지막 하나: 특정 음식이 마약과 마찬가지로 행동한다면, 이들

을 마약처럼 취급하는 것이 효과가 있다. 다시 말해, 이를 피하는 것이다. 흡연자가 금연을 하는 것보다 흡연량을 줄이는 것이 어렵고, 알코올 중독자가 아예 술을 안 마시는 것보다 포도주를 적당히 마시는 것이 더 힘든 것처럼, 가까이 있는 음식으로 자신을 괴롭히는 것은 매우 힘들다. 완전히 이들을 멀리 하고, 잊으려고 최선을 다하는 것이 사실 더 쉽다. 몇 주일동안 이러한 생화학적으로 활성인 음식을 먹지 않았다면, 바로 어제 먹은 경우보다는 그 음식을 훨씬 덜 찾는다.

소화 문제

채식을 기본으로 하는 식이요법은 변비로 고생하는 사람에게 좋다. 소화관은 이 속에 들어있는 천연 섬유질을 필요로 한다. 하지만 어떤 음식을 섭취하면 방귀가 좀 날 수 있다. 이런 경험이 있을 때는 다음과 같은 방법을 사용한다.

우선, 특정 음식만이 방귀를 낸다. 곡물, 과일과 대부분의 채소는 죄가 없다. 콩과 덜 익은 십자화과의 채소(브로콜리, 양배추, 컬리플라워와 미니 양배추 등)가 주범이다. 이를 모면하기 위해 해야 할 일은 조금씩 먹는 것뿐이다. 커다란 스테이크를 커다란 콩 요리로 대신했다면, 적은 양의 콩이 오래 간다는 점을 기억하라. 양을 줄여 보라.

시간이 감에 따라, 몸이 적응하여, 방귀가 덜 나면서도 많은 양을 먹을 수 있다. 날 콩을 사서 요리한다면, 콩을 불린 물을 잘 따라 버리고 새 물을 넣어 요리하라. 잘 익혀라(되직하게 조리하는 콩은 없다)! 십자화과의 채소도 마찬가지이다. 모두가 생 채소 전채의 신선한 브로콜리 줄기를 좋아하는 것이 맞지만, 이것이 소화에 문제를 일으킨다면, 포크로 쉽게 찍을 수 있을 때까지 채소를 익혀라.

유제품이나 설탕을 피해야 함은 말할 것도 없다. 물론 유제품은 이미 목록에서 빠져 있지만, 소화 문제는 4장에서 본 대로, 이를 제외해야 하는 또 다른 원인이다. 지방 제거 우유의 많은 열량을 내는 락토즈(유당)는 많은 이들에게 방귀, 쥐, 설사의 원인이 된다. 원인은 다음과 같다.

유아기에 체내에서 락타제 효소가 생성되어 유아의 장내에서 락토즈를 떼어내고, 분리된 락토즈가 흡수되어 에너지로 사용된다. 그러나 어린이가 유아기를 지나면서 대부분이 이 효소를 상실한다. 한때는 그 결과로 생기는 락토즈 과민증을 비정상이라고 여겼으나, 이제는 이것이 사람뿐 아니라 모든 포유류에서 생물학적으로 일어나는 정상적인 일로 알려져 있다. 신체에서 락타제 생성이 서서히 줄어들기 때문에, 많은 사람들이 자신의 소화 증상과 유제품과의 관계를 연관 짓지 못한다.

백인 중 약 85퍼센트에서 유전자 변이가 일어나, 성인이 되어서도 락타제 효소가 지속된다. 그렇다 해도, 락토즈 과민증이 많은 이들에게 영향을 미치는 것도 사실이다. 며칠간 유제품을 끊어 보면 이런 사람에 속하는지 알 수 있다.

어떤 성인들은 설탕(수크로즈)을 소화하는데 문제가 있을 수 있다. 다시 말하지만, 이를 확인하는 것은 쉽다. 며칠만 이것을 먹지 말고 증상이 개선되는지 보자.

높은 트리글리세리드

의사가 콜레스테롤을 검사할 때 트리글리세리드 결과도 실험실 보고서에 나온다. 트리글리세리드는 다양한 목적을 가지고 혈액을 통해 이동하는 지방 분자이다. 콜레스테롤과 마찬가지로, 특정 양의 트리글리세리드가 혈액에 존재하는 것은 인체 생화학의 정상적인 부분이다. 그러나 트리글리세리드 농도가 높으면 심장 문제, 췌장 질환과 다른 문제의 위험이 높아진다. 7장에서 보았듯이, 트리글리세리드의 정상 농도는 1.7mmol/l 미만이다. 1.7과 2.2mmol/l 사이의 농도는 경계선에 있는 것으로 간주하며, 2.2에서 5.5mmol/l는 높다. 5.5mmol/l를 초과하는 농도는 매우 높다.

일부 연구에서 정제된 탄수화물을 많이 포함하는 식단이 일시적으로 트리글리세리드를 높일 수 있음을 시사하였다. 고 섬유질 및 고 GI 식품은 반대 효과를 나타내는 것으로 나타났다.[2] 이런 음식을 선호함으로써 특별 점수를 얻는다. 게다가, 저 지방, 채식 요법은 체중을 감소시키며, 이는 다시 트리글리세리드를 감소시킨다.

규칙적인 운동도 도움이 된다. 걷기 같은 적절한 신체 활동은 트리글리세리드 농도를 평균 0.1mmol/l 만큼 낮추며, 더 강도가 높은 운동은 더 큰 효과를 가져온다.[3] 알코올을 피함으로써도 혜택을 본다. 알코올은 트리글리세리드를 약간 높이며, 이를 피하면, 트리글리세리드는 다시 제자리로 내려온다.[4,5]

채소와 혈액 희석제제 처방의 상호 작용

와파린(쿠마딘)은 혈액 희석제로, 심장 마비, 뇌졸중, 다리의 혈전과 다른 문제를 예방할 목적으로 처방한다. 신체가 응고 과정에서 이용하는 단백질 형성에 비타민 K가 관여하는데, 이 약물은 비타민 K의 효과와 길항작용을 한다.

와파린을 투여하는 많은 사람들이 채소를 피해야 한다고 믿는다. 그중에서도 비타민 K가 풍부한 녹색 잎 채소를 피하는데, 이 비타민이 혈액 응고에 관여하기 때문이다. 그러나 이 건강에 좋은 식품을 피하면 중요한 비타민과 무기질이 부족해진다.

이 문제를 의사와 영양 전문가와 상의하기를 권장하지만, 해답은 채소를 피하는 것이 아니다. 중요한 것은 매우 일정한 양을 식단에 포함시키도록 유지하여 와파린 용량을 지속적으로 조정할 필요가 없도록 하는 것이다. 건강에 좋은 채소를 많이 섭취하다가 갑자기 중단하면, 와파린의 작용이 강해져 출혈의 위험이 있다. 반면, 늘 채소를 피하다가 하루에 갑자기 많이 섭취한다면, 음식 중의 비타민 K가 반대로 작용하여 몸에서 혈전이 쉽게 생긴다. 최소 요구 조건: 채소를 즐기고 매일 먹는 양을 늘 일정하게 하라.

한편, 알코올은 와파린의 효과를 증대시키므로, 의사가 사람들에게 알코올을 피하라고 권장한다. 많은 의약품(아스피린, 파라세타몰과 많은 다른 약물 등)도 와파린의 작용을 높일 수 있다.

길을 가다가 중간에 장애물을 만났을 때, 이 제안들이 도움이 되어 건강한 식이요법으로의 길로 다시 들어섰기를 희망한다.

10 어떤 영양소를 보충해야 할까?

뉴스나 광고에서는 영양 보조제의 장점에 관해 대대적으로 떠들고 있다. 약국과 건강 식품점의 선반이란 선반은 모두 이들로 채워져 있다. 어떤 것이 도움이 되고 어떤 것이 불필요할까?

이를 결정하는데 도움이 될 기초적인 정보를 여기에 소개하겠다. 그러나 우선 어떤 제품을 취해야 하는지에 대해 의사, 약사 또는 식이요법 전문가에게 상담을 받아야 한다. 건강 상태에 따라 하나 이상의 보조제를 특별히 필요로 할 수 있다. 또는 투여 중인 약물에 방해 작용을 일으킬 수 있는 제품들은 피할 필요가 있다.

혈당에 영향을 줄 수 있는 보조제를 추가로 섭취하고 있다면, 반드시 정기적으로 혈당을 측정해야 한다. 저혈당인지 알아보고 이에 대한 조치를 취하는 방법에 관해서는 7장을 참조하라.

특정 비타민과 기타 영양 성분에 관해 기초부터 알아보자.

복합 비타민 | 복합 비타민이 좋은 이유에는 몇 가지가 있다.

우선, 여기에서 비타민 B_{12}를 공급받을 수 있는데, 이는 혈액과 신경 건강에 필요하다. 아침식사용 시리얼과 두유 등의 영양 강화 제품에서도 비타민 B_{12}를 발견할 수 있는 것이 사실이지만, 대부분의 공급원이 동물성이라서 원치 않는 콜레스테롤과 지방을 공급받게 된다. 많은 이들은, 특히 나이가 있는 사람들은 식이요법에도 불구하고 비타민 B_{12}가 낮아지는 경향이 있는데, 이는 신체의 흡수 효율이 떨어지기 때문일 것이다. 매일 복합비타민을 복용하면 건강한 상태를 유지시켜 준다.

다음으로, 복합비타민은 비타민 D를 공급한다. 햇빛에 피부가 노출되면 몸에서 자연히 비타민 D를 합성한다. 그러나 하루 종일 실내에만 있다면, 자연에서 비타민 D를 공급받는 길은 끊기며, 이를 보충해 주는 것이 복합 비타민이다. 비타민 D는 신체의 칼슘 흡수를 도우며 중요한 항암 작용을 한다.

세 번째로, 복합비타민에는 폴산이 포함되어 있다. 이 B 비타민은 출산 시의 기형을 방지해 주는 것으로 알려져 있으며, 이 역시 항암 작용이 있는 것으로 보인다.

2002년 6월 미국 의학회지의 보고에서, 복합 비타민을 하루 1회가 아니라 2회 복용하여 적절한 비타민 B_{12}와 비타민 D를 확실히 공급할 것을 권장하였다.[1] 임신을 하려는 여성에게는 복합 비타민과

400마이크로그램의 폴산 공급이 권장되었다.

성인의 경우는 철분을 포함하지 않는 복합 비타민을 선택하는 것이 좋은데, 이는 이미 대부분의 사람들에게 상당량의 철분이 축적되어 있어 더 이상은 이를 필요로 하지 않기 때문이다(빈혈이 있다면, 의사가 어디에서 철분을 보충할지 상담해 준다). 또한, 채식주의자용 제형을 선택하라(모든 건강 식품점에서 구할 수 있다). 여기에는 비타민 A가 비타민 A 형태로 들어 있지 않고 베타-카로틴으로 들어 있다. 비타민 A는 과량 복용하면 독성을 나타낼 수 있다.

육식주의자들은 복합 비타민 없이도 완전한 영양을 섭취하고 있다고 상상하는 듯하다. 사실은, 이들은 비타민 C, 폴산, 베타-카로틴과 기타 영양소들을 부족하게 섭취하는 경우가 종종 생긴다. 이들은 일반적으로 섬유질도 부족하지만, 복합 비타민이 섬유질 결핍을 보충해 줄 수도 없고, 콜레스테롤, 지방, 또는 섭취하는 동물성 식품에서 나타나는 다른 바람직하지 않은 효과들을 덮어줄 수도 없다.

비타민 B_{12} | 이 비타민은 건강한 적혈구와 신경 기능에 필수적이다. 매일 복합 비타민을 복용하지 않는다면, 적어도 5마이크로그램의 비타민 B_{12}를 보충해 주어야 한다. 거의 모든 상품이 이 이상의 양을 포함하고 있지만, 고용량에서 독성이 나타나지는 않는다.

비타민 D | 앞에서 언급한 바와 같이, 비타민 D는 피부가 햇빛에 노출되었을 때 생성된다. 다른 작용 외에, 이것은 칼슘 흡수를 돕는다. 매일 바깥에서 15~20분을 보내는 것이 좋다. 이만큼 햇빛에 노출되면, 영양소를 별도로 공급할 필요가 없다. 햇빛에도 나가지 않

고 복합 비타민도 규칙적으로 복용하지 않는다면, 400IU의 비타민 D를 복용하는 것이 좋다.

기본적인 비타민 외의 다른 영양 보조제도 당뇨병 환자들에게 희망을 준다.

계피 | 계피는 공복 시의 혈당을 18~29퍼센트만큼 떨어뜨리는 것으로 나타났다. 보통 계피를 1/2 작은 술만큼 아침 식사용 오트밀이나 다른 음식에 가하면 혈당을 낮추어 줄 뿐 아니라, 혈중 콜레스테롤 수치도 낮추는 것으로 보인다.[2] 계피의 효과는 폴리페놀 중합체라는 성분에 의한 것으로 설명이 되는데, 이는 향신료에서 발견되며 인슐린과 같은 작용을 한다.[3]

마그네슘 | 하버드대의 간호사 건강 연구에서, 식단에 마그네슘을 더 많이 반영한 여성들은 당뇨병으로 발전하는 경향이 현저하게 더 낮아지는 경향을 보였다.[4] 분명히 마그네슘은 인슐린 민감도를 증가시키며, 췌장으로부터 인슐린 분비를 증가시키는데, 이는 당뇨병 진단을 받은 후에도 도움이 될 수 있음을 시사한다.

그러나 이것이 마그네슘을 보충할 필요가 있음을 의미하지는 않는다. 마그네슘이 풍부한 음식은 현미, 보리, 귀리 등의 통 곡물(천연 섬유질이 그대로 남아 있는 곡물)과 시금치와 근대 등의 녹색 채소들이다. 많은 다양한 콩들도 마그네슘이 풍부하다. 하버드대의 연구에서 고용량은 1일 400밀리그램 정도였다. 다음 표는 일상 식품 중에 포함된 마그네슘 함량을 보여준다.

일상 식품 중 마그네슘 함량

식품	섭취량	마그네슘(mg)
보리	1컵	158
검은 거북콩	1컵, 삶은 것	91
브로콜리	1컵, 삶은 것	38
현미	1컵, 조리한 것	86
미니 양배추	8	32
버터너트 즙	1컵, 삶은 것	60
이집트콩 통조림	1컵	78
콜라드(케일류)	1컵, 삶은 것	52
말린 대추야자	중간크기 10개	29
말린 무화과	중간크기 10개	111
흰 콩	1컵, 삶은 것	88
깍지콩	1컵, 삶은 것	32
케일	1컵, 삶은 것	24
렌즈콩	1컵, 삶은 것	71
리마콩	1컵, 삶은 것	82
겨자잎	1컵, 삶은 것	20
흰강낭콩	1컵, 삶은 것	107
즉석 오트밀	2팩, 조리한 것	70
완두콩	1컵, 삶은 것	62
핀토콩	1컵, 삶은 것	95
건포도	2/3컵	35
메주콩	1컵, 삶은 것	148
시금치	1컵, 삶은 것	158
고구마	1컵, 삶은 것	32
근대	1컵, 삶은 것	152
두부	1/2컵	118
채식주의자용 삶은 콩	1컵	82
흰 콩	1컵, 삶은 것	113

출전 : 진 A.T.페닝턴 및 주디스 S. 더글라스. 보우스와 처치의 일상적으로 섭취하는 양의 식품 수치. 18 개정판. 볼티무어 : 리핀코트 윌리엄스와 윌킨스 사, 2005.

크롬 | 크롬은 인슐린이 더 잘 작용하도록 돕는 원소이며, 호르몬이 포도당을 혈류로부터 세포 안으로 안내하도록 돕는다. 이 성분은 브로콜리, 녹색 콩, 통 곡물, 견과류와 커피 등 많은 식품에 천연으로 존재한다. 일부 전문가들은 이 원소도 보충할 것을 권장한다. 이것이 좋은 생각인지는 크롬이 풍부한 식품을 정기적으로 얼마나 많이 섭취하는가에 달려 있다.

기술적으로 말하면, 크롬은 인슐린을 돕는 인슐린 보조 인자이다. 잭의 손잡이가 없다면 자동차를 들어 올릴 수 없는 것처럼, 인슐린은 크롬의 도움 없이는 포도당을 세포 안으로 보내는데 어려움을 겪는다.

크롬의 주 역할은 비교적 최근에서야 발견되었다. 1960년대 후반에 연구자들은 크롬 결핍이 고혈당을 초래할 수 있음을 밝혔다.[5] 1977년 캐나다의 연구자들은 장관 수술을 받고 정맥 영양 공급을 받고 있던 30대 중반의 한 여성에 관한 사례를 서술하였다. 시간이 지남에 따라, 그녀의 체중이 줄어들기 시작했다. 그녀의 혈당은 원인도 모르는 채로 증가하기 시작했고, 나중에는 다리에 신경 증상이 나타났으며 이는 당뇨병의 신경증으로 보였다. 의사들은 고용량의 인슐린을 투여해 그녀의 혈당을 조절해야 했다. 그들은 결국 주입용 제형에는 결여되어 있던 크롬을 그녀에게 공급했다. 몇 주일 만에 그녀의 혈당은 인슐린을 필요로 하지 않는 정도까지 떨어졌고, 신경 증상도 사라졌다.[6]

혈당 조절을 위해서 크롬 결핍을 해결하는 것이 중요했지만, 크롬을 추가로 공급하는 것이 도움이 되는지 또는 이것이 안전한지는 분명하지 않다. 연구자들이 1, 2형 및 임신성 당뇨병 환자들에게 크롬을 공급한 연구 결과는 뒤섞인 것이었다. 어떤 연구는 규모가 작았거나 크롬 용량이 다소 적었다는 것이 문제가 되었을 수 있지만, 2형 당뇨병 환자에 대해 고용량을 투여한 몇 건의 연구에서 아무런 효과도 나타나지 않았다.[7] 이러한 결과로 인해, 대부분의 당뇨병 당국은 크롬을 보조 투여할 것을 권장하지 않는다.[8,9]

의학 연구소의 식품 영양 위원회에 따르면, 19세에서 50세의 성인에 대한 크롬 섭취 하루 권장량은 남성은 35마이크로그램, 여성은 25마이크로그램이다. 50세 이상의 사람들에 대해서는 남성은 30마이크로그램, 여성은 20마이크로그램이다. 미국 정부가 제시한, 보통 음식 중에 포함된 크롬의 양을 다음 페이지에 실었다.

크롬이 풍부한 음식을 식단에 포함시키는 동안, 설탕과 흰 밀가루 같은 정제된 곡물을 완전히 피하는 것도 도움이 된다. 이 음식들은 크롬이 적게 포함되어 있을 뿐 아니라, 몸으로부터의 크롬 손실을 증가시킨다. 감염, 심한 운동, 임신으로 인한 스트레스에 의해서도 무기질 손실이 증가한다.

영양을 보충하고자 한다면, 크롬이 대부분의 복합 비타민에 대개 100에서 200마이크로그램의 양만큼 포함되어 있으므로 이보다 더 보충할 필요는 없음을 알고 있어야 한다.

크롬 고용량에 대한 안전성은 다른 무기질처럼 깊게 연구되지는 못했다. 당뇨병 치료를 위한 크롬 사용에 대한 연구에서 미국 정부의

일상 식품 중 크롬 함량		
식품	섭취량	크롬(mcg)
브로콜리	1/2컵, 조리한 것	11
자몽	1컵	8
통밀 영국 머핀	1	4
으깬 감자	1컵, 조리한 것	3
말린 마늘	1작은 술	3
말린 바질	1큰 술	2
오렌지 주스	1컵	2
통밀빵	2쪽	2
적포도주	5온스	1–13
껍질째 먹는 사과	중간크기 1개	1
바나나	중간크기 1개	1
깍지콩	1/2컵, 조리한 것	

출전 : 국립보건연구원, http://ods.od.nih.gove/factsheets/Chromium_pf.asp#h2, 2005.12.16. 평가

권장량을 넘는 경우가 종종 있었으며, 그 용량은 1일 1,000마이크로그램에 달하였다. 간이나 신장이 손상된 사람들에게는 부작용의 위험이 있으므로 이 농도 아래 수준을 유지하도록 해야 한다. 크롬 공급에 의한 장기간의 혜택과 위험에 관해서는 알려져 있지 않다.

대부분의 전형적인 복합 비타민으로 적절한 양의 크롬을 쉽게 공급할 수 있다. 더 높은 양을 섭취하고자 한다면, 먼저 의사에게 검사를 받는 것이 좋다.

알파-리포인산 | 알파-리포인산은 타이오트산이라고도 하는데, 몸에서 자연적으로 생성된다. 이 물질은 세포 내에 에너지를 공급하는 현미경적 "연소기구"인 미토콘드리아 내에서 중요한 역할을 한

다. 이는 에너지 대사와 관련된 몇 가지 효소의 조효소로 작용한다.

알파-리포인산은 결핍에 대응하기 위한 것이 아니라 주로 약물과 같은 작용을 위해 보충한다. 고용량에서 이 물질은 항산화제로 작용한다. 이것은 2형 당뇨병 환자의 인슐린 민감도를 증가시키며 신경 손상 증상을 감소시키는 것으로 보인다.[10,11]

알파-리포인산에 관한 많은 연구에서, 연구자들은 경구 투여보다는 정맥 투여를 하였다. 이제까지는 안전한 것으로 보이지만, 장기간에 걸쳐 임상적으로 중요한 효과를 낼지, 효과가 있다면 장기 투여를 위한 안전 및 유효 용량이 얼마인지는 아직 분명하지 않다.

11 모두를 위한 운동

운동이 좋다는 것은 맞는 말이다. 신체 활동은 혈당을 낮추고 심장에 좋다. 숙면을 도와 주며 전반적인 에너지 수준을 향상시킨다. 운동의 즐거움을 알면 기분이 정말로 상쾌해진다.

그러나 많은 이들에게 운동은 '고통이 없으면 얻는 것도 없는' 훈련이며, 효과도 없는 고된 일이라는 인상을 준다. 많은 사람들이 규칙적인 운동을 시작하는 것에 어려움을 느끼며 운동은 자신에게 맞지 않는 것 같다고 느낀다. 사람들은 다음과 같은 말을 많이 한다:

"운동할 때는 정말 기분이 좋아요. 기운도 더 나고, 혈당도 떨어지고 기분이 상쾌해 지는 것 같아요. 운동을 안 하고 어떻게 사는지 모르겠어요."

이런 사람도 있다:
"운동을 시작할 수가 없어요. 하면 좋은 건 알겠는데, 아무리 스포츠 센터에 등록하거나 운동을 시작해 보아도 계속할 수가 없어요."

과 체중을 달고 산다면, 운동이 힘들다. 관절이 아프거나 심장에 문제가 있어 운동에 제한을 받는다. 좋은 뜻을 가지고 시작했어도 트레이너를 따라갈 때가 되면 의욕이 사라진다. 이 장에서는, 운동의 혜택, 제한점, 시작의 어려움 등을 포함하여 운동의 다양한 면을 다루고, 이것이 효과를 볼 수 있게 하는 방법을 살펴보겠다.

다시 확인해 둘 점: 신체적 한계 때문에 운동을 할 수 없다 해도, 여전히 체중 감소, 혈당 저하와 행복한 생활이 가능하다. 사실, 식이요법 변화로 인한 대부분의 혜택은 운동 없이 얻는다. 우리 연구에서는 연구 목적으로, 자원 참여자들에게 운동 관련 습관은 바꾸지 말 것을 요청하여 식이요법 변화에 의한 영향을 따로 보기 때문이다. 운동이 좋은 식이요법이 가져다 주는 건강 혜택을 더해 주는 것은 사실이지만, 이것 없이도 여전히 잘 할 수 있다.

무엇을 할 것인가

다른 종류의 운동은 각각 다른 혜택을 준다.

유산소 운동은 일정 시간 동안 적어도 10분 이상 지속하여 수행하는 리듬있는 지속적인 활동으로 어떤 것이라도 상관없다. 빠르게 걷기, 달리기, 테니스, 춤이나 스케이트 등이 모두 유산소 운동이다. 이 형태의 운동은 혈당과 트리글리세리드를 낮추고, 계속하면 건강을 유지할 수 있다.

근력 운동은 역기 들기 및 기타 운동으로 이는 근육의 노력을 강조한다. 팔 굽혀 펴기와 무릎 깊게 굽히기 등이 해당된다. 이는 근육 양을 늘리거나 적어도 현재의 근육 양을 유지해 준다. 또한 인슐린 민감도도 개선시킨다.

유연성 운동(스트레칭)은 관절의 운동 범위를 유기하기 위한 목적을 가진다. 스트레스도 풀어준다.

다음에는 운동을 얼마나 많이 그리고 얼마나 자주 할 것인지에 대한 지침을 알려 주겠다.

식이요법과 운동요법의 결합은 질환이 나타나는 것을 아예 막는 것을 돕는다. 혈당치가 점점 상승하고 있지만 아직 당뇨병으로 진단받을 정도로 높지는 않은 3,234명의 사람들을 대상으로 당뇨병 예방 프로그램이라는 개척자적 연구를 수행하였다. 식이요법과 운동요법을 병행하였을 때, 참가자들이 질병으로 진행할 확률을 58퍼센트만큼 감소시킬 수 있었다. 운동 방침은 주당 150분, 즉 1주일 간 30분씩 5번으로 하였다.[1]

하지만 이 모두에는 매우 크게 주의할 점이 있다: 운동이 건강한 식이요법의 효과를 상승시키지만, 그렇지 않은 식이요법에는 도움이 되지 못한다. 사실, 식이요법과 운동의 두 요소 중 식이요법 부분이 체중 감소 그리고 궁극적으로는 당뇨병의 예방과 조절에 훨씬 더 중요하다.

발표된 연구를 주의 깊게 검토한 결과, 단순히 운동을 시작한 사람들이 계속 가만히 앉아 있는 사람들보다 체중 감소가 더 크지는 않았다.[2] 어떤 연구는 더 낙관적인 것도 있어, 운동 프로그램이 식이요법 변화의 효과를 20퍼센트 상승시킴을 제시하였다. 그러나 체중 조절을 위해서 운동이 식이요법 변화를 대신할 수는 없음은 분명하다.

운동이 전혀 도움이 되지 않는다는 말은 아니다. 도움이 되는 것은 분명하다. 예를 들어 당뇨병이 있다면, 운동이 HbA1c를 감소시키는데 도움이 된다. 운동의 효과에 관한 몇 가지 연구를 검토한 논문에서, 운동을 시작한 자원 참가자들의 HbA1c가 평균 7.7퍼센트로 떨어졌는데, 이는 운동을 하지 않은 사람들의 8.3퍼센트보다 더 좋은 결과이다.[4] 그러나 다시 한 번 말하지만, 이 결과는 식이요법 변화와 비교하면 그리 큰 성과는 아니다. 당뇨병을 예방하거나 조절하기 위해서는, 식이요법과 운동을 둘 다 하는 것이 가장 좋다.

신체 부분 중 운동에 의해 큰 효과를 보는 곳이 심장이다. 최근의 연구에서 2형 당뇨병을 앓는 성인들의 신체 활동 수준을 19년 동안 추적하였고 특히 심장 질환으로 인한 사망 위험을 검토하였다. 적절히 신체적인 활동을 한 사람들은 가만히 앉아있는 사람들보다 심장 질환으로 사망하는 경우가 40퍼센트 적었다. 이들은 1주일에 적어도 4시간은 규칙적으로 걷기, 자전거, 혹은 가벼운 정원일 등의 운

동을 하였다.[5] 활동적인 사람들은 뇌졸중의 위험도 낮았다.[6]

운동에서 오는 세 가지 혜택은 알아 둘 가치가 있다. 우선, 식사를 하면서 텔레비전을 시청하는 것과는 달리, 운동과 식사는 서로 양립할 수 없는 활동이다. 좋아하는 범죄 드라마나 영화를 보면서 과잉의 열량을 게걸스럽게 섭취하는 것은 쉽지만, 테니스를 하면서 먹는 것은 정말 도전감이다. 운동은 열량 섭취 없이 즐길 수 있다.

두 번째로, 운동은 숙면을 돕는다. 근육에 충분히 일을 시키면, 이들은 잠을 요구한다. 하루 종일 책상 앞에서 지내거나 텔레비전을 보거나 책을 읽는 경우보다 훨씬 더 푹 잔다. 그리고 잘 쉬면 건강에 좋은 식이요법을 계속하고 건강에 좋지 않은 음식을 거절하기가 더 쉬워진다.

세 번째로, 운동을 하면 기분이 더 좋아진다. 이는 정신을 고양시키며 천연의 항 우울제 작용을 한다.

1형 및 2형 근육 세포

왜 어떤 사람들은 운동을 좋아하고 어떤 사람들은 싫어할까? 놀랍게도, 부분적인 이유는 유전에 있다. 근육 안을 들여다보고 이를 다른 사람과 비교하면, 냉정한 진실을 발견한다: 어떤 사람들은 운동을 하도록 타고났다. 즉, 이들의 근육세포는 날 때부터 1형 세포를 포함한다(이 이름은 1형 당뇨병과는 상관이 없다. 우연의 일치일 뿐이다). 이 근육 세포는 산소를 공급하고 피로를 덜어주는 모세관의 연결망이 풍부하여 특별히 혈액 공급 능력이 강하다. 이들은 지방단백질 분해효소라는 효소도 공급하여 지방을 분해하여 연료로 사용한다. 그 결과, 오랫 동안 여분의 에너지를 낸다. 초췌한 자신과는 달리, 에너지가 넘쳐 길을 달리는 사람을 황홀하게 보면서 그들의 결의를 부러워할 필요가 없다. 사실 그들은 단지 1형 세포의 근육을 가지고 태어났다는 것뿐이다.

어떤 사람들의 근육은 대부분 2형 세포를 포함한다. 이는 짧은 시간 동안 집중해서 운동하기에는 좋지만, 오래 버티기에는 지구력이 부족하다.

자, 여기까지 알고 나면, 근육이 어느 정도까지는 변화할 수 있음을 깨닫는 것이 중요하다. 꾸준히 계속 운동 강도를 증가시킨다면 (안전 한계까지), 2형 세포로의 혈액 공급이 증가한다. 결국 이들은 1형 세포와 거의 비슷하게 활동적이 된다.

이 생물학적인 구분을 거론하는 이유는 중요한 점을 지적하기 위해서이다. 운동에 대한 태도나 운동 부족은 특성에 관한 문제가 아니며, 이에 작용하는 것은 생물학적 요인이다. 운동 능력이 부족하다고 가슴을 쳤다면, 이제야말로 다시 일어날 때이다.

운동 효과 내기

운동의 효과를 보기 위한 두 가지 열쇠가 있다.

먼저, 재미있는 것이 중요하다. 대부분의 사람들에게, 이것은 사교적인 행사를 뜻한다. 혼자 걷는 것보다는 누군가와 같이 걷는 편이 재미있다. 스포츠 센터에서 운동을 하겠다고 계획을 세웠으면,

에어로빅, 요가, 그 밖의 무엇이 되었든 수업에 등록하는 편이 혼자 하는 것보다 더 좋다. 누군가 같이 간다면 실제로 수업 시간에도 더 잘 참석할 것이다.

가끔 운동을 하고 난 후에는 특별히 건강에 좋은 음식을 계획할 수 있다. 춤을 추러 가거나 테니스를 친다면 운동이란 말은 머리에 떠오르지 않을 수도 있다. 운동이라고 부르기에는 활동이 너무 즐겁다. 재미있게 계속해야지, 그렇지 않으면 1주일에 두 번 하려 들지 않을 것이며, 세 번은 더더욱 안 할 것이다 그리고 대부분의 사람들은 재미가 친구를 뜻한다. 운동을 실행하려면 다른 사람들이 필요하다.

둘째로, 운동은 가끔 하는 것보다는 규칙적으로 하는 것이 중요하다. 뉴턴의 운동 제 1법칙을 빌리면, '정지하는 물체는 계속 정지해 있으려 하는 경향이 있고, 움직이는 물체는 계속 움직이려는 경향이 있다.' 정지하는 물체를 사람이라고 하면, 즉 의자에 깊숙이 앉아 있는 사람은, 계속 쉬고 싶어할 것이다. 반면, 친구와 저녁 식사 후 이틀에 한 번 꼴로 산책을 간다면, 그것을 계속할 것이다.

운동을 규칙적으로 하게 되는 다른 이유가 있다: 운동 하나의 효과는 작다. 스포츠 센터에 등록하였다면, 이것을 스스로 확인할 수 있다. 가장 가까운 러닝 머신에서 1.5km 정도 달려보라. 숨을 돌렸으면, 얼마만큼의 열량을 소모했는지 알려 주는 작은 버튼을 눌러보라. 놀랍지 않은가? 맞다. 이제 겨우 100칼로리 정도만 소비했을 뿐이다. 이는 맥도날드에서 주문한 감자튀김이나 콜라에 해당하는 열량의 반도 안 된다. 가끔 하는 한 종류의 운동은 가끔 건강에 좋은 음식을 먹는 것보다도 도움이 안 된다. 정말 효과를 보려면, 건강한 생활 습관이 일상생활의 일부가 되어야 한다.

또한, 좋을 수도 나쁠 수도 있는 것이, 운동 효과는 그리 오래 가지 않는다. 예를 들어 상처를 입어 누워 있다면, 혈당이나 체중이 운동 전 수준으로 점점 회복되는 것을 발견한다. 매일이나 하루걸러 빨리 걷거나 자전거를 타는 것이 습관이 된 사람은 운동의 혜택을 그대로 유지한다.

최소한의 조건: 운동의 효과를 보려면, 재미있게 규칙적으로 하라.

먼저 의사와 상담하라

새로운 운동 프로그램을 시작하기 전에, 의사의 허락을 꼭 받는다. 심장이 견딜까? 관절은 괜찮을까? 저혈당증이나 고혈당증에 얼마나 취약한가? 운동으로 인해 악화될 수 있는 문제가 눈이나 발에 없는가? 의사가 이 모든 질문에 대답해 주어야 한다.

격렬한 운동으로 지나치게 빨리 뛰어들기 전에 조심하라. 운동을 하려고 시도한 지 수 개월(혹은 수년)이 지났다면, 천천히 시작하라. 신체가 새롭고도 개선된 식이요법에 대한 보상을 받으려면 시간이 걸린다. 예를 들어 심장병 환자가 채식 요법을 시작하고, 금연을 하면서 정말 자신을 돌보기 시작했다면 곧 좋아지는 것을 느낄 것이다. 가슴의 동통이 몇 주일 안에 사라지면서 격렬한 운동 프로그램을 금방이라도 시작하고 싶어한다. 그러나 사실은, 수년간 축적된

동맥 경화가 아직도 남아 있다. 맞다. 손상은 회복될 수 있기는 하지만 그때까지는 시간이 걸려, 의사가 정한 한계를 넘어 지나치게 앞서가서는 안 된다.

1형 당뇨병 환자는 운동을 하는 중과 운동 후에 혈당이 가파르게 떨어진다. 이런 경우는 인슐린 또는 인슐린 분비를 촉진하는 약물(글리크라지드, 글리피지드, 그리메피리드, 네이트글리니드 또는 레파글리니드 등)을 투여받는 2형 당뇨병 환자에서도 일어날 수 있다. 혈당 저하 가능성에 주의하여 이에 따라 식사 시간, 약물 투여, 그리고 운동을 하는 것이 중요하다.

가끔, 반대의 경우도 일어날 수 있다: 운동 후 혈당이 운동 전보다 일시적으로 올라간다.

플로리다의 연구진은 1형 당뇨병 어린이의 혈당을 추적하여 러닝머신에서 15분 씩 4회 걷게 하고, 사이사이에 5분씩 쉬도록 하였다. 시작할 때 이들의 평균 혈당은 159mg/dl였으나, 나중에는 112mg/dl로 떨어졌다. 어린이들 중 적어도 4분의 1이 운동 중간이나 직후에 저혈당이 되었다. 그들은 다음날 밤 동안에도 저혈당일 확률이 높았다.[7]

운동은 혈당을 빠르게 저하시킬 수 있다. 물론, 저혈당을 막기 위해 지나치게 많이 먹는다면, 혈당이 지나치게 높아질 수 있다.

이러한 이유로 인해, 운동을 할 준비가 되었음을 확인하고, 안전을 위해서 취해야 할 조정을 거치기 위해, 약물 처방, 식이요법과 운동 프로그램에 대해 의사와 상담하는 것이 중요하다.

시작하기

자. 의사가 녹색 신호를 보냈고, 친구들을 모았으며 시작할 준비를 갖추었다.

당장 몇 시간을 조깅, 역기 들기를 '고통이 없으면 얻는 것도 없다'고 간절히 권고하며 장광설을 늘어놓을 것으로 생각했다면, 그런 생각은 버려라. 목표는 운동을 즐겨 생활의 일부로 만드는 것이다.

유산소 운동으로는, 건강에 관하여 운동에 제한이 없다는 가정 아래, 1주일에 5일씩 30분간 빨리 걷는 것부터 시작하라고 권한다. 원한다면, 1주일에 3회 운동을 하되, 1시간 동안 빨리 걷거나 30분간 더 격렬한 활동을 할 수도 있다. 원한다면 30분 걷기를 쪼개 10분이나 15분의 다른 활동으로 대체할 수도 있다. 연달아 2일간 가만히 앉아있지는 말라. 걷기는 더 격렬한 운동 프로그램보다는 효과가 덜하지만, 시작으로는 좋다.

중요한 것은 적절한 시간을 정하는 것이다. 한 친구는 점심시간 전에 운동을 하지 않으면, 아예 운동을 하지 못한다고 말한다. 매일 너무 많은 예상치 못한 일들이 튀어나와서 오후나 저녁에는 자유 시간을 내기가 힘들기 때문이다.

운동을 자신과의 약속이라고 생각하고 자신의 하루 일정에 넣되, 다른 사람도 그 일정에 포함시키는 것이 좋다.

만보계가 경과 추적을 돕는다. 우리 연구에서, 매일 참가자들의 '유산소 걸음'(적어도 10분 이상 계속 걸을 때의 걸음 수) 뿐 아니라 총 걸음 수를 추적하기 위해 만보계를 사용했다. 참가자들은 걸은 km

수와 열량 연소를 추정하기 위해 보폭도 프로그램에 넣을 수 있다. 평일에 얼마나 많이(또는 얼마나 적게!) 걸었는지 기록하고 점점 걷는 회수를 늘려가라. 참고로, 10,000보 이상 걸었다면 건강한 사람에게는 격렬한 운동을 한 날이 되나, 그렇게 많이 걸을 힘이나 정력이 없을지도 모른다. 의사가 권장한 제한선 이상 자신을 밀고 나가지는 말라.

당뇨병 전문인 족병학자 또는 간호사가 발을 돌봐 준다. 운동이 때때로 발에 상처를 내거나 이미 있는 상처를 악화시킬 수 있기 때문에 이것이 중요하다. 사람들이 발이 쑤시는 것이 점점 악화되는 것을 모르고 있는 경우가 많다는 것은 놀랄만한 일이다.

의사는 환자가 얼마나 향상되었는지 측정하도록 도우며, 운동 강도를 높이는 것에 관해 조언을 한다. 견디는 능력이 향상될수록 환자의 힘이 계속 늘어나고, 체중과 혈당이 더 잘 조절되는 것을 발견한다.

즐겁게 운동하기

규칙적으로 걷는 것은 운동을 시작하는 좋은 방법이다. 일정에 맞추어 운동을 하기가 쉽기 때문이다. 다른 활동을 추가하고 싶다면, 즐겁게 할 수 있는 것이 어떤 것인가를 생각하라.

- 에어로빅은 즐겁고 사교적이며, 때로는 강도가 높다.
- 춤은 멋진 운동이며, 대부분의 에어로빅 교실보다 음악이 더 낫다.

- 싱글이나 더블 테니스는 굉장한 운동량을 가진다.
- 많은 헬스클럽에서 스쿼시나 테니스 수업을 한다.
- 골프는 코스를 걸으면서 한다면 좋은 운동이다.
- 달리기 동호회에서 5km, 10km 및 하프나 풀 마라톤 경주를 위해 사람들을 훈련시킨다.
- 도서관에서 운동 비디오나 DVD를 빌릴 수 있다.

근력 운동 및 유연성 운동을 위해서는, 안전 문제도 있고, 자신에게 맞는 기구를 이용한 프로그램을 짜기 위해 전문 트레이너와 함께 하기를 권한다. 직업 운동인만이 전문 운동가와 만날 수 있는 것이 아니며, 일반인도 가능하다. 전문 트레이너는 에어로빅뿐 아니라 근력 훈련과 유연성 운동 등 전체 프로그램을 계획하는 것을 돕는다.

대부분의 헬스클럽은 직원으로 트레이너를 두며 가입하는 조건으로 무료 지도를 한다. 그것을 마다할 이유가 어디 있겠는가? 헬스센터에 등록할 생각이 없다면, 그냥 운동 하나를 상담하는 시간에 예약을 하고 자신에게 맞는 프로그램을 정하라. 그리고 다음 단계를 계획하라.

건강과 관련된 운동의 제약이 없는 2형 당뇨병 환자에게는 1주일에 3회 모든 주요 근육을 포함하는 근력 운동을 권한다. 운동은 8에서 10회 이상은 들 수 없는 역기를 8에서 10회 반복하기를 3번 해야 한다.[8]

비난도 죄의식도 없애라

대부분의 사람들은 식이요법과 마찬가지로 운동을 통해서도 아직 목표에 도달하지 못했다. 대부분의 사람들에게는 심장 박동 모니터나, 최신식 운동화나 아이팟을 넣도록 디자인한 반바지 같은 것이 없다.

대화 도중, 운동이라는 주제가 나오면, 많은 사람들이 약간 당황한다. 잘 먹지 못할 때처럼, 죄의식과 비난이 가만히 앉아 있는 사람들에게 쏟아진다. 때로는 식구가 운동을 하라고 혼을 내고, 때로는 의사가 같은 시도를 한다. 그러나 이런 모든 도덕심은 운동을 하지 않는 것이 굉장한 도덕적 실패인 듯 자신이 스스로에게 주는 죄악감의 벌에 비하면 아무 것도 아니다.

만일 이런 상태라면, 죄의식과 비난을 떨쳐 내기를 권한다. 그냥 모두 잊어 버려라. 죄의식을 일으키는 친구에게 이제까지는 뉴턴의 운동 제 1법칙에 따랐다고 말하라. 그러나 이제는 준비를 하고 원칙의 두 번째 단계로 나아갈 준비가 되어 있다.

이는 짐차에서 떨어졌을 때나 마찬가지이다. 운동 방침을 잠시, 혹은 아주 오래 동안 실천하지 않았을 지도 모르겠다. 이에 대해 찜찜해 하는데 시간을 낭비하지 말라. 누구에게나 일어나는 일이다. 툭툭 털어버리고 다시 올라타라.

운동이 재미있고 친구나 가족이 같이 한다면, 그리고 적절한 수준에서 시작하고 규칙적으로 계속한다면, 성공의 공식을 손에 넣은 것이다.

Dr. Neal Barnard's Program
for Reversing Diabetes Now

PART 3

완전한 건강

12 건강한 심장

당뇨병의 영향을 관리하고 이기는 것은 혈당을 조절하는 것 이상의 의미가 있다. 이는 건강을 되찾고 안전하게 지키는 것을 의미하기도 한다.

건강 문제는 일방통행로가 아니다. 건강이 좋지 않았다면, 또는 당뇨병이 심장, 눈, 신장과 신경을 침범하였다면, 식이요법을 개선함으로써 우리 몸에 획기적으로 긍정적인 영향을 미칠 수 있다. 이 장과 다음 장에서 심장과 나머지 부분을 건강하게 유지하는 방법을 살펴보겠다.

위험을 심각하게 여기기

이제는 심장 문제의 위험에 대해 충분히 알고 있을 것이다. 의사가 콜레스테롤 수치와 혈압을 측정하였을 것이며, 가족 병력에 대해 조사하였을 것이다. 콜레스테롤을 조절하거나 심장을 튼튼하게 하는 약물 치료를 받고 있을 수도 있다.

다음 단계는 위험에 대해 알 필요가 있는 것과, 더욱 중요한 것으로 질병 과정을 역전시키기 위해 무엇을 할 수 있는 가를 검토하는 것이다.

심장 문제로 발전할 위험을 평가할 때, 의사는 연령, 가족 병력, 흡연 습관, 체중, 콜레스테롤 수치, 혈압과 다른 요인 등을 조사한다. 그러나 이러한 요인이 당장은 해당 사항이 없다 하더라도, 위험이 있는 것처럼 대처하는 것이 신중한 태도이다. 그 이유는 다음과 같다: 유럽과 북미의 대부분의 사람들은 성인 초기에 이르렀을 시기에 이미 심장 질환의 시작인 동맥 경화로 발전된 상태이다. 당뇨병은 이 위험을 증가시킨다. '내가 위험한가?' 라고 묻기보다는 그런 상태라고 그냥 가정하고 자신을 보호하기 위해 행동하는 것이 안전하다.

어떤 증거는 눈과 신장 등의 작은 혈관이 고혈당 수치에 특히 민감하며, 심장이 특히 흡연, 고혈압과 높은 콜레스테롤 수치 등에 의해 크게 공격을 받는다고 제시한다. 이 모든 위험 요인들이 양쪽 합병증에 모두 관여하기는 하지만, 아마도 이것은 사실일 것이다.[1,2]

적을 알기

콜레스테롤부터 시작해서, 이제부터 처치하려는 적에 대해 이해할 시간을 가지자.

몸은 공장에서 원유를 사용하는 것과 같은 방법으로 콜레스테롤을 사용한다. 콜레스테롤은 원료로, 신체는 이를 이용하여 많은 것을 만든다. 믿거나 말거나, 콜레스테롤은 테스토스테론과 에스트로겐을 포함한 특정 호르몬을 만드는데 사용된다. 이것은 몸에서 각 세포를 둘러싸는 얇은 세포막 안으로 들어가서 막을 붙들어주는 일종의 접착제로 작용한다. 이것 없이는 사람은 젤라틴 덩어리로 무너질 것이다.

정유소에서 원유로 가득한 트럭을 공장으로 보내 플라스틱에서 원유 젤리까지 모든 것으로 변화시키듯이, 간은 콜레스테롤을 포함하는 입자를 혈류 안으로 보내어 세포가 사용하도록 한다.

정유소가 필요한 양보다 훨씬 많이 공급을 하여, 길을 탱커로 넘치게 한다면 어떤 일이 일어날지 상상해보라. 날이 지남에 따라, 더 많은 기름 트럭이 길을 막을 것이다. 어떤 트럭은 사고를 내어, 화물이 흘러내리고 대혼란이 일어날 것이다.

콜레스테롤은 같은 문제를 일으킨다. 너무 많은 콜레스테롤 입자가 혈류를 따라 지나가면, 다른 종류의 울혈을 일으킨다.

순환하는 입자는 쉽게 손상을 받는다. 이 때, 이들은 소판이라는 융기 형성을 왕성하게 하는데, 이는 동맥 혈관 벽의 작은 상처와도 같다.

자, 이것이 위험한데, 소판이 상하기 쉽기 때문이다. 이들은 찢어지거나 터질 수 있어, 이 경우 소판 주위의 혈액이 응고하기 시작한다. 응고가 번지면 동맥을 코르크 마개처럼 막아 혈류가 멈춘다. 심장으로 혈액을 전달하는 동맥에서 이런 일이 일어나면, 심장 근육 일부가 죽어버린다. 이것이 심장 마비로, 의사들은 이를 심근경색증이라고 한다.

문제 해결 방법은 혈류를 순환하는 콜레스테롤의 양을 줄이는 것이다. 다행히도 그 방법을 이미 알고 있다. 이전의 식이요법이 콜레

유전자가 문제인가?

릭이 도움을 찾아 사무실을 방문한 것은 그가 45세 때였다. 그는 식이요법 변화가 실제로 그를 도울 것이라는데 크게 희망을 갖지는 않았다. 그의 아버지가 당뇨병과 심장병이 있었고, 그 자신의 콜레스테롤이 수년간 높았다. 이전의 식이요법은 그를 실망시켰다. 몇 년 전. 의사가 붉은 고기를 제한하고 생선과 닭고기를 더 많이 먹도록 했지만, 이 변화는 이렇다 할 효과를 내지 못했다. '저는 유전적으로 문제가 있어요.' 그는 말했다. '제가 정말 필요한 것은 새로운 부모라고요.'

저자는 유전자가 그의 문제에 큰 역할을 했을 수도 있다고 말해 주었다. 그러나 식습관에 이전에 시도한 것과는 확연히 다른, 더 심각한 변화를 주지 않고서는 알 수 없는 일이었다.

저자는 이 책에 쓴 내용을 그에게 설명하였다. 그는 이를 시도하기로 결심했다(그의 이야기가 263쪽에 계속된다).

스테롤을 낮추는데 단지 얼마만의 효과밖에 없었다 할지라도, 이 책에서 서술한 식이요법 변화는 극적인 효과가 있다.

심장 질환 이기기

콜레스테롤에 대처하고 심장 질환을 이기기 위한 생활 습관 변화와 식이요법을 이용한 가장 유명한 프로그램을 개발한 사람은 캘리포니아 예방 의학 연구소의 딘 올니쉬 박사이다.

올니쉬 박사는 하버드대학에서 공부를 하고 1990년에 식이요법과 기타 생활 습관 변화를 결합하여 실제로 동맥 경화를 이겨낼 수 있음을 보여 의학 역사의 새로운 장을 열었다. 그의 발견은 미국 의학회지, 란셋(Lancet)과 기타 저명한 학술지에 발표되었다.

그의 역사적인 연구에서, 올니쉬 박사는 샌프란시스코 지역의 병원으로부터 환자들을 모아 그들을 두 개의 집단으로 나누었다. 한 집단의 환자들은 대조군으로 하여, 식이요법과 기타 치료에 관해 기존의 의사의 충고를 그대로 따르도록 하였다. 일반적으로 이는 붉은 고기보다 닭고기와 생선을 선호하는 식이요법으로, 지방을 줄이고 필요한 약물 치료를 받았다.

다른 집단은 실험군으로, 매우 다른 방침을 취하였다. 그들은 콜레스테롤 저하 약물을 전혀 복용하지 않았다. 대신, 이들은 매우 특별한 식이요법을 시작하였다. 우선, 콜레스테롤이 동물성 식품(고기, 유제품과 달걀)에서 나오므로, 올니쉬 박사는 연구를 위해 채식요법을 선택하였다. 곡물, 콩, 채소, 과일 등 모든 식물에서 나온 음식은 콜레스테롤이 전혀 없음을 상기하라.

이 음식들은 콜레스테롤만 없는 것이 아니다. 여기에는 동물성 지방도 없는데, 이것이 더욱 중요하다. 분명하게 하자면, 콜레스테롤과 지방은 두 개의 다른 물질이다. 앞에서 설명했듯이, 콜레스테롤은 세포막 중의 미세 성분이며 모든 동물 세포에 존재한다.

지방은 다르다. 이것은 구운 고기의 흰 줄이며 닭 껍질 아래의 노란 층이며 연어 필레를 만지면 손끝에 남는 기름기 있는 성분이다. 동물성 지방은 쉽게 보고 느낄 수 있다. 이것을 먹으면, 체내에서 콜레스테롤을 만든다.

저자는 어린 시절에 동물성 지방에 대해 배웠다. 어느 날 아침, 어머니가 저자와 네 형제들을 위해 베이컨을 만들어 주셨다. 다 만들고 나서, 어머니는 종이 타올에 뜨거운 베이컨 조각을 올려놓아 기름이 흐르도록 하였다. 그녀는 조심스럽게 프라이팬을 집어 들고 뜨거운 기름을 병에 담아 두었다. 베이컨 기름이 든 병은 냉장고에 두지 않았다; 단지 찬장에 놓아 두었을 뿐이다. 어머니는 이것이 식으면 왁스처럼 굳어진다는 것을 알았다. 다음날 아침, 어머니는 베이컨 기름을 한 순갈 떠서 팬에 넣은 후 그것으로 달걀을 프라이했다. 이런 종류의 식단으로 자라서 아이들이 성인이 되기까지 살아남았다는 것은 놀라운 일이지만, 뭔가를 알 때까지는 계속 이렇게 먹었다.

베이컨 기름이 실온에서 고체라는 사실은 그것이 포화 지방으로 이루어져 있음을 뜻한다. 포화 지방은 콜레스테롤 수치를 높이기 때문에* '나쁜' 지방이라고 생각된다.

모든 지방은 혼합물이다. 예를 들어 쇠기름은 반 정도가 포화지방이며, 나머지는 다양한 불포화지방이다. 닭의 지방은 30퍼센트 정도가 포화 지방이다. 생선은 15에서 30퍼센트 정도가 포화 지방이다. 식물성 기름은 포화 지방이 훨씬 적으나, 열대 기름 중에는 예외가 있다: 코코낫유, 팜유와 팜 커널유 등은 불포화지방 함량이 높다.

어떤 식품 회사는 수소화(경화)라는 과정을 통해 식물성 기름을 변화시켜 포화 지방과 비슷하게 만든다. 이렇게 해서 만든 트랜스 지방 또는 부분 수소화(경화) 지방은 고체로 되어 있어 유통기간이 길다. 불행하게도, 콜레스테롤 수치에 대한 이들의 효과는 버터나 돼지기름과 유사하다. 보통 식당의 프라이나 스낵류에 이 기름을 사용한다. 식품의 성분 표시에 부분적 식물성 경화유라는 말이 들어 있다면, 이것 말고 다른 더 건강한 식품을 선택하라.

올니쉬 박사가 건강한 생활 습관 변화를 위해 채식 요법을 사용

---

* 포화 지방이라는 용어가 어디에서 나온 것인가 하면, 사실 이것은 매우 논리적이다. 지방 분자를 아주 좋은 현미경으로 본다면, 18이나 20개의 탄소 원자가 길게 한 줄로 사슬을 이루고 있는 것처럼 보인다. 탄소 사슬에 결합되어 있는 것이 수소 원자이다. 사슬이 완전히 수소 원자로 덮여 있다면(포화되어 있다면), 지방은 왁스같이 고형으로 포화지방이라고 한다. 그러나 만일, 수소 원자가 지방 사슬에서 몇 군데 없어지면, 지방을 다 불포화 지방이라고 부른다. 올리브와 유채 기름은 이런 종류의 지방이 풍부하다. 이들은 냉장 보관하면 고체이나 실온에서는 액체라는 점에서 특이하다. 포화 지방은 콜레스테롤을 상승시키는 종류이다.

하기로 결정한 이유를 알 것이다. 식물성 음식에는 콜레스테롤도 동물성 지방도 없다. 그는 식물성 기름도 최소한으로 줄였다.

결과는 놀랄만한 것이었다. 채식을 한 사람들에게서 가슴 동통이 빠르게 사라져갔다. 평균 LDL('나쁜') 콜레스테롤이 40퍼센트까지 떨어졌다. 올니쉬 박사는 1년 후에 모든 환자에게서 혈관 조영도(동맥과 심장의 흐름과 막힘을 보여 주는 특별한 X-선 촬영)를 얻어 연구 초기의 같은 종류의 결과와 비교하였다. 결과는 놀라왔다: 심장 근육에 영양을 공급하는 동맥인 관상 동맥의 막힘이 실제로 줄어들기 시작했다. 동맥이 다시 뚫리기 시작한 것이다. 효과는 너무나 현저해서 1년 후 82퍼센트의 환자의 혈관 조영도에서 차이를 뚜렷이 구분할 수 있었다. 이들 모두 심장 우회술이나 혈관 성형술, 그리고 콜레스테롤 저하약물 투여를 하지 않은 상태였다.

콜레스테롤을 제대로 알자

지금쯤은 하품을 하면서 콜레스테롤과 포화 지방이 나쁘고 이들을 적게 먹어야 한다는 것쯤은 이미 알고 있다고 말할지도 모르겠다. '해 봤고 끝냈어요.' 라고 하면서.

자, 문제가 바로 여기에 있다. 몇 년 동안, 보건 당국이 사람들에게 콜레스테롤과 동물성 지방이 들어 있는 식품을 '줄이라' 고 권고해 왔다. 많은 이들이 더 기름이 적은 쇠고기 부위를 선택하고 닭고기와 생선을 선호했지만 결과로 얻은 것은 매우 적었다. 많은 이들이 이런 식이요법 변화에도 불구하고, 콜레스테롤 수치가 전혀 바뀔

기미가 없음을 발견했다. 대부분의 사람들이 식이요법을 시간 낭비로 여겼다고 추측한다. '저지방' 식이요법을 한 두 달 해 본 후면 그들은 포기할 준비가 되었음을 발견한다.

붉은 살에서 흰 살로 바꾸는 것으로는 충분하지 않음이 밝혀졌다. 그 이유는 이렇다: 모든 고기는 살코기라도 참치는 1온스 당 10밀리그램, 새우는 1온스 당 50밀리그램의 콜레스테롤을 포함하고 있다. 닭고기와 쇠고기는 중간으로, 1온스 당 25밀리그램 가량을 포함한다. 붉은 살, 가금류와 생선은 '기름이 적은' 부위라도 해도 상당량의 지방을 포함한다.

반대로, 물론 식물에서 온 음식에는 콜레스테롤이나 동물성 지방이 없다. 이는 모든 과일과 채소, 모든 콩, 모든 곡물, 모든 다양한 쌀, 파스타와 감자, 그리고 이들로 만든 모든 것에 해당한다.

따라서, 단순히 쇠고기에서 닭고기와 생선으로 바꾸려고 한다면, 한 손은 등 뒤에 묶어 놓고 있는 것과 마찬가지이다. 임상 시험에서 나타난 것처럼, 붉은 살에서 흰 살로 바꾼 후의 콜레스테롤 저하 효과는 매주 적어, 5퍼센트 정도뿐이다.[3] 이런 식이요법을 따른 대부분의 사람들에게는 동맥에 별로 개선이 나타나지 않으며, 시간이 갈수록 동맥 차단이 보통 악화되기만 할 뿐이다.

왜 아무도 말해 주지 않았어요?

올니쉬 박사의 결과가 발표되었을 때, 대부분의 의료 당국이 그의 프로그램이 매우 건강한 방침이라고 믿고 싶어 했다. 그러나 많은 이들이 이 프로그램이 너무 금욕적이라서 실제로 따라할 수 있는 사람은 거의 없을 것으로 느꼈다. 그러나 저자는 이 주제를 세밀하게 연구해서, 완전히 다른 결론에 도달했다. 이 식이요법은 지나치게 금욕적이지 않다. 사실, 이 방법은 의사가 처방할 수 있는 다른 식이요법들과 견줄 만하다. 저자가 직접 경험한 바를 소개하겠다.

축산 농가에서 자라면서, 저자의 가족은 매일 거의 같은 것을 먹었다: 고기구이, 구운 감자와 옥수수로, 특별한 때만 고기구이, 구운 감자와 완두콩을 먹었다.

저자는 의대 재학 시절에 식단을 바꾸기로 결정했다. 우선, 신선한 토마토로 만든 소스, 바질과 양념을 넣은 파스타를 먹어 보았다. 그리고 중국 식당과 멕시코 식당 메뉴에서 고기, 가금류와 생선 요리 바로 밑에 맛있는 채소 요리가 많이 있음을 발견했다. 일본 식당은 맛있는 된장국, 샐러드와 채소 초밥을 제공한다. 중동 요리는 단순해도 맛있는 후머스, 팔라펠, 쿠스쿠스와 다른 맛있는 요리가 나온다. 태국과 인도 식당에서는 채소 요리가 끝없이 나온다. 이러한 우아한 식사에 비해, 고기구이, 구운 감자와 옥수수는 더 이상 요리 문화의 진수라고 여겨지지 않는다. 이전에는, 식물에 근거한 식단은 새로운 맛의 세계로, 금욕적이라고만 생각했었다.

1980년 후반에 처음 올니쉬 박사의 연구에 대해 알았을 때, 저자는 조지 워싱턴 대학의 정신과 병동에서 일하고 있었다. 저자는 그에게 전화를 걸어 그의 식이요법의 적합성에 대해 연구할 것을 제안했다. 샌프란시스코로 가서 그의 심장 연구에 참가한 사람들을 한 사람씩 면접 조사하였다.[4] 먹은 음식을 얼마나 좋아했는지, 만드는데 얼마만큼의 노력이 들었는지, 가족들은 식단에 대해 어떻게 생각하는지 그리고 앞으로는 어떤 계획을 하고 있는지에 관해 그들에게 질문하였다.

채식 집단이 처음에는 조금 불만이었음을 알았다. 그들은 새로운 음식에 대해 알아야 했고 새로운 요리법을 배워야 했다. 평균적으로, 식이요법이 제 2의 천성이 되기까지는 4주일 정도 걸렸다. 그러나 그들은 잘 적응했는데, 원인 중 일부는 아주 극적인 효과를 보았기 때문이다. 콜레스테롤 수치는 확 내려갔고, 가슴 동통이 사라졌으며 심장 질환을 이겼다. 믿거나 말거나, 참가자들의 평균 체중은 첫 해 동안 거의 10kg만큼 줄었다.[5,6] 그들은 현재 먹는 음식을 좋아하게 되었다.

한 환자의 반응을 생생하게 기억한다. 그는 분노했다. 이전의 의사들이 위험한 약물을 처방하는데 급급하고 수술까지 시키고, 막대한 비용의 청구서를 보내 놓고서는, 식이요법 변화의 힘에 대해서는 언급도 하지 않은데 대해 화를 내었다. 전반적으로 참가자들은 식이요법이 계속할 만하다고 느꼈을 뿐 아니라, 의사가 이런 선택의 여지를 환자들에게 주지 않는 것은 옳지 않다고 생각했다.

자, 채식 요법에 적응하기에 약간 시간이 걸렸다거나, 환자들이 곧 이를 좋아하게 되었다는 것은 놀랍지 않았다. 놀라운 것은 채식 요법을 받아들이도록 요구하지 않았던 대조군의 반응이었다. 그들도 불만이었다. 어떤 사람들은 식단이 닭고기 아니면 생선, 닭고기 아니면

생선, 닭고기 아니면 생선뿐이라고 하였다. 어떤 이들은 모든 인생의 기쁨이 사라진 것 같다고 말했다. 그리고 이로부터 얻는 것이 없었다. 많은 이들이 여전히 가슴의 동통을 호소하고, 약물로 콜레스테롤 수치를 조절하려고 하면서 지는 싸움을 계속하고 있었다.

다른 식이요법들에 대해 사람들이 어떻게 반응하는지를 반복하여 연구한 결과, 채식 요법이 대부분의 다른 식이요법에 비해 실제로 따르기가 더 쉽다는 확신을 얻었다. 이 요법이 더 단순하기 때문이다. 매일 건강에 좋지 않은 음식을 조금씩만 먹으며 자신을 괴롭히는 것보다는, 금연이나 다른 습관을 버릴 때처럼 아예 이런 음식을 멀리하는 것이 더 쉽다. 그리고 대체로 식이요법의 보상이 너무나 커서 이를 계속하게 된다.

몇 년 후, 저자는 심장병 환자에게 식이요법 변화를 요구한 내용에 관해 발표된 연구 결과를 모두 검토하여, 연구자들과 함께 그들의 성공과 실패 여부를 추적하였다.[7] 당시에 성행하던 의견은, 의사가 환자들에게 혹독한 식이요법을 강력하게 요구하면 환자가 손을 들고 포기할 수 있기 때문에 그래서는 안 된다는 것이었다. 그러나 저자는 정반대로 생각했다. 제어 연구에서, 연구자들이 환자에게 식이요법을 약간 변화시키면, 환자들은 실제로 적은 변화만을 얻는다. 연구자들이 연구 참가자들에게 식이요법을 더 많이 변화시키도록 하면, 대부분의 참가자들이 실제로 그렇게 하여 더 좋은 결과를 얻었다. 당신도 이것이 가능하다. 심장은 가장 좋은 대우를 받을 가치가 있다.

목표는 심장 마비 방지

올니쉬 박사의 연구센터를 떠나서 잠시 오하이오로 여행하여 안소니 옌을 만나보자. 그는 중국에서 자랐으며, 그의 가족은 대개 그곳에서 아주 장수하였다. 그들은 심장 질환, 체중 문제, 당뇨병, 암과 고혈압에 대해 사실상 거의 들어본 적이 없었다. 그들은 쌀밥, 국수와 다양한 채소 요리로 식사를 하였고, 고기는 양파, 마늘이나 잣을 사용하는 경우처럼 맛을 내기 위해서만 사용했다.

1949년에 젊은 안소니는 미국으로 이주했고, 점차로 전통적인 중국 식단을 버리고 미국 식단을 선호하였다. 해가 지남에 따라 그의 체중은 점점 증가했고, 그의 많은 미국 친구들처럼 심장 문제를 겪기 시작하였으며 이는 점차로 악화되었다. 결국 그는 5중 심장 우회술이라는 수술을 필요로 하기까지 되었다.

그때 그는 다행히도 캘드웰 에셀스틴 Jr 박사가 진행하는 심장병 환자 프로그램에 참가하였다. 이 프로그램은 콜레스테롤 수치 저하를 목표로 하였는데 너무 낮아져 도중에 심장병이 멈출 정도였다. 그는 유제품이나 기름 첨가를 뺀 채식 요법을 처방했다. 그는 환자들에게 요리법을 소개하였고 가정 요리를 내놓는 단체 저녁 식사도 주최하였다. 환자의 콜레스테롤 수치가 식이요법만으로는 147mg/dl 이하로 떨어지지 않았을 때에만 약물을 처방하였다.

프로그램은 효과가 있었다. 에셀스틴 박사의 환자들은 실제로 방탄 효과를 얻었다. 도착했을 때는 형편없는 상태였지만, 프로그램을 잘 따른 사람들에게는 심장 문제가 다시 일어나지 않았다.[8] 안소니의 콜레스테롤 수치는 극적으로 개선되었다. 그의 체중은 감소했고 몇 년 만에 더 좋아졌음을 느꼈다.

1991년 그리고 1997년에, 에셀스틴 박사는 미국 심장병학자들을 콜레스테롤 및 관상 질환 수뇌 회의에 초청하였다. 그는 의사들에게 더욱 건강한 식이요법이 필요하다는 신념을 주장하였다. 의사들이 효과가 약한 식이요법만을 계속 처방한다면, 환자들은 끝없는 처방에 매이고, 수술실은 혈관 성형술과 관상 우회술 수술로 계속 붐비며 의료비용은 급등할 것이라고 하였다.

안소니 옌과 다른 환자들, 그리고 점차로 많은 의사들이 증언하듯이, 에셀스틴 박사는 옳았다.

특별한 효능의 음식

이제는, 어떤 음식을 피할 것인지 알고 있다. 동물성 식품과 기름 첨가를 피함으로써 콜레스테롤과 콜레스테롤 수치를 올리는 지방을 피한다. 물론, 당뇨병 개선을 위해 어차피 이런 식품은 피해야 한다.

하지만 콜레스테롤을 실제로 낮추거나 콜레스테롤이 일으킬 수 있는 손상을 예방하기 위하여 식이요법에 추가해야 할 음식들이 있다.

귀리, 콩과 보리는 콜레스테롤 수치를 낮추는 수용성 섬유질을 포함한다. 귀리, 치리오스와 기타 귀리 제품이 이러한 효과를 가진다는 것에는 의심할 바가 없으며, 바로 그 이유 때문에 인기를 얻고 있다. 하지만 소박한 콩도 수용성 섬유질이 있어, 이 역시 콜레스테롤 저하 효과가 있음을 잊지 말라. 매일 콩 115g를 먹으면 콜레스테롤 수치가 현저하게 떨어진다. 규칙적으로 콩을 먹는 사람의 콜레스테롤 수치는 다른 사람들보다 평균 7 퍼센트가 낮다. 이들의 LDL 콜레스테롤은 대개 6퍼센트 낮고, 트리글리세리드는 평균 17 퍼센트 낮고 HDL('좋은') 콜레스테롤 수치는 약 3퍼센트 높으며, 이들은 모두 좋은 변화이다.[9] 수용성 섬유질은 많은 채소와 과일에서도 발견된다.

콩 가공 식품은 특별한 콜레스테롤 저하 효과가 있다. 식품 자체에 콜레스테롤이나 동물성 지방이 없다는 것은 제쳐 두고라도, 콩 단백질에는 콜레스테롤을 더욱 낮추는 뭔가가 있다. 버거가 쇠고기 대신 콩으로 만든 것이라면, 쇠고기의 콜레스테롤과 지방을 피함과 동시에, 추가로 콜레스테롤을 낮추는 혜택을 볼 수 있다.[10]

호두, 아몬드 등의 특정 견과류도 콜레스테롤을 낮춘다. 맞다. 이들은 다른 견과류와 마찬가지로 지방 함량이 높지만, 다소 콜레스테롤을 낮추는 능력이 있는데, 그 이유는 충분히 설명되어 있지 않다. 연구 결과, 4주 동안 하루 90그램(3온스)의 콩을 먹으니 측정 가능한 효과를 내었다.[11] 그러나 식단에 정기적으로 견과류를 포함시킬 것을 권하지는 않겠다. 콜레스테롤을 낮추는 효과는 있지만, 이들은 지방이 너무 많아서 체중 감소가 어려우며, 이로 인해 인슐린 민감도를 향상시키려는 노력이 방해를 받을 수 있기 때문이다.

일부 마가린에는 천연 식물성 스타놀이나 스테롤이 들어 있다. 이 성분들은 약물처럼 작용하여 소장에서 콜레스테롤이 흡수되는 것을 차단한다. 예를 들어 베네콜 라이트 스프레드에는 유채 기름과 콩기름으로 만든 스프레드에 소나무에서 추출한 식물성 스타놀이 포함되어 있다. 원하는 대로 이를 굽기 요리와 프라이에 이용할 수 있다. 하지만 이것은 저 열량이나 저지방 스프레드가 아니다; 1큰술은 50칼로리를 낸다. 견과류와 마찬가지로, 마가린은 체중 감소 효과를 방해한다.

마늘도 콜레스테롤을 감소시키지만, 모든 연구가 이를 찬성하지는 않는다. 효과가 나타난 연구에서는, 1일 $\frac{1}{2}$에서 1쪽를 섭취하였다.[12]

과일과 채소는 콜레스테롤이 전혀 없을 뿐 아니라 지방도 낮다; 베타-카로틴, 비타민 C와 비타민 E는 실제로 콜레스테롤 입자를 손상되지 않도록 보호하여, 이들이 해를 끼치지 않고 가던 길을 즐겁게 가도록 한다. 당근, 고구마와 호박 등 주황색 과일에 다량의 베타-카로틴이 들어 있으나, 녹색 잎채소에도 많은 양이 들어 있다. 비타민 C는 물론 감귤류에 들어 있으나, 다른 많은 과일과 채소에도 들어 있다. 그리고 통 곡물, 채소와 콩은 비타민 E를 공급하는, 건강에 좋은 식품이다.

토론토 대학의 데이빗 젠킨스 박사는 이 시도를 가지고 궁극적인 결론에 도달했다. 채식 요법(고기, 유제품이나 달걀을 포함하지 않는 식이요법)이 콜레스테롤 수치를 낮추고, 귀리 브랜 등의 수용성 섬유질이 콜레스테롤을 낮춘다면, 또한 특정 견과류가 콜레스테롤을 낮추고, 콩 가공 식품과 식물성 스테롤이 콜레스테롤을 낮춘다면, 그리고 한 번에 이 모두를 처방한다면 무슨 일이 일어날까?

그는 이 모든 요소를 포함하는 포트폴리오 식이요법이라고 부르는 방법을 고안하였고, 이 결합이 단 4주 만에 LDL 콜레스테롤을 29.6퍼센트까지 낮추었는데, 이는 콜레스테롤 저하 약물과 유사한 효과이다.[14]

콜레스테롤을 단계적으로 제어하기

이상적인 콜레스테롤 저하 식이요법에 관해 연구 결과에서 말한 것을 요약해보자. 여기에 그 열쇠가 있다.

1. 동물성 식품을 피한다. 고기(붉은 살코기, 닭고기, 생선 모두 안 됨), 유제품과 달걀을 피한다. 이들을 완전히 피하고, 식단에서 모든 동물성 지방과 콜레스테롤을 배제한다. 이것이 당뇨병에 중요하다는 것은 이미 알고 있겠지만, 이는 심장을 위해서도 중요하다.

2. 식물성 기름은 최소화한다. 식단에서 기름을 줄이기 위해, 기름이 들어간 드레싱, 프라이 음식과 기름을 넉넉히 넣어 조리한 음식을 피하라. 성분 표시 목록에 동물성 식품이나 부분 수소화(경화)유라는 이름을 발견하면, 그 제품은 사지 말라. 1회 섭취량에 지방이 2에서 3그램을 초과하면, 피하라.

3. 특수 효능의 음식을 첨가한다. 가장 좋은 것은 귀리, 콩과 콩 가공 식품이다. 이들은 포만감을 주지만 열량은 크지 않으며 실제로 콜레스테롤을 낮춘다. 특별한 효능을 가진 식품을 일상 식사에 추가

하기도 쉽다.

귀리 | 옛날식의 귀리 한 사발로 하루를 시작하라. 원한다면 계피를 얹되, 우유와 설탕은 피하고 두유를 사용하라.

콩 | 귀리처럼, 콩에는 수용성 섬유질이 많아, 콜레스테롤 수치를 낮춘다. 요리한 콩, 말린 완두콩, 강낭콩과 살사 소스에는 모두 수용성 섬유질과 단백질과 어디에나 좋은 영양소가 들어 있다. 이 소박한 콩은 꽤 세련되기까지 하여, 어떤 농가는 아름다운 다채로운 색깔의 보물을 전문적으로 키우기도 한다,

콩 가공 식품 | 두유를 일상적으로 마시는 것은 쉽다. 저지방 두부, 템페, 가공한 식물성 단백질과 많은 기타 식품 등 다른 형태의 가공 식품도 배우게 된다. 어떤 이들은 두부 먹기를 좀 주저하지만, 일단 적절히 요리한 것을 맛보면, 좋아하게 된다.

이러한 변화와 함께, 대부분의 사람들이 큰 결과를 기대한다. 콜레스테롤과 지방을 배제하고(채식 요법) 기름을 적게 유지하며 특별한 효능의 식품을 섭취하는 식이요법은 '나쁜' 콜레스테롤을 보통 20에서 40퍼센트 감소시킨다.

4. 과 체중이라면, 체중 감소 지침을 따르라. 6장에 설명한 대로 하라. 0.5킬로그램 감소할 때마다 총 콜레스테롤은 12mg/dl만큼 감소한다.[15] 효과는 서서히 나타나지만 중요하다.

5. 운동하라. 운동을 해도 좋다는 의사의 승낙이 떨어지면, 이것이 대단히 도움이 됨을 알게 될 것이다. 운동은 총 콜레스테롤을 낮추지는 않지만 HDL 콜레스테롤을 증가시켜, 전반적인 건강 상태를

항상시킨다. 규칙적인 운동(30분 빨리 걷기를 1주일에 5번 또는 1시간 걷기를 1주일에 3번)은 혈압 조절을 돕는다. 현재 건강 상태를 참고로 하여 의사와 상담하고 운동 목표를 세우라(11장을 참조하라).

경과 측정하기

프로그램이 효과가 있는지 아는 것은 쉽다. 주의하여 이를 따르고, 8주 후에 의사에게 콜레스테롤 수치를 검사해 달라고 하라. 스스로 세운 목표에 아직 도달하지 못했다면, 먹고 있던 것을 자세히 들여다보라. 프로그램을 얼마나 잘 따랐는가? 정말로 주의 깊게 이를 따랐는데도 콜레스테롤이 조금도 변화를 보이지 않는다면, 유전자가 콜레스테롤 수치를 좌우하는 드문 경우에 해당한다.

식이요법만으로는 충분하지 않다면, 의사의 조언에 따라 콜레스테롤 저하 약물을 복용한다. 일부 의사들은 콜레스테롤 수치가 정상인 경우에도 약물을 투여하는 것이 가치가 있다고 믿는다. 이 가능성을 시험하기 위한 연구가 진행 중이다.

'좋은' 콜레스테롤 올리기

고밀도 지방단백질(HDL) 입자의 콜레스테롤은 외부로 배출된다는 단 하나의 이유 때문에 '좋은' 콜레스테롤이라고 한다. HDL 입자는 쓰레기를 가져다 버리는 청소차같이 콜레스테롤을 잡아 제거해 줌으로써 동맥벽을 청소한다. HDL이 낮다면(7장을 참조하라), 다음 과정이 이를 높이는데 도움을 줄 것이다.

귀리로 뛰어들다

앞에서 만났던 릭은 처음의 제한 조건에도 불구하고 식이요법 변화를 잘 따랐다. 그는 건조 수프 믹스에 토마토, 오이, 고구마와 그 밖의 구할 수 있는 다른 채소들을 넣어 빠르고 풍부한 채소 수프를 만드는 방법을 배웠다. 그는 가끔 파스타를 만들었고 보통 편의상 토마토소스 한 병을 사용했다. 그는 많은 샐러드와 요리한 채소도 식단에 넣었다. 외식하는 것은 도전 과제였는데, 곧 많은 선택을 할 수 있는 외국 식당을 발견했다. 주문을 이야기하는 것도 도움이 되었다. 요구를 하면 대부분의 식당이 그에게 채소 요리를 기꺼이 만들어 주었다. 어떤 패스트푸드 식당에 식물성 버거나 샐러드 바가 있는지도 파악해 놓았다.

그는 가짜 고기라고 부르는 콩 단백질로 만든 햄과 그 밖의 델리 조각을 좋아해서 이것에 저민 토마토, 양상치와 디종 머스타드를 곁들여 샌드위치를 만들었다. 때때로 콩과 쌀밥이나 포장 쌀밥 요리(카레라이스, 볶음밥 등)로 간단한 식사를 하였다. 그는 쿠스쿠스도 아주 좋아하게 되었다. 보이는 대로 말하면, 아침식사는 귀리로 뛰어들고, 가정과 직장에서 바나나와 다른 과일을 양 손에 들고 살았다.

이 식이요법이 놀랍도록 쉬웠던 한편, 처음에는 난관에 부딪혔다. 처음에는 적당량을 먹었고 잠시 되돌아갈까도 생각했지만, 그것은 자신을 기만하는 것처럼 느껴졌다. 그 결과, 그는 가끔 배가 고팠다. 해결책: 그냥 더 먹었다. 어떤 때는 콩을 먹으라는 조언을 받고는 너무 많이 먹어서 위가 더부룩해지기도 했는데, 콩을 먹는 양을 조금 줄였더니 괜찮아졌다.

그의 아내도 점차 채식 요법에 적응을 하였다. 그 도중에 그녀는 상당히 체중을 줄였고 몇 년 만에 더 기운이 났다.

(다음장에 계속)

릭이 추적 혈액 검사를 할 시점에는, 식이요법에 완전히 적응했고, 결과에 무척 만족했다. 3개월 만에 콜레스테롤은 5.2에서 3.6으로, LDL은 2.5 미만으로 충분히 떨어졌다. 그리고 그가 자기에게 정말 필요한 것은 다른 유전자라고 했던 바로 그 사람이다. '있잖아요, 이건 식이요법이 아니죠.' 라고 말한다. '이건 삶의 방식이고, 내게 딱 맞는다고 느껴요. 예전에 먹던 방식으로는 결코 돌아가지 않을 거예요. 바로 이겁니다.'

1. 운동하라. 앞에서 본 대로, 규칙적인 유산소 운동은 LDL 콜레스테롤에는 별 효과가 없지만, HDL 콜레스테롤은 10퍼센트 높여 준다.[16]

2. 콩을 섭취하라. 콩이나 다른 콩류를 섭취하는 사람들은 다른 사람들보다 하루 평균 3퍼센트 높은 HDL 값을 보인다.[17]

3. 과일과 채소를 많이 섭취하라. 이 속에 들어있는 비타민 C도 HDL을 증가시키는 것으로 보인다.

4. 식물성 부분 수소화(경화)유를 피하라. 이 기름은 원하는 바와 정확히 반대 작용을 한다: 이들은 LDL 콜레스테롤을 증가시키고 HDL 콜레스테롤은 감소시킨다. 성분 표시를 적은 깨알 같은 글씨를 읽되, 특히 페스트리와 스낵 류의 경우는 잘 읽어 보라.

5. 체중을 줄여라. 체중 감소는 저지방, 식물성 식이요법의 반가운 부작용으로, 이는 다시 HDL을 상승시킨다. 이 책의 식이요법 프로그램이 도움이 될 것이다.

6. 흡연자라면, 금연하라. 금연은 HDL을 상승시킨다.

트리글리세리드 줄이기

트리글리세리드는 혈류의 지방을 칭하는 기술적 용어이다*. 트리글리세리드를 낮추면 심장 문제 위험이 감소하므로 이를 낮추는 것은 좋은 생각이다. 이는 실행하기도 쉽다. 앞에서 HDL을 높이기 위해 서술한 과정 중 체중 감소, 운동과 메뉴에 콩과 기타 콩류를 도입하는 것을 특히 주의해서 다시 살펴보라. 이 과정은 트리글리세리드도 줄여준다. 단순히 매일 식단에 콩을 도입하는 것만으로도 트리글리세리드를 17퍼센트만큼 줄이는 놀랍도록 강력한 단계가 된다.[18] 한 단계 더 진행하자: 4장에서 다룬 대로 설탕, 흰 빵 식품과 다른 GI가 높은 음식을 피하는 것이다. 섬유질이 풍부하고 GI가 낮은 음식이 트리글리세리드를 낮추는 반면, 이 음식들은 트리글리세리드를 높이는 것으로 여겨진다.[20] 트리글리세리드가 크게 떨어지는 것을 경험할 것이다.

많은 문제에 대한 하나의 해결 방법

이 모두를 따랐다면, 스스로 행복한 결론에 도달했을 것이다: 당

---

* 트리글리세리드라는 용어는 몸이 지방 분자를 한 곳에서 다른 곳으로 이동시킬 때 지방을 혈류의 수용액 환경으로 보내기 전 일반적으로 세 개의 지방 분자를 글리세린 분자와 결합했다는 사실에서(따라서 트리-글리세리드이다) 나온 것이다.

호모시스테인 제압하기

호모시스테인은 단백질을 구성하는 성분인 아미노산으로, 정상적으로 혈류에서 소량 발견된다. 그 혈액 내 양이 10μmol/l를 초과하여 높아지면, 높은 콜레스테롤 수치의 경우와 마찬가지로 심장 문제의 위험이 커졌다는 것을 의미할 수 있다.[19] 호모시스테인 감소로 얻는 혜택은 아직 밝혀지지 않았으나, 이를 낮추는 과정은 모두 건강에 좋으며, 그 방법을 여기에 소개한다:

폴산과 비타민 B_6와 B_{12} 등 특정 비타민은 호모시스테인 배출을 돕는다. 콩, 채소와 과일 속에 폴산과 비타민 B_6가 많이 들어 있다; 비타민 B_{12}의 식물성 음식 공급원은 영양 강화 두유와 시리얼, 영양 효모와 몇 가지 기타 음식 등 강화식품으로 제한되어 있다.

매일 식단에 과일과 채소를 많이 넣는 것 외에, 다음 사항이 현명한 방침이다.

1. 매일 아침 복합 영양제를 복용한다. 이는 적절한 양의 폴산, 비타민 B_6와 비타민 B_{12}를 공급한다. 어떤 상표라도 좋으나, 과잉의 철분은 심장 문제를 불러오므로 철분이 없어야 한다.

2. 매일 저녁 400마이크로그램의 폴산을 공급한다. 이는 폴산을 상승시킨다. 원한다면 폴산을 함유하는 다른 복합 영양제를 복용할 수 있다(10장을 참조하라).

뇨병을 위한 식이요법 하나, 콜레스테롤 조절을 위한 다른 요법, 체중 감소를 위한 세 번째 요법을 따를 필요가 없다. 동물성 식품을 피하고, 식물성 기름을 최소한으로 유지하며 고 섬유질과 낮은 GI 음식을 취하는 식이요법은 동시에 이 모든 문제를 대처할 수 있다.

콜레스테롤 저하가 심장에 좋은 것과 같이, HbA1c 저하도 마찬가지이다. 혈당을 잘 조절하는 사람은 시간이 지나면서 심장 문제가 더 줄어든다.

이같은 식이요법 변화는 혈압 조절도 돕는데, 부분적으로는 체중을 감소시키며, 체중이 감소하면 혈압도 감소한다. 그러나 채식 요법이 혈압에 미치는 효과는 체중에 대한 효과를 넘어선다. 식물에 기초한 식단은 칼륨이 풍부하며, 이는 혈압을 낮추는 것으로 보인다. 동물성 지방이 없어 혈액의 점성도 감소시켜(즉 혈액이 덜 진해져 기름보다 물에 더 가까워진다) 혈관을 더 쉽게 흐른다.[21]

많은 이들에게, 식이요법 변화의 효과는 약물 치료 효과를 넘어서거나 서로 견줄 만하다. 만일, 어떤 이유에서건 콜레스테롤, 혈압이나 혈당이 최선을 다하는데도 잘 조절되지 않는다면, 의사가 식이요법이 채우지 못하는 부분을 보충하기 위해 당장 약물을 처방할 것이다.

13 건강한 신경, 눈과 신장

셸윈이 연구 참가자를 모집한다는 소식을 들었을 때가 58세였다. 그는 거의 20년 전 당뇨병으로 진단받았다. 그의 눈은 질병의 희생물이 되었으며, 그는 녹내장 치료를 받았다.

또한 그는 심한 신경 통증도 경험하고 있었다. 연구 개시 18개월 전, 그의 발 통증은 계속 악화되었다. '몹시 고통스러웠어요.' 그는 말했다. '종아리 아래부터 아프고, 특히 왼쪽이 심했어요. 그리고 날이 갈수록 악화되었지요. 직장에서 집에 올 때쯤이면, 발을 올려야 했어요. 밤에는 발바닥이 타 들어가듯이 따끔따끔하고 너무 아팠어요.'

그는 치료 원인을 찾는 몇 가지 의학적 검사를 받았으나, 의사들은 그의 비극에 대한 원인으로 당뇨병밖에 찾지 못하였다. 하루에 인슐린을 2회 투여함에도 불구하고, 그는 당뇨병을 잘 조절하지 못하였다.

그는 스트레칭 운동을 시작했고, 이것은 다소 고통을 덜어주는 듯 했다. 우리 연구 프로그램을 시작했을 때, 그는 저지방 채식 요법으로 시작했다. 이것은 그의 입맛에 맞았고, 현저한 효과를 내었다. 연구 개시 시점에 그의 HbA1c는 9.1퍼센트였으나, 우리 식사 계획을 따른 후 그의 혈당은 곧 떨어지기 시작했다. 한 달 안에 그가 저혈당을 나타내기 시작하였으므로, 인슐린 투여량을 줄였다. 약물 투여가 줄었는데도, 그의 HbA1c는 3개월째에 7.7로 떨어졌다. 필요한 수준에는 아직 못 미쳤으나, 이것은 큰 개선이었다.

연구 6개월 후, 멋진 일이 일어났다. '나는 굉장한 변화를 느꼈어요. 온통 고통 속에서 살았는데, 증상이 사라지기 시작했어요.' 그는 말했다. 시간이 지남에 따라 사정이 계속 더 좋아졌다. 고통은 거의 느낄 수 없었으며, 결국에는 놀랍게도 모두 사라졌다. '아주 정상입니다.' 그는 말했다. '나는 이제 더 이상 고통을 느끼지 않아요.'

약물 치료가 그가 얻은 결과를 줄 수 있다면, 정말 인기 있는 방법이 될 것이다. '차이가 밤과 낮 같았어요.' 그는 말했다.

건강한 식이요법은 혈당을 낮추는 것보다 더 많은 일을 한다; 몸 전체를 보호하는 것을 돕는 것이다. 당뇨병이 조절 범위를 벗어나면 심장에 손상을 줄 뿐 아니라, 신경, 눈과 신장도 공격할 수 있다. 기쁘게도, 이제부터 시작하는 식이요법은 이러한 문제를 피할 수 있게 해 준다. 이 장에서는, 신체 모든 부분이 순서대로 잘 움직이도록 유지하는 방법을 살펴보겠다.

건강한 신경

당뇨병 환자는 신경 손상의 위험이 있으며 이는 두 가지 형태로 나타날 수 있다.

말초 신경장애는 때때로 감각운동 신경장애로 불리며, 사물을 감지하거나 근육을 움직이는 신경 손상을 말한다. 이는 따끔거림, 고통, 발이나 손의 무딤이나 약함을 유발한다. 더 나아질 수는 있겠지만 조심하지 않으면 더 나빠질 수도 있으며, 이러한 신호를 심각하게 받아들이는 것이 보답을 받는다.

발의 감각이 무뎌지면 상처가 나도 느낄 수 없어 취약한 상태에 놓인다. 느끼지 못하면 작은 베임이나 긁힘을 놓치기 쉽다. 상처 치유도 느려져, 전염으로 곪을 수도 있다. 당뇨병은 흔히 사지 절단의 원인이 되며, 잘 보호하여 절대로 그렇게 되지 않도록 막아야 한다.

자율 신경 장애는 내부 기능을 조절하는 신경이 비정상적으로 된 것이다. 이는 오심, 구토, 변비나 설사 등의 소화 문제를 일으킨다. 이는 방광 조절이나 성 기능에도 문제를 일으킬 수 있다. 현기증, 실신, 땀의 증가나 감소, 시각 장애(밝고 어두움에 적응하지 못하는 문제)와 저혈당 경고 신호를 알아차리지 못하는 등의 다른 증상도 일어난다.

신경 장애를 예방하고 치료하는 열쇠는 식이요법과 운동으로 시작해서 당뇨병, 특히 혈당 수치를 조절하는 것이다. 신경 장애가 영향을 주면, 의사의 지도 아래 당 조절에 최선을 다하도록 목표를 두고, 4장을 다시 읽고 나서 식이요법 지침을 글자 하나하나까지 따르라. 생활 습관 변화가 전체 흐름에 영향을 주지 못할 때는 도움을 줄 수 있는 약물 요법이 있다.

약물이 첫 번째 정거장일 필요는 없다. 식이요법과 운동은 놀랍도록 강력하다. 캘리포니아의 웨이마 보건 교육 연구소에서 밀턴 크레인 박사는 말초 신경 장애를 겪고 있는 21명의 당뇨병 환자에게 저지방 채식 요법과 하루 30분 걷기의 두 가지 일을 시켰다. 그 효과는 빠르고 강력하였다. 2주 안에 참가자 중 17명에게서 다리 통증이 사라졌고, 나머지 4명은 부분적으로 고통이 덜하게 되었다.[1]

신경 장애를 치료하는 보조 수단

연구자들은 다음 보조 수단의 효과를 시험하였으며, 이들 모두는 효과가 있을지, 용량을 얼마로 할지, 누구에게 적용할지를 결정하기 위한 다음 연구의 주제였다. 신경 손상 치료에 대한 결과가 아직 나오지 않아, 여기에는 권장하려는 것이 아니고 단지 알아 두라는 목적으로만 소개해 둔다.

알파-리포인산은 신경 장애 증상을 개선하는 것으로 보인다.[2] 이것은 강력한 항산화제로 순환도 개선시킬 수 있다. 정맥과 경구 투여 연구를 모두 진행하였으나, 최적 용량은 아직 설정되지 않았다.

감마-리놀레인산은 오메가-6 지방산으로 건강 식품점에서 흔히

판매하고 있다. 하루 480밀리그램 용량에서 신경 장애 증상을 줄이는 것으로 보인다.[3]

카르니틴은 하루 1,000밀리그램 용량에서 당뇨병 신경 장애 환자의 고통을 감소시켰다.[4]

마그네슘 보조제는 하루 300밀리그램 용량에서 장기간에 걸쳐 신경 장애의 진행을 지연시키는 것으로 보인다.[5]

신경 손상을 입은 경우

발의 신경이 손상을 입었다면, 정기 검진을 받고 발을 보호하는 것이 필요하다. 느낌을 잃었다면 매일 발에 발적이나 붓기 등 상처나 감염이 있는지 조사하고, 있으면 바로 치료한다. 맨발로 걷지 않도록 한다. 발의 감각을 잃었다면, 뭔가를 밟아 피부가 찢어져도 모를 수 있다. 신발이 꼭 맞는지 확인하여 발에 물집이 생기지 않도록 하고 새 신은 천천히 길들인다. 발톱을 좋은 상태로 유지하고 발가락 끝보다 짧게 깎지 않도록 하라. 시야가 흐리거나 안전하게 발톱을 깎는 것이 어려울 것 같으면, 족병학자에게 발을 검사하고 발톱을 깎아 달라고 하라.

건강한 눈

눈은 민감한 카메라로, 주위의 세상을 촬영하여 세밀한 사항까지 뇌에 전달하여 감지하고 기억시킨다. 카메라가 부서지기 쉬운 것처럼, 눈의 몇 가지 부분은 손상을 받기 쉽다. 이는 누구에게도 사실이나, 특히 당뇨병 환자에게 그렇다. 눈을 보호하는 것은 혈당, 혈압과 콜레스테롤을 조절하는 것을 의미한다.

눈의 세 부분이 특히 취약하다. 우선, 눈의 앞부분인 전실에 압력이 생겨 망막과 시신경에 손상이 생길 수 있다. 이 상태를 녹내장이라고 부른다. 둘째로, 백내장이 렌즈의 투명도에 영향을 미친다. 셋째로, 망막의 혈관이 손상을 입을 수 있다. 이 세 갈래의 공격을 예방하기 위해 무엇을 할 수 있는지 살펴보겠다.

녹내장

녹내장에는 몇 가지 다른 유형이 있다. 보통, 안구 내 압력이 증가하면 망막의 미세한 혈관을 건드려 혈관과 시신경에 손상을 준다. 고혈압과 고혈당 수치가 모두 녹내장으로 발전할 위험을 증가시킨다. 가장 좋은 방어는 이 장과 이 책의 나머지 부분의 정보를 이용하여 그 두 가지를 조절하는 것이다. 녹내장을 조기에 잡는다면, 치료(안약 처방과 함께) 효과가 매우 커진다.

녹내장은 전혀 증상 없이 오기 때문에, 1년에 적어도 한 번은 안과 검안사에게 눈 검사를 받는 것이 중요하다.

백내장

눈의 렌즈가 투명도를 잃고 유리 같은 수정 판 대신 왁스칠한 종이같이 되면, 의사는 백내장이라고 진단한다. 물체가 흐릿하거나 이중으로 보이며, 거리 감각에 어려움이 생기고 빛 주변에 번짐이 보이거나, 밝은 햇빛을 보거나 밤에 운전할 때 지나치게 밝게 보이는 경험을 한다.

최근에 백내장 수술이 크게 진보했지만, 이상적인 상태는 원래 가지고 있던 자신의 도구를 좋은 작동 상태로 유지하는 것이다. 다행히도, 백내장 예방을 돕는 몇 가지 대책이 있다.

우선, 담배를 멀리 하고 눈을 직사광선으로 보호하는 것이 중요하다.

다음으로, 4장에서 설명한 내용에 따라, 일반적으로 당뇨병을 조절하기 위해 적용하는 과정을 따르는 것이 좋다. 이는 동물성 식품을 피하고, 기름은 최소한으로 유지하며 GI가 낮은 음식을 선호하는 것이다. 이렇게 하면, 위험을 줄인다는 증거가 있으며, 특히 지방 음식을 피한 사람들이 백내장이 될 위험이 더 적다고 한다.[6]

이는 유제품을 피하는 사람들에게도 마찬가지인 것으로 보인다. 일반적으로, 유제품을 아주 먹지 않는 사람들은 백내장으로 발전할 위험이 현저하게 줄어든 것으로 나타난다.[7] 이 경우 주범은 유지방이 아니라 유당인 락토즈로 여겨진다.

소화 과정에서 락토즈는 갈락토즈라는 단순당을 방출하며, 이것이 렌즈로 들어간다. 갈락토즈를 분해하는데 필수적인 효소가 결핍된 유아는 태어난 지 첫 해에 백내장에 걸린다. 유제품과 백내장의 관계는 아직 연구 중이나, 이를 피해야 할 좋은 이유가 하나 더 늘었다.

어떤 음식은 눈을 보호하는데 도움을 준다. 특히 가치를 발휘하는 것이 브로콜리, 시금치, 케일과 갓 등의 녹색 잎채소이다. 이들은 렌즈를 보호하는 루테인[8]과 잔틴이라는 특정 항산화제의 보고이다.[9] 비타민 E와 C가 풍부한 음식도 도움이 된다.[10] 오렌지, 고추, 멜론, 딸기와 키위에서 풍부한 비타민 C를 발견한다. 이는 토마토와 고구마 뿐 아니라 브로콜리, 미니 양배추, 컬리플라워와 케일 같은 십자화과 채소 등 미처 예상하지 않았던 곳에도 들어 있다. 비타민 E의 건강한 공급원은 요리한 시금치, 두유, 망고, 맥아, 그리고 물론 복합 영양제 등을 포함한다.

마지막으로, 알코올을 멀리 한 사람들은 백내장에 걸릴 확률이 다른 사람들보다 10퍼센트 낮다. 일주일에 두 잔 쯤 되는 아주 적량의 주량이라도, 위험성이 높아지는 것과 연관이 있다.[11]

망막증

망막은 눈 뒤쪽에 위치한 카메라 필름과도 같다. 망막에 있는 수백만의 작은 신경이 영상을 포착해서 뇌로 보낸다. 망막은 필름처럼 손상되기 쉽다. 이들은 혈당, 혈압이나 콜레스테롤 상승에 의해 손상을 받아 망막 손상을 뜻하는 망막증이라는 상태까지 된다. 이 상태는 두 가지의 주요 형태로 나타난다.

비 증식성 망막증은 혈관이 풍선처럼 터져 망막으로 누액을 내어 지방 축적물이 형성됨으로써 일어난다. 대부분의 경우, 상태가 완화되어 치료가 필요하지 않지만 안과 의사가 정기적으로 눈을 검사하여 상태가 더 심각하게 되지 않도록 하는 것이 중요하다.

증식성 망막증은 혈관이 손상을 받아 막히기 시작하면서 일어난다. 이렇게 되면, 새로운 비정상적인 혈관이 망막 안에 생기기 시작한다. 새 혈관은 약해서 출혈되기 쉬워 상처를 내며 망막 분리까지 일으킨다. 안과 의사는 비정상적인 혈관을 치료하기 위해 레이저술을 사용한다.

대부분의 당뇨병 환자들은 결국 약한 정도의 망막증까지는 발전한다. 좋은 소식은 심각한 문제를 예방할 수 있는 방법이 있다는 것이다. 혈당 조절을 잘 하면 눈을 보호하며,[12] 지금쯤이면 어떻게 하는지 알고 있을 것이다. 혈압[13]과 콜레스테롤[14]을 낮게 유지하는 것도 도움이 된다. 앞에서 설명한 식이요법 과정이 목표 달성을 돕는 오랜 길이 될 것이다. 식이요법만으로는 충분하지 않다면, 의사가

사람의 눈

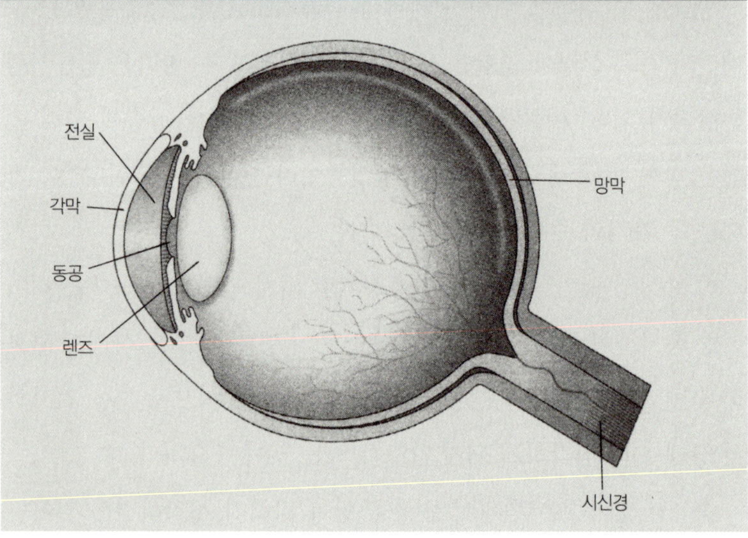

필요한 만큼 약물을 처방할 것이다.

망막증은 증상 없이 오기 때문에 눈을 정기적으로 검사하고 시력이 음식에 달려 있는 것처럼 생각하고 음식을 선택해야 한다. 정말 필요하다.

건강한 신장

신장은 수백만 개의 작은 여과 장치로 이루어져 있다. 이들은 피를 정화하고, 노폐물을 소변으로 내보내며 단백질과 다른 정상 혈액 성분을 붙잡는다. 그러나 망막의 작은 혈관들이 손상을 받듯, 신장의 작은 혈관들도 손상될 수 있다. 고혈압, 고혈당과 고 콜레스테롤이 이들을 공격하여 의사들이 신장해라고 하는 상태를 일으킨다.

그대로 놔두면, 신장 손상이 심해져 신장 투석이나 신장 이식 단계까지 갈 수도 있다. 이런 일이 일어나기를 바라지 않음은 말할 필요도 없다. 취해야 할 식이요법 과정을 소개하겠다.

우선, 4장에서 서술한 당뇨병을 위한 기본 식이요법 지침을 따른다. 필요성은 단지 지방과 콜레스테롤을 피하고 혈당과 콜레스테롤을 낮추는 것뿐이 아니다. 물론 이들은 매우 중요하다.[15] 동물성 단백질도 문제의 일부이므로 이를 피해야 한다. 동물성 단백질이 신장에 부담을 주므로, 단백질을 식물성 공급원에서 얻는 것이 이를 보호하는데 도움이 된다.[16-18]

많은 사람들이 달걀흰자, 닭 가슴살 또는 대구가 단백질이 풍부하므로 건강식품이라고 생각한다. 그러나 바로 그것 때문에 이들이 바람직하지 않다. 동물성 단백질을 적게 소비할수록 신장 문제의 위험이 적어진다. 단백질을 콩, 채소와 식물성 공급원으로부터 섭취할수록 더 안전하다.

저지방 식물성 식이요법은 동물성 단백질, 콜레스테롤, 동물성 지방이 없을 뿐 아니라, 고혈압을 내리는데도 도움이 되며,[19] 이 역시 신장 보호에 중요하다.

담배를 끊어야 함은 말할 것도 없다. 이것의 많은 나쁜 효과 중에는 혈관 손상도 들어 있다.

혈압, 혈당이나 콜레스테롤이 최선을 다했음에도 불구하고 계속 높다면, 의사가 이들을 조절하기 위해 약물을 처방할 것이다. 어떤 의사는 검사 결과가 정상이어도 신장 조직 보호를 위해 약물을 처방한다. 이것은 개인 별로 다르다.

우리의 최근 연구에서, 참가자들의 신장 건강을 추적하였다. 이들이 착실하게 24시간에 걸쳐 2회 소변을 채취하여, 소변 중 알부민 손실량(다른 의사들은 손이 덜 가는 검사를 할 것이다)을 측정할 수 있었다. 새로운 식이요법을 시작하기 전과 22주간 식이요법을 따른 후에 소변을 채취하였다.

이 기간 동안, 미국 당뇨병 학회의 식이요법을 따른 집단은 알부민 손실이 21퍼센트 감소하였다. 이는 옳은 방향으로의 변화이다. 그러나 채식 요법 집단은 동물성 단백질, 동물성 지방이나 콜레스테롤을 소비하지 않아, 평균 알부민 손실이 56퍼센트로, 처음 값보다 반 이상 감소하였다.

건강, 그대로 유지하기

환자가 체중이 늘고, 약이 계속 더 필요해지거나, 하나 이상의 합병증으로 발전했다면, 길을 바꾸도록 돕는 것이 저자의 목표이다. 이제는 체중을 효과적으로 영구히 줄이고, 약물을 줄이거나 중단하고, 심장 질환을 예방하며 신경 장애 증상 개선이 가능하다는 것을 알 것이다. 다가오는 증상에 굴복하려 했다면, 다시 생각하라. 이제 당신이 운전석에 앉을 때가 되었다.

14 의사와 간호사를 위한 정보

이 책은 당뇨병 환자를 위한 것이지만, 의사와 간호사를 비롯한 기타 건강 보호 담당자들에게 이야기해 두고 싶은 중요한 점들이 있다. 앞으로 알게 되겠지만, 이 프로그램은 효과적이며 따르기도 쉽다. 건강 보호 담당자는 환자들이 보통의 '당뇨병 식단'에 당황하고 더 고 용량의 약물을 요구하는 것을 보는데 익숙해져 있겠지만, 이 방법은 의사와 환자들 모두에게 새로우며 동시에 보답을 한다.

건강 보호 담당자는 당뇨병 치료 프로그램에서 하는 역할과 마찬가지로, 이 프로그램의 참가자들 개인에게 중요한 역할을 한다. 이들은 환자들을 교육하고 격려하며 경과를 관찰한다.

우리가 수행한 연구에서, 인슐린이나 인슐린 분비 약물로 치료를 받은 많은 환자들이 식이요법을 개선하면서 저혈당이 됨을 발견했다. 환자가 이 새로운 식이요법을 시작하면, 필요한 경우 약물을 줄일 가능성에 대해 환자들이 대비하도록 할 필요가 있다. 저혈당이 자신의 생리 결함 때문이 아니라 약물에 의해 일어났음을 이해시키는 것도 중요하다. 아래에 이에 대해 더 설명하겠다.

건강 보호 담당자의 역할

주요 식이요법 변화를 시작하는 환자들을 돕기 위해 의사와 기타 건강 보호 담당자들이 할 수 있는 방법들이 많이 있다. 우선 격려가 필요하다. 많은 환자들은 그들의 부모와 조부모가 눈 장애, 신장 장애 또는 발 절단 등 끔찍한 당뇨병 합병증을 맞는 것을 목격했고, 질병을 심각하게 받아들이기 시작했을 무렵에는 많은 이들이 이미 신경 장애나 다른 문제를 경험하고 있을지 모른다. 이들은 좋은 식이요법을 포함한 충고를 따름으로써 문제를 피할 수 있음을, 그리고 이것이 실제로 가능함을 알 필요가 있다.

이것이 이미 시도했던 당뇨병 식이요법과 같지 않으며 몇 가지 새로운 요령을 배울 필요가 있음을 아는 것이 도움이 된다. 그들은 새로운 식품, 새로운 식당 그리고 좋아하는 식당에서는 새로운 메뉴를 발견한다. 가장 도움을 주는 의사들도 이 식이요법 선택에 관해 배우고 있다. 아직 저지방 채식 요법을 시도하지 않았다면, 꼭 해볼 것을 강력히 권한다. 건강상의 혜택 외에도, 이러한 경험이 환자들의 질문에 대답하고 격려하는데 대비를 하게 해 준다.

환자가 이 프로그램을 시작하도록 돕는 방법은 정해진 기간 동안, 예를 들면 3주일 동안 식이요법을 잘 실천해 보도록 하는 것이다. 이 기간 동안은 100퍼센트 따르도록 하여 그 효과를 충분히 경험하게 한다. 한번 효과를 경험하면, 계속하고 싶어진다.

식이요법을 희석하고자 하는 유혹을 피하라. 환자에게 '대부분의 시간에' 또는 '가능한 한 최선을 다해서' 식이요법을 따르라고 말하는 의사들은 무언으로 이를 피하도록 권장하는 셈이다. 환자에게 알코올이나 담배 문제가 있을 때는 결코 그런 식으로 하지 않는다. 이런 문제 대상과 타협하기보다는 일관되게 프로그램에 매달리는 것이 더 쉽다는 것을 알기 때문이다. 음식에 대해서도 같다; 환자에게 발을 슬쩍 걸치기보다는 100퍼센트 전념하도록 권장하는 편이 더 낫다.

가끔, 어떤 환자들은 예전의 식이요법 습관으로 돌아간다. 대부분 이런 경우, 그들은 그 자리에서 더 이상 체중 조절이 안 되며, 혈당치가 다시 상승하는 것을 보게 된다. 그들은 깊은 죄의식을 가진 채로 수술대에 선다. 많은 이들이 음식을 '죄악', '타락', '사악' 등으로 표현한다. 저자는 긍정적인 태도를 유지하여 설교를 피하고 마땅히 있어야 할 자리인 생물학에 초점을 다시 돌릴 것을 제안한다. 식이요법에 지방을 다시 포함시킨 환자들은 세포에 근육세포 내 지방을 쌓는 것으로, 인슐린 민감도를 손상시킨다. 먼지를 털어내고 다시 돌아오라고 격려하라.

어떤 환자들에게는 탄수화물이 풍부한 음식을 권장할 필요가 있다. 이미 배운 탄수화물 지수 때문에 모든 탄수화물이 나쁘다고 생각할 수 있다. 이 느낌은 저 탄수화물 열풍에 의해 조성되고 선동되었다. 전통적으로 쌀밥과 국수를 주식으로 하고 고기와 유제품의 소비가 서구 국가들에 비해 훨씬 적은 아시아 국가에서, 그리고 고 탄수화물 식사를 하는 사람들에서, 역사적으로 당뇨병 발병률이 낮았음을 환자들에게 일깨워 주는 것이 중요하다.

환자들에게 매일 복합비타민을 복용하도록 하여 적절한 영양을 섭취하도록 확인하여 환자를 도울 수도 있다. 이는 물론 모든 환자들에게 좋은 충고이지만, 적당량의 비타민 B_{12}를 섭취하기 위해서는 어떤 식물성 식품에 비타민 B_{12}가 많은지 기억하는 것보다 매일 복합비타민을 복용하는 것이 더 쉽다.

저혈당

인슐린이나 인슐린 분비 약물을 투여 받는 사람들은 저혈당이 되기 쉽다. 이들이 식이요법을 개선하여 체중을 잃게 되면, 저혈당이 흔하게 나타나다. 저자의 경험으로는, 인슐린을 투여하는 대부분의 환자들과 설포닐우레아 또는 네이트글리니드를 복용하는 모든 환자의 반 수 가량이 대개 저지방 채식 요법을 시작한 처음 몇 주 동안에 저혈당을 경험한다.

환자들은 이제 약물이 너무 강하게 느껴질 정도로 상태가 개선되었다는 것에 기뻐하지만, 저혈당이 무엇을 의미하는지 우려하기도 한다. 저혈당은 약물에 의한 것이며, 환자 자신에게는 아무 것도 잘

못된 것이 없음을 이해하는 것이 중요하다. 이 경우, 증상이 일어났을 때 무엇을 할 것이며 누구에게 연락할지 아는 것도 필수적이다. 물론, 혈당을 재고 포도당 정제를 복용하거나 음식을 먹는 등의 처음 단계는 환자 스스로 할 수 있다. 그러나 특정 지시 사항을 전달하고 환자에게 의료진(또는 사무실 지원부서)의 전화번호를 알려, 필요한 때는 주말에도 전화하여 약물 용량을 조절할 수 있도록 하는 것이 중요하다.

이 책에서 소개한 연구는 여러 사람들이 팀을 이루어 함께 수행하였다. 연구 자원 참가자들에게 깊은 감사를 돌리고 싶다. 그들은 중요한 연구를 수행하기 위해 이른 아침, 늦은 밤의 검사와 주사침들을 견디어 주었다. 헤아릴 수 없을 만큼의 많은 가르침과 도움을 이들에게서 받았다.

국립 보건 연구원의 국립 당뇨병 및 신장 질환 연구소, 특히 샌포드 가필드 박사와 당뇨병 활동 및 연구 재단 및 패트 드보우 이사장에게 감사를 드린다. 이들의 지원 없이는 이 연구는 불가능했을 것이다. 미국 당뇨병 학회에서 우리 연구 결과를 줄곧 공유해 준데 대해 감사를 표한다.

조지 워싱턴 대학의 내분비학과 조슈아 코헨 박사는 계획을 수립하고 연구 지침을 세우는데 도움을 주었다. 토론토 대학의 데이빗 J.A. 젠킨스 박사는 시간, 지식과 아이디어를 기꺼이 제공해 준 탁월한 지도자로, 다른 연구자들도 이를 이어받기를 희망한다.

가브리엘 터너-맥그리비 박사와 리사 글로우드 박사는 연구를 계획하고 환자에게 더욱 건강한 식사 방법을 지도하는데 큰 도움을 주었다. 브렌트 재스퍼 박사, 앰버 A 그린 박사, 킴 시들 박사, 수잔 레빈 박사, 트룰리 앵커버그-노비스 박사, 둘시 워드 박사, 제니퍼 레일리 박사, 메리 엘렌 울프 간호사는 그들의 경험과 지도를 저자와 환자들과 함께 하였다. 요리에 관한 로빈 웹과 이사벨 클라크 님의 지혜는 우리에게 영감을 주었다. 통계 분석 계획과 수행에 관한 전문 분야에 도움을 준 폴 폽펜 박사에게 감사를 전한다. 앤드류 니콜슨 박사와 마크 스클라 박사는 당뇨병에 관한 초기 연구를 이끌어 주었으며, 래리 쿠쉬 박사는 줄곧 사려 깊은 조언을 해 주었다. 존 A. 맥두걸 박사와 메리 맥두걸 님은 교육용 교재와 멋진 요리법을 제공해 주었다. 시드니 대학의 제니 브랜드밀러 박사는 많은 질문들에 친절하게 답변을 주었다.

스탠리 탤퍼 박사는 참가자들의 의학적 문제를 주의 깊게 살펴 주었으며, 브래드 무어 박사는 안전 담당자로 봉사해 주었다. 매일 발생하는 모든 일과 연구 진행에 관한 업무를 처리해 준 타라 니코트라, 베아트리스 황, 멜린다 비어드와 월터 게일 님에게 감사한다.

실험실 분석 전문 업무를 수행해 준 사이릴 켄달 박사, 베느와 라마르슈 박사, 게리 브래드윈 님에게도 감사를 드린다. 유전자 분석에 기꺼이 전문가로서 도움을 준 로스엔젤레스 캘리포니아 대학의 어네스트 P 노블 박사, 테리 릿치 박사에게 특별한 감사의 뜻을 표한다. 도널드 S. 카처 박사, 테리 코스타, 루스 메리노, 에스텔라 데이, 패트리스 무어 님과 조지 워싱턴 대학 임상 실험실 고객 서비스 부서의 모든 이들에게 감사한다.

캘 크로프트 님은 이 책에 실린 멋진 의학 삽화를 제공해 주었다. 원고에 대해 사려 깊은 지적을 해 준 많은 분들에게도 깊은 감사를 드린다. 특히 캐롤라린 트랩, 스티브 소멜, 더그 홀, 스테펀 케인, 프랜실 왁스, 캐시 글리슨, 조나산 발콩 박사, 댄 긴번, 젠 캐플런, 벤자민 졸 님에게 감사한다. 원고를 비평하고 요리법에 조언을 준 로린 오툴님에게 감사를 표한다.

마지막으로, 한없는 창작 능력과 열정으로 현명한 충고를 해 준 메리 앤 네이플스 님, 이 책이 지금과 같은 모양을 갖추기까지 도움을 준 로데일 사의 편집자 수잔 버그 님, 멋진 요리법을 제공한 브리애너 클라크 그로건 님에게 특별한 감사를 드린다.

옮긴이의 글

역자의 아버지는 3년 전부터 당뇨병을 앓고 있어, 이 책의 내용이 가족의 잠재적인, 그리고 현재 앓고 있는 당뇨병 관리에 도움이 될 것으로 생각한 것이 이 책을 번역하는 계기가 되었다.

번역을 하면서 생소했던 부분은 음식의 이름에 관한 것들이었다. 렌즈콩, 검은눈 콩, 요리한 통조림 콩 같은 것들은 번역을 하면서도 실감이 나지 않았다. 최근들어 영국에 출장을 갈 기회가 있었는데, 시내의 세인즈베리 슈퍼마켓에 들렀을 때 정말로 건강식품 코너가 있었고, 그곳에 이 책에서 보던 온갖 식품들이 실제로 있는 것을 보았을 때 너무 기뻤다. 녹색과 주황색의 녹두알 크기의 반쪽 콩들이 바로 렌즈콩이라는 것을 알았다. 요리한 통조림 콩이나 각종 건강식품 통조림들도 바로 그곳에 놓여 있었다. 저자가 아침 식단으로 권장한 귀리는 한국에서는 구하기가 힘들어졌지만, 유럽에서는 어느 수퍼마켓에서도 저렴하게 구할 수 있었다. 자일리톨 껌, 블루베리 등 건강 식품으로 알려진 핀란드에서는 수퍼마켓에 갈색의 거친 호밀빵이 쌓여 있고, 역자가 방문한 연구원의 여자 연구원은 암에서 회복된 후 간식으로 이 호밀빵을 먹고 있었다.

역자의 모친은 번역 도중 역자의 조언대로 배고플 때 밥 대신 삶은 고구마를 먹은 후(그리고 낮잠을 즐기시는데), 실제로 체중 감소 효과가 없어 실망을 하고 있다. 영국에서 유전학을 전공하는 역자의 대학 동기의 의견은, 탄수화물 대사 중에 생성되는 아세틸 코엔자임 A가 결국 지방으로 바뀌어 저장되므로 탄수화물을 많이 섭취하면 체중 감소에 도움이 되지 못할 것이며, 동물성 식품을 먹지 않으면 오히려 필수 영양소 부족이 문제가 된다는 것이다. 그래서 저자의 조언대로 복합 비타민 섭취가 필요하다. 한편, 아무리 탄수화물 섭취량에 제한을 두지 않는다고 하지만, 먹는 양은 적당한 것이 제일 좋다는 생각이 든다.

역자도 회식이 잦아 비록 이 책에 있는 내용을 100퍼센트 실천하지는 못하지만, 음식을 대할 때 건강한 쪽으로 생각하게 된다는 점이 번역을 하고 얻은 성과이다. 고기를 덜 먹으면서 야채를 더 많이 먹고, 음식을 고를 때는 맛있는 순두부찌개 쪽을 선호하게 되는 등 즐겁고 건강한 식사를 고려하게 되었다. 부작용의 효과를 조금 보는 중으로, 체중이 상승세에서 서서히 평형을 유지하고 있고, 아침 기상 후의 체중이 2개월 전보다 1kg 정도 줄었다.

한국의 식탁이 서양 식단의 영향을 많이 받기는 했지만, 여전히 역자의 식탁을 차지하는 것은 각종 김치, 제철 나물, 된장국, 콩나물국 등 주로 채식이다. 밥에는 철마다 콩이 듬뿍 들어가고, 늘 신선한 채소를 상에 올린다. 역자의 부친의 현재 혈당 수치는 정상 범위로, 당뇨병 약도 위험 예방 수준의 용량을 복용하게 되었다. 당뇨병에 관한 한, 여전히 서양에 비해서는 한국의 식사 환경이 덜 위험하다는 생각이 든다.

참고 문헌

INTRODUCTION

[1] World Health Organization, www.who.int/diabetes/facts/world_figures/en/index.html; accessed December 7, 2005.

[2] A. S. Nicholson et al., "Toward Improved Management of NIDDM: A Randomized, Controlled, Pilot Intervention Using a Low-Fat, Vegetarian Diet," *Preventive Medicine* 29 (1999): 87–91.

[3] N. D. Barnard et al., "The Effects of a Low-Fat, Plant-Based Dietary Intervention on Body Weight, Metabolism, and Insulin Sensitivity," *American Journal of Medicine* 118 (2005): 991–7.

CHAPTER 1

[1] M. Knip et al., "Environmental Triggers and Determinants of Type 1 Diabetes," *Diabetes* 54, suppl 2 (December 2005): S125–36.

[2] J. H. Laitinen et al., "Impact of Intensified Dietary Therapy on Energy and Nutrient Intakes and Fatty Acid Composition of Serum Lipids in Patients with Recently Diagnosed Non-Insulin-Dependent Diabetes Mellitus," *Journal of the American Dietetic Association* 93 (1993): 276–83.

[3] M. J. Franz, P. L. Splett, and A. Monk, "Cost-Effectiveness of Medical Nutrition Therapy Provided by Dietitians for Persons with Non-Insulin-Dependent Diabetes Mellitus," *Journal of the American Dietetic Association* 95 (1995): 1018–24.

[4] J. B. Buse, C. J. Rubin, and R. Frederich, "Muraglitazar, a Dual (Alpha/Gamma) PPAR Activator: A Randomized, Double-Blind, Placebo-Controlled, 24-Week Monotherapy Trial in Adult Patients with Type 2 Diabetes," *Clinical Therapeutics* 27 (2005): 1181–95.

[5] Laitinen et al., "Impact of Intensified Dietary Therapy."

CHAPTER 2

[1] T. Kuzuya, "Prevalence of Diabetes Mellitus in Japan Compiled from Literature," *Diabetes Research and Clinical Practice* 24, suppl (1994): S15–21.

[2] H. P. Himsworth, "The Dietetic Factor Determining the Glucose Tolerance and Sensitivity to Insulin of Healthy Men," *Clinical Science* 2 (1935): 67–94.

[3] D. B. Stone and W. E. Connor, "The Prolonged Effects of a Low-Cholesterol, High-Carbohydrate Diet upon the Serum Lipids in Diabetic Patients," *Diabetes* 12 (1963): 127–32.

[4] J. W. Anderson and K. Ward, "High-Carbohydrate, High-Fiber Diets for Insulin-Treated Men with Diabetes Mellitus," *American Journal of Clinical Nutrition* 32 (1979): 2312–21.

[5] R. J. Barnard, T. Jung, and S. B. Inkeles, "Diet and Exercise in the Treatment of NIDDM: The Need for Early Emphasis," *Diabetes Care* 17 (1994): 1469–72.

[6] A. S. Nicholson et al., "Toward Improved Management of NIDDM: A Randomized, Controlled, Pilot Intervention Using a Low-Fat, Vegetarian Diet," *Preventive Medicine* 29 (1999): 87–91.

[7] N. D. Barnard et al., "The Effects of a Low-Fat, Plant-Based Dietary Intervention on Body Weight, Metabolism, and Insulin Sensitivity," *American Journal of Medicine* 118 (2005): 991–7.

[8] Ibid.

[9] UK Prospective Diabetes Study (UKPDS) Group, "Effect of Intensive Blood-Glucose Control with Metformin on Complications in Overweight Patients with Type 2 Diabetes (UKPDS 34)," *Lancet* 352 (1998): 854–65.

[10] I. M. Stratton, A. L. Adler, and H. A. Neil, "Association of Glycaemia with Macrovascular and Microvascular Complications of Type 2 Diabetes (UKPDS 35): Prospective Observational Study," *British Medical Journal* 321 (2000): 405–12.

[11] UK Prospective Diabetes Study (UKPDS) Group, "Effect of Intensive Blood-Glucose Control."

[12] D. Ornish et al., "Can Lifestyle Changes Reverse Coronary Heart Disease?" *Lancet* 336 (1990): 129–33.

[13] D. Ornish et al., "Intensive Lifestyle Changes for Reversal of Coronary Heart Disease," *Journal of the American Medical Association* 280 (1998): 2001–7.

[14] S. Berkow and N. D. Barnard, "Blood Pressure Regulation and Vegetarian Diets," *Nutrition Reviews* 63 (2005): 1–8.

[15] K. F. Petersen et al., "Impaired Mitochondrial Activity in the Insulin-Resistant Offspring of Patients with Type 2 Diabetes," *New England Journal of Medicine* 350 (2004): 664–71.

[16] Ibid.

[17] L. M. Sparks et al., "A High-Fat Diet Coordinately Downregulates Genes Required for Mitochondrial Oxidative Phosphorylation in Skeletal Muscle," *Diabetes* 54 (2005): 1926–33.

[18] A. V. Greco et al, "Insulin Resistance in Morbid Obesity: Reversal with Intramyocellular Fat Depletion," *Diabetes* 52 (2002): 144–51.

[19] L. M. Goff et al., "Veganism and Its Relationship with Insulin Resistance and Intramyocellular Lipid," *European Journal of Clinical Nutrition* 59 (2005): 291–8.

CHAPTER 3

[1] D. M. Nathan et al. and the Diabetes Control and Complications Trial/Epidemiology of Diabetes Interventions and Complications (DCCT/EDIC) Study Research Group, "Intensive Diabetes Treatment and Cardiovascular Disease in Patients with Type 1 Diabetes," *New England Journal of Medicine* 353 (2005): 2643–53.

[2] Diabetes Control and Complications Trial Research Group, "The Effect of Intensive Treatment of Diabetes on the Development and Progression of Long-Term Complications in Insulin-Dependent Diabetes Mellitus," *New England Journal of Medicine* 329 (1993): 977–86.

[3] E. L. Knight et al., "The Impact of Protein Intake on Renal Function Decline in Women with Normal Renal Function or Mild Renal Insufficiency," *Annals of Internal Medicine* 138 (2003): 460–7.

[4] J. Karjalainen et al., "A Bovine Albumin Peptide as a Possible Trigger of Insulin-Dependent Diabetes Mellitus," *New England Journal of Medicine* 327 (1992): 302–7.

[5] A. C. Alting, R. G. J. M. Meijer, and E. C. H. van Beresteijn, "Incomplete Elimination of the ABBOS Epitope of Bovine Serum Albumin under Simulated Gastrointestinal Conditions of Infants," *Diabetes Care* 20 (1997): 875–80.

[6] D. Hammond-McKibben and H. M. Dosch, "Cow's Milk, Bovine Serum Albumin, and IDDM: Can We Settle the Controversies?" *Diabetes Care* 20 (1997): 897–901.

[7] Ibid.

[8] American Academy of Pediatrics Work Group on Cow's Milk Protein and Diabetes Mellitus, "Infant Feeding Practices and Their Possible Relationship to the Etiology of Diabetes Mellitus," *Pediatrics* 94 (1994): 752–4.

[9] H. K. Akerblom et al., "Dietary Manipulation of Beta Cell Autoimmunity in Infants at Increased Risk of Type 1 Diabetes: A Pilot Study," *Diabetologia* 48 (2005): 829–37.

[10] P. S. Clyne and A. Kulczycki Jr., "Human Breast Milk Contains Bovine IgG: Relationship to Infant Colic?" *Pediatrics* 87 (1991): 439–44.

[11] K. Sadeharju et al., "Enterovirus Infections as a Risk Factor for Type 1 Diabetes: Virus Analyses in a Dietary Intervention Trial," *Clinical and Experimental Immunology* 132 (2003): 271–7.

CHAPTER 4

[1] L. M. Goff et al., "Veganism and Its Relationship with Insulin Resistance and Intramyocellular Lipid," *European Journal of Clinical Nutrition* 59 (2005): 291–8.

[2] L. Hooper et al., "Risks and Benefits of Omega 3 Fats for Mortality, Cardiovascular Disease, and Cancer: Systematic Review," *British Medical Journal* 332 (2006): 752–60.

[3] D. B. Hunninghake et al., "The Efficacy of Intensive Dietary Therapy Alone or Combined with Lovastatin in Outpatients with Hypercholesterolemia," *New England Journal of Medicine* 328 (1993):1213–9.

[4] E. L. Knight et al., "The Impact of Protein Intake on Renal Function Decline in Women with Normal Renal Function or Mild Renal Insufficiency," *Annals of Internal Medicine* 138 (2003): 460–7.

[5] E. Giovannucci et al., "Calcium and Fructose Intake in Relation to Risk of Prostate Cancer," *Cancer Research* 58 (1998): 442–7.

[6] J. M. Chan et al., "Dairy Products, Calcium, and Prostate Cancer Risk in the Physicians' Health Study," *American Journal of Clinical Nutrition* 74 (2001): 549–54.

[7] S. C. Larsson, N. Orsini, and A. Wolk, "Milk, Milk Products and Lactose Intake and Ovarian Cancer Risk: A Meta-Analysis of Epidemiological Studies," *International Journal of Cancer* 118 (2006): 431–41.

[8] J. M. Genkinger et al., "Dairy Products and Ovarian Cancer: A Pooled Analysis of 12 Cohort Studies," *Cancer Epidemiology Biomarkers & Prevention* 15 (2006): 364–72.

[9] D. J. Jenkins et al., "Glycemic Index of Foods: A Physiological Basis for Carbohydrate Exchange," *American Journal of Clinical Nutrition* 34 (1981): 362–6.

[10] Ibid.

[11] J. Brand-Miller et al., "Low-Glycemic Index Diets in the Management of Diabetes," *Diabetes Care* 26 (2003): 2261–7.

[12] N. C. Howarth, E. Saltzman, and S. B. Roberts, "Dietary Fiber and Weight Regulation," *Nutrition Reviews* 59 (2001): 129–39.

[13] N. D. Barnard et al., "The Effects of a Low-Fat, Plant-Based Dietary Intervention on Body Weight, Metabolism, and Insulin Sensitivity," *American Journal of Medicine* 118 (2005): 991–7.

[14] M. G. Crane and C. Sample," "Regression of Diabetic Neuropathy with Total Vegetarian (Vegan) Diet," *Journal of Nutritional Medicine* 4 (1994): 431–9.

[15] Y. Papanikolaou et al., "Bean Consumption by Adults Is Associated with a More Nutrient Dense Diet and a Reduced Risk of Obesity," presented at the Experimental Biology Conference, April 1–5, 2006, San Francisco, CA.

[16] V. L. Fulgoni et al., "Bean Consumption by Children Is Associated with Better Nutrient Intake and Lower Body Weights and Waist Circumferences," presented at the Experimental Biology Conference, April 1–5, 2006, San Francisco, CA.

[17] J. W. Anderson and A. W. Major, "Pulses and Lipaemia, Short- and Long-Term Effect: Potential in the Prevention of Cardiovascular Disease," *British Journal of Nutrition* 88, suppl 3 (2002): S263–71.

[18] M. Saito et al., "Undesirable Effects of Citrus Juice on the Pharmacokinetics of Drugs: Focus on Recent Studies," *Drug Safety* 28 (2005): 677–94.

[19] G. M. Turner-McGrievy et al., "Effects of a Low-Fat, Vegan Diet and a Step II Diet on Macro- and Micronutrient Intakes in Overweight, Postmenopausal Women," *Nutrition* 20 (2004): 738–46.

[20] Knight et al., "The Impact of Protein Intake."

[21] American Dietetic Association, "Position of the American Dietetic Association and Dietitians of Canada: Vegetarian Diets," *Journal of the American Dietetic Association* 103 (2003): 748–65.

[22] D. Feskanich, W. C. Willett, and G. A. Colditz, "Calcium, Vitamin D, Milk Consumption, and Hip Fractures: A Prospective Study among Postmenopausal Women," *American Journal of Clinical Nutrition* 77 (2003): 504–11.

[23] E. C. Westman et al., "Effect of a 6-Month Adherence to a Very Low Carbohydrate Diet Program," *American Journal of Medicine* 113 (2002): 30–6.

CHAPTER 6

[1] E. L. Knight et al., "The Impact of Protein Intake on Renal Function Decline in Women with Normal Renal Function or Mild Renal Insufficiency," *Annals of Internal Medicine* 138 (2003): 460–7.

[2] J. Coresh et al., "Prevalence of Chronic Kidney Disease and Decreased Kidney Function in the Adult US Population: Third National Health and Nutrition Examination Survey," *American Journal of Kidney Diseases* 41 (2003): 1–12.

[3] A. M. Dattilo and P. M. Kris-Etherton, "Effects of Weight Reduction on Blood Lipids and Lipoproteins: A Meta-Analysis," *American Journal of Clinical Nutrition* 56 (1992): 320–8.

[4] E. C. Westman et al., "Effect of a 6-Month Adherence to a Very Low Carbohydrate Diet Program," *American Journal of Medicine* 113 (2002): 30–6.

[5] W. S. Yancy et al., "A Low-Carbohydrate, Ketogenic Diet versus a Low-Fat Diet to Treat Obesity and Hyperlipidemia," *Annals of Internal Medicine* 130 (2004): 769–77.

[6] N. D. Barnard et al., "The Effects of a Low-Fat, Plant-Based Dietary Intervention on Body Weight, Metabolism, and Insulin Sensitivity," *American Journal of Medicine* 118 (2005): 991–7.

[7] A. S. Nicholson et al., "Toward Improved Management of NIDDM: A Randomized, Controlled, Pilot Intervention Using a Low-Fat, Vegetarian Diet," *Preventive Medicine* 29 (1999): 87–91.

[8] N. C. Howarth, E. Saltzman, and S. B. Roberts, "Dietary Fiber and Weight Regulation," *Nutrition Reviews* 59 (2001): 129–39.

[9] Barnard et al., "The Effects of a Low-Fat, Plant-Based Dietary Intervention."

[10] B. Rolls and R. A. Barnett, *The Volumetrics Weight-Control Plan* (New York: Quill, 2000).

[11] Dattilo and Kris-Etherton, "Effects of Weight Reduction."

CHAPTER 7

[1] G. B. Bolli and J. E. Gerich, "The 'Dawn Phenomenon'—A Common Occurrence in Both Non-Insulin-Dependent and Insulin-Dependent Diabetes Mellitus," *New England Journal of Medicine* 310 (1984): 746–50.

[2] E. Selvin et al., "Meta-analysis: A1c and Cardiovascular Disease in Diabetes Mellitus," *Annals of Internal Medicine* 141 (2004): 421–31.

[3] National Cholesterol Education Program, "Third Report of the National Cholesterol Education Program (NCEP) Expert Panel on Detection, Evaluation, and Treatment of High Blood Cholesterol in Adults (Adult Treatment Panel III) Final Report," *Circulation* 106 (2002): 3143–421.

[4] American Diabetes Association, "Standards of Medical Care in Diabetes—2006," *Diabetes Care* 29, suppl 1 (2006): S4–42.

[5] S. M. Grundy et al., "Implications of Recent Clinical Trials for the National Cholesterol Education Program Adult Treatment Panel III Guidelines," *Circulation* 110 (2004): 227–39.

[6] A. V. Chobanian et al., "The Seventh Report of the Joint National Committee on Prevention, Detection, Evaluation, and Treatment of High Blood Pressure: The JNC 7 Report," *Journal of the American Medical Association* 289 (2003): 2560–72.

[7] C. Arauz-Pacheco, M. A. Parrott, and P. Raskin, "The Treatment of Hypertension in Adult Patients with Diabetes," *Diabetes Care* 25 (2002): 134–47.

CHAPTER 9

[1] M. R. Yeomans et al., "Effects of Nalmefene on Feeding in Humans," *Psychopharmacology* 100 (1990): 426–32.

[2] D. J. Jenkins et al., "Low-Glycemic Index Diet in Hyperlipidemia: Use of Traditional Starchy Foods," *American Journal of Clinical Nutrition* 46 (1987): 66–71.

[3] Y. Hata and K. Nakajima, "Life-Style and Serum Lipids and Lipoproteins," *Journal of Atherosclerosois & Thrombosis* 7 (2000): 177–97.

[4] Ibid.

[5] M. J. Malloy and K. P. Kane, "A Risk Factor for Atherosclerosis: Triglyceride-Rich Lipoproteins," *Advances in Internal Medicine* 47 (2001): 111–36.

CHAPTER 10

[1] R. H. Fletcher and K. M. Fairfield, "Vitamins for Chronic Disease Prevention in Adults: Clinical Applications," *Journal of the American Medical Association* 287 (2002): 3127–9.

[2] A. Khan et al., "Cinnamon Improves Glucose and Lipids of People with Type 2 Diabetes," *Diabetes Care* 26 (2003): 3215–8.

[3] R. A. Anderson et al., "Isolation and Characterization of Polyphenol Type-A Polymers from Cinnamon with Insulin-Like Biological Activity," *Journal of Agricultural & Food Chemistry* 52 (2004): 65–70.

[4] Y. Song et al., "Dietary Magnesium Intake in Relation to Plasma Insulin Levels and Risk of Type 2 Diabetes in Women," *Diabetes Care* 37(1) (2004): 59–65.

[5] W. Mertz, "Chromium Occurrence and Function in Biological Systems," *Physiological Reviews* 49 (1969): 163–239.

[6] K. N. Jeejeebhoy et al., "Chromium Deficiency, Glucose Intolerance, and Neuropathy Reversed by Chromium Supplementation in a Patient Receiving Long-Term Total Parenteral Nutrition," *American Journal of Clinical Nutrition* 30 (1977): 531–8.

[7] N. Kleefstra et al., "Chromium Treatment Has No Effect in Patients with Poorly Controlled, Insulin-Treated Type 2 Diabetes in an Obese Western Population," *Diabetes Care* 29 (2006): 521–5.

[8] G. J. Ryan et al., "Chromium as Adjunctive Treatment for Type 2 Diabetes," *American Pharmacy* 37 (2003): 876–85.

[9] W. T. Cefalu and F. B. Hu, "Role of Chromium in Human Health and in Diabetes," *Diabetes Care* 27 (2004): 2741–51.

[10] S. Jacob et al., "Oral Administration of RAC-⊠-lipoic Acid Modulates Insulin Sensitivity in Patients with Type-2 Diabetes Mellitus: A Placebo-Controlled Pilot Trial," *Free Radical Biology & Medicine* 27 (1999): 309–14.

[11] D. Ziegler, "Thioctic Acid for Patients with Symptomatic Diabetic Polyneuropathy: A Critical Review," *Treatments in Endocrinology* 3 (2004): 173–89.

CHAPTER 11

[1] W. C. Knowler et al., "Reduction in the Incidence of Type 2 Diabetes with Lifestyle Intervention or Metformin," *New England Journal of Medicine* 346 (2002): 393–403.

[2] N. G. Boulé et al., "Effects of Exercise on Glycemic Control and Body Mass in Type 2 Diabetes Mellitus: A Meta-Analysis of Controlled Clinical Trials," *Journal of the American Medical Association* 286 (2001): 1218–27.

[3] C. C. Curioni and P. M. Lourenco, "Long-Term Weight Loss after Diet and Exercise: A Systematic Review," *International Journal of Obesity (London)* 29 (2005): 1168–74.

[4] Boulé et al., "Effects of Exercise."

[5] G. Hu et al., "Physical Activity, Cardiovascular Risk Factors, and Mortality among Finnish Adults with Diabetes," *Diabetes Care* 28 (2005): 799–805.

[6] G. Hu et al. "Leisure Time, Occupational, and Commuting Physical Activity and the Risk of Stroke," *Stroke* 36 (2005): 1994–9.

[7] M. J. Tansey and the Diabetes Research in Children Network (DirecNet) Study Group, "The Effects of Aerobic Exercise on Glucose and Counterregulatory Hormone Concentrations in Children with Type 1 Diabetes," *Diabetes Care* 29 (2006): 20–5.

[8] R. J. Sigal et al., "Physical Activity/Exercise and Type 2 Diabetes," *Diabetes Care* 27 (2004): 2518–39.

CHAPTER 12

[1] S. Manley, "Haemoglobin A1c—A Marker for Complications of Type 2 Diabetes: The Experience from the UK Prospective Diabetes Study (UKPDS)," *Clinical Chemistry and Laboratory Medicine* 41 (2003): 1182–90.

[2] E. Selvin et al., "Meta-Analysis: A1c and Cardiovascular Disease in Diabetes Mellitus," *Annals of Internal Medicine* 141 (2004): 421–31.

[3] D. B. Hunninghake et al., "The Efficacy of Intensive Dietary Therapy Alone or Combined with Lovastatin in Outpatients with Hypercholesterolemia," *New England Journal of Medicine* 328 (1993): 1213–9.

[4] N. D. Barnard, L. W. Scherwitz, and D. Ornish. "Adherence and Acceptability of a Low-Fat, Vegetarian Diet among Patients with Cardiac Disease," *Journal of Cardiopulmonary Rehabilitation* 12 (1992): 423–31.

[5] D. Ornish et al., "Can Lifestyle Changes Reverse Coronary Heart Disease?" *Lancet* 336 (1990): 129–33.

[6] D. Ornish et al., "Intensive Lifestyle Changes for Reversal of Coronary Heart Disease," *Journal of the American Medical Association* 280 (1998): 2001–7.

[7] N. D. Barnard, A. Akhtar, and A. Nicholson, "Factors That Facilitate Compliance to Lower Fat Intake," *Archives of Family Medicine* 4 (1995): 153–8.

[8] C. B. Esselstyn Jr., "Updating a 12-Year Experience with Arrest and Reversal Therapy for Coronary Heart Disease (an Overdue Requiem for Palliative Cardiology)," *American Journal of Cardiology* 84 (1999): 339–41.

[9] J. W. Anderson, B. M. Smith, and C. S. Washnock, "Cardiovascular and Renal Benefits of Dry Bean and Soybean Intake," *American Journal of Clinical Nutrition* 70, suppl 3 (1999): 464S–74S.

[10] M. Messina and V. Messina, *The Simple Soybean and Your Health* (Garden City Park, NY: Avery, 1994).

[11] E. B. Feldman, "The Scientific Evidence for a Beneficial Health Relationship between Walnuts and Coronary Heart Disease," *Journal of Nutrition* 132 (2002): 1062S–101S.

[12] R. A. Nagourney, "Garlic: Medicinal Food or Nutritious Medicine?" *Journal of Medicinal Food* 1 (1998): 13–128.

[13] J. D. Belcher et al., "Vitamin E, LDL, and Endothelium: Brief Oral Vitamin Supplementation Prevents Oxidized LDL-Mediated Vascular Injury in Vitro," *Arteriosclerosis & Thrombosis* 13 (1993): 1779–89.

[14] D. J. Jenkins et al., "Direct Comparison of a Dietary Portfolio of Cholesterol-Lowering Foods with a Statin in Hypercholesterolemic Participants," *American Journal of Clinical Nutrition* 81 (2005): 380–7.

CHAPTER 13

[1] M. G. Crane, "Sample C. Regression of Diabetic Neuropathy with Total Vegetarian (Vegan) Diet," *Journal of Nutritional Medicine* 4 (1994): 431–9.

[2] D. Ziegler, "Thioctic Acid for Patients with Symptomatic Diabetic Polyneuropathy: A Critical Review," *Treatments in Endocrinology* 3 (2004): 173–89.

[3] D. F. Horrobin, "Essential Fatty Acids in the Management of Impaired Nerve Function in Diabetes," *Diabetes* 46, suppl 2 (1997): S90–93.

[4] A. A. Sima et al. and the Acetyl-L-Carnitine Study Group, "Acetyl-L-Carnitine Improves Pain, Nerve Regeneration, and Vibratory Perception in Patients with Chronic Diabetic Neuropathy: An Analysis of Two Randomized Placebo-Controlled Trials," *Diabetes Care* 28 (2005): 89–94.

[5] I. De Leeuw et al., "Long Term Magnesium Supplementation Influences Favourably the Natural Evolution of Neuropathy in Mg-Depleted Type 1 Diabetic Patients (T1dm)," *Magnesium Research* 17 (2004): 109–14.

[6] M. Lu et al., "Prospective Study of Dietary Fat and Risk of Cataract Extraction among US Women," *American Journal of Epidemiology* 161 (2005): 948–59.

[7] I. Birlouez-Aragon et al., "Disturbed Galactose Metabolism in Elderly and Diabetic Humans Is Associated with Cataract Formation," *Journal of Nutrition* 123 (1993): 1370–6.

[8] L. Brown et al., "A Prospective Study of Carotenoid Intake and Risk of Cataract Extraction in US Men," *American Journal of Clinical Nutrition* 70 (1999): 517–24.

[9] K. J. Yeum et al., "Measurement of Carotenoids, Retinoids, and Tocopherols in Human Lenses," *Investigative Ophthalmology & Visual Science* 36 (1995): 2756–61.

[10] R. G. Cumming, P. Mitchell, and W. Smith, "Diet and Cataract: The Blue Mountains Eye Study," *Ophthalmology* 107 (2000): 450–6.

[11] M. S. Morris et al., "Moderate Alcoholic Beverage Intake and Early Nuclear and Cortical Lens Opacities," *Ophthalmic Epidemiology* 11 (2004): 53–65.

[12] Y. Ohkubo et al., "Intensive Insulin Therapy Prevents the Progression of Diabetic Microvascular Complications in Japanese Patients with Non-Insulin-Dependent Diabetes Mellitus: A Randomized Prospective 6-Year Study," *Diabetes Research & Clinical Practice* 28 (1995): 103–17.

[13] J. P. Mathews, D. Mathews, and M. J. Lavin, "The Management of Diabetic Retinopathy," *Practitioner* 248 (2004): 34, 38–42.

[14] D. S. Fong et al., Early Treatment Diabetic Retinopathy Study Research Group, "Causes of Severe Visual Loss in the Early Treatment Diabetic Retinopathy Study: ETDRS Report no. 24," *American Journal of Ophthalmology* 127 (1999): 137–41.

[15] K. S. Lam et al., "Cholesterol-Lowering Therapy May Retard the Progression of Diabetic Nephropathy," *Diabetologia* 38 (1995): 604–9.

[16] M. T. Pedrini et al., "The Effects of Dietary Protein Restriction on the Progression of Diabetic and Non-Diabetic Renal Disease: A Meta-Analysis," *Annals of Internal Medicine* 124 (1996): 627–32.

[17] M. M. Jibani et al., "Predominantly Vegetarian Diet in Patients with Incipient and Early Clinical Diabetic Nephropathy: Effects on Albumin Excretion Rate and Nutritional Status," *Diabetic Medicine* 8 (1991): 949–53.

[18] L. Azadbakht et al., "Beneficiary Effect of Dietary Soy Protein on Lowering Plasma Levels of Lipid and Improving Kidney Function in Type II Diabetes with Nephropathy," *European Journal of Clinical Nutrition* 57 (2003): 1292–4.

[19] S. Berkow and N. D. Barnard, "Blood Pressure Regulation and Vegetarian Diets," *Nutrition Reviews* 63 (2005): 1–8.

약없이 당뇨병 이겨내기
Dr. Neal Barnard's Program to Reverse Diabetes Now

저자 | 닐 D. 버나드 M. D.
번역 | 이미영
1판 1쇄 인쇄 | 2009년 5월 18일
1판 1쇄 발행 | 2009년 5월 20일

펴낸곳 | 조윤커뮤니케이션
펴낸이 | 안혜경
편집장 | 최몽순
주소 | 서울시 종로구 내수동 72번지 경희궁의 아침 2 - 1521
전화 | 02-730-8841 팩스 | 02-730-8814
출판등록 | 제2-3307호
등록일자 | 2001년 4월 13일

ISBN 978-89-91216-42-6 03510
값 13,000원